70歳からの

こころが元気になる習慣

監修　福井 至 ＋ 貝谷久宣

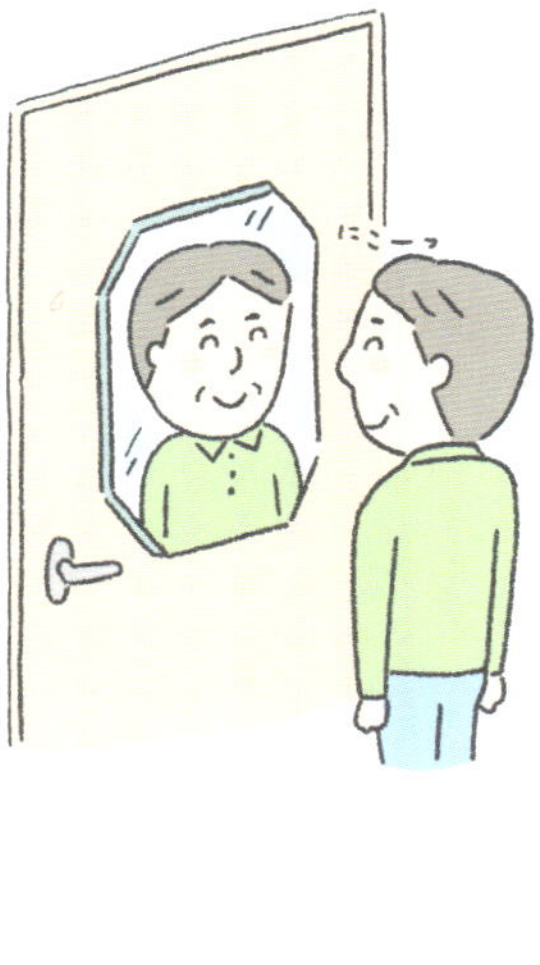

ナツメ社

はじめに

誰しも、明るく楽しく認知症にならず、元気に自立した人生を過ごしたいと思っています。しかし70歳からは、それまでよりもうつ病になりやすく、そのため認知症になる確率も高まります。そこで本書では、２０１０年から日本で医療保険が適用されている「うつ病の認知行動療法」をもとに、うつ病を予防できる考えかたをわかりやすく説明し、認知症予防のための生活習慣も解説しています。

さらに進んで本書では、70歳からの心が元気になれる方法として、世界的に最先端の知見であるマインドフルネスに基づく方法も解説しています。マインドフルネスは、米国のジョン・カバット・ジン博士が坐禅《ざぜん》を科学的に研究し、その宗教性を排して〝元気になれる方法〟を取り出したものです。ＧｏｏｇｌｅなどのＩＴ企業でも、システムエンジニアのメンタルヘルスに幅広く用いられています。さらにこのマインドフルネスに基づく方法は、自分にも人にも優しい態度でいる「セルフ・コンパッション」として、より一般人にも利用しやすい方法として発展してきています。

ところで私も高齢期に入り、糖尿病や高血圧などの生活習慣病が増え、食事制限や運動が必要になりました。糖尿病になってからは、週に数回、市民プールでの水中ウォーキングをすると決めたのですが、最初はなかなか1時間が過ぎず苦痛でした。しかしマインドフルネスを活用してからは、楽に1時間の水中ウォーキングができるようになっています。本書の後半では、私が家庭菜園を楽しんでいることが書かれていますが、ほかにも、食べログで高得点の職場周辺のレストランをプリントアウトしておき、仕事帰りにランダムに1枚を取り出してその店に行くといった、ちょっとした楽しみの見つけかたもしています。

高齢期になると、生活習慣病の増加など思うようにならないことも増えますが、本書を参考にいっしょに元気な心で高齢期を過ごしていきましょう。

東京家政大学人文学部心理カウンセリング学科教授　福井 至

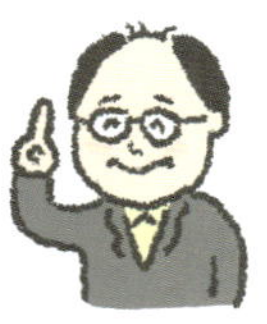

私はいま、ちょうど男性の平均寿命（81・09歳）に達し、平均健康寿命を8・49年過ぎたところです。最近は、地下鉄の優先席を譲られることが恥ずかしくなくなりました。数年前までは、席を譲られると「自分はまだまだ」と受け渋っていました。しかし、このごろは意識的に優先席近くに乗り込むことさえあります。運悪く満席で、どの乗客も閉眼したり、スマホに専念したりしていると、「皆さん忙しく疲れているんだな」と思い、優先席から離れて立っています。それでも、うら若き女性が微笑んで席を譲ってくれるときがあります。それは至極のときです。はにかみながら、胸を弾ませ礼を言います。これは老人の密かな楽しみのひとつです。

人は歳を重ねると体力、知力、仕事、経済力、威厳、つれあいを失っていきます。そのため診察室でも、老人性不安または喪失うつ病になる方をときどき診ます。こうした症状への特効薬は、何といっても周囲とのよき人間関係です。たとえば、かつての職場で再びお手伝いを始めた老婦人は、1か月でうつがよくなりました。人はつねに何らかの形で他人とつながっていなければ、心を保つことができないのです。

「人生の各々の時期には、それにふさわしいものが備わっています。だから少年期の虚弱さ、青年期の元気のよさ、壮年期の重々しさ、老年期のまろやかさには何か自然なものがあります。それぞれの時代に享受すべきものなのです」というキケロの言葉*を取り上げた訳者の八木誠一氏は、「自然」とは人間があれこれ取り計らわなくても自ずから成り立っていくことであると説明しています。これは、仏教でいう「無心」とか「あるがまま」に繋がっていくと思われます。

このような気持ちで慈愛《じあい》をもって生きていくことを、私は麗しい老年だと思います。それは決して華々しい状況ではなく、精神的に充たされた「無位《むい》の真人《しんにん》」です。

医療法人和楽会理事長　貝谷久宣

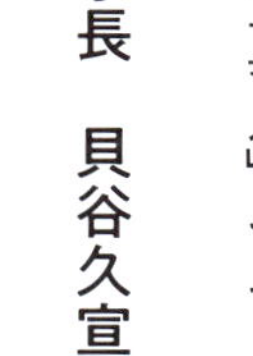

*『老年の豊かさについて』キケロ著　八木誠一・八木綾子訳　法蔵館、2019

70歳からの こころが元気になる習慣

CONTENTS

Prologue

心のセルフケアで、日々の気分は変えられる！

「自分はもう役に立たない」なんて思っていない？ …… 6
メンタルの不調は認知症にもつながっている …… 8
心あたりがないか、チェックリストで見てみよう …… 10
1日1つの新習慣で気分をもっとよくできる！…… 12
参考文献 …… 14

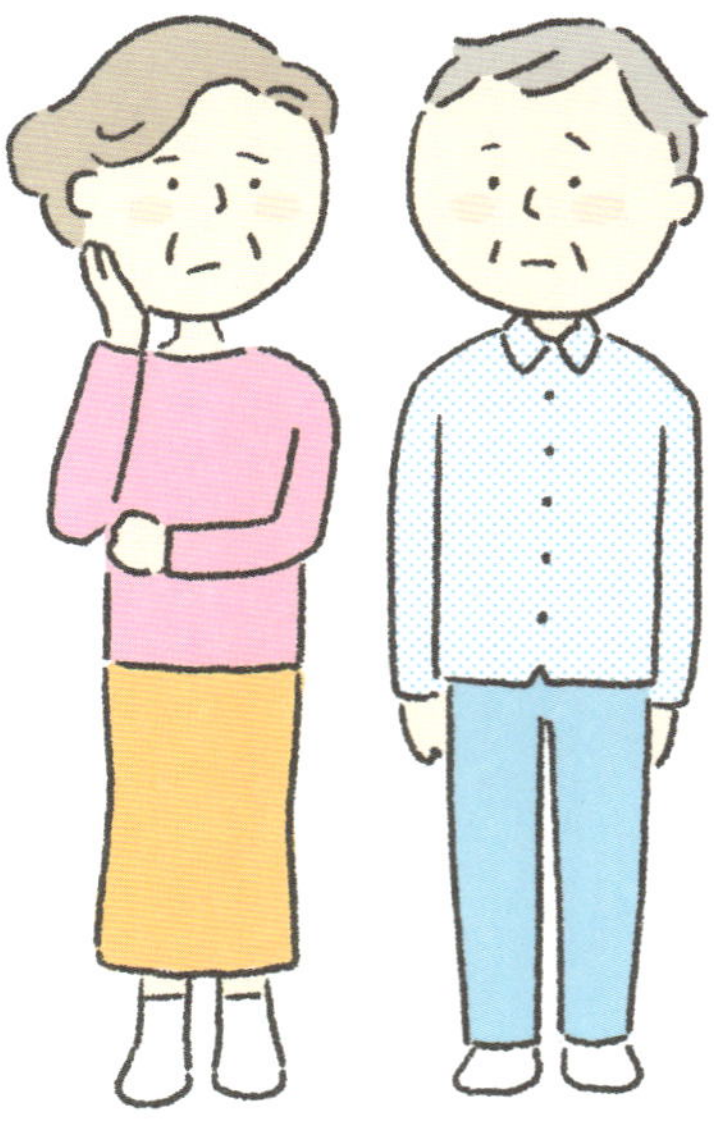

Part1

いやな気分に、もう悩まされない！ 心をつらくする習慣をやめる

Lesson1 「～すべき」を「だったらいいな」に変える …… 16
Lesson2 「私は私、人は人。これでいい！」のマインドで …… 20
Lesson3 誰かの感情に、感情で反応しない …… 24
Lesson4 言いたいことがあるときは、「私」を主語にする …… 28
Lesson5 1日1個、よかったことを書き留める …… 32
Lesson6 いやな考えは、「と思った」で締めくくる …… 36
Lesson7 イライラは、紙に書いてゴミ箱にポイ …… 38
Column 望まない人づきあいは、もうしなくていい …… 40

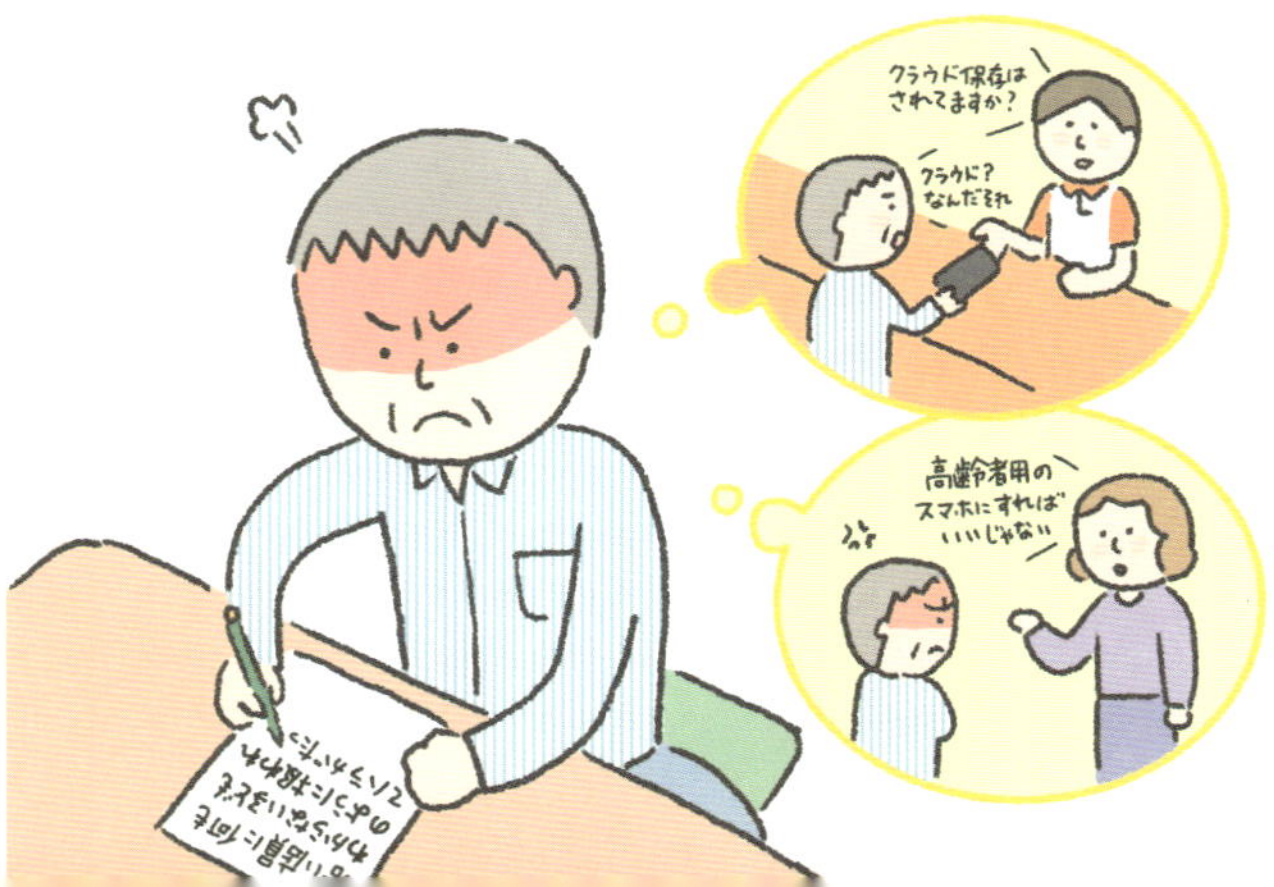

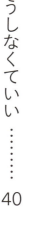

Part2 おだやかマインドで日々を楽しむ！ マインドフルに暮らす

Lesson8 過去や未来でなく、「いま」を大切に暮らす……42

Lesson9 1日5分でいい！ マインドフルに呼吸する……46

Lesson10 慈愛と慈悲の瞑想で、おだやかマインドになる！……50

Lesson11 日差しや風を感じながら、歩く瞑想を……54

足腰の痛みをほうっておくと、心まで不健康に！……56

Lesson12 瞑想＆マッサージで気分よく眠りにつこう……58

Lesson13 鏡の前でにっこり。人は笑うと幸せになる……62

Lesson14 誰かの幸せを祈る。それだけで自分も幸せに！……64

Column 効率主義はもう十分。自分らしくゆっくり生きよう……66

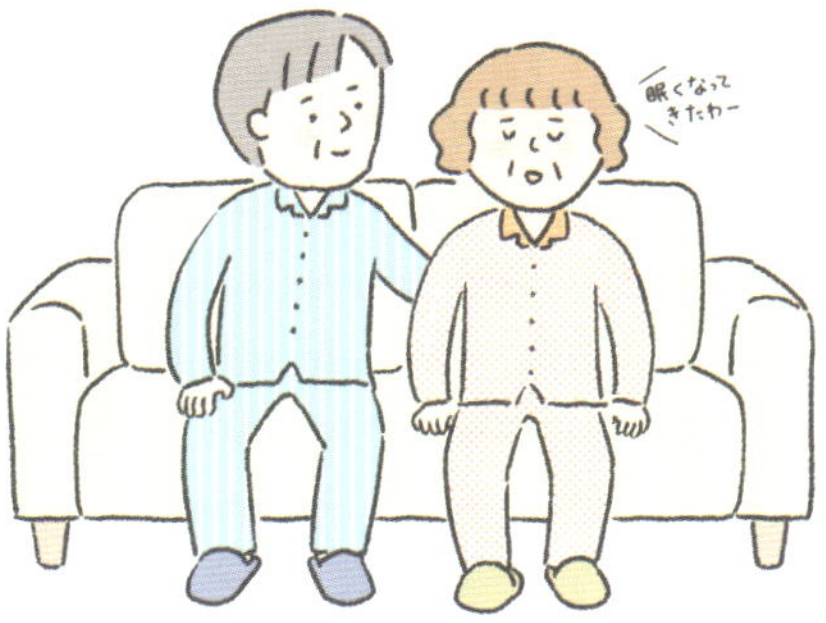

Part3 もう、好きなことしかしたくない！ 心がよろこぶ行動を増やす

Lesson15 1週間分の〝きぶん日記〟をつけてみよう……68

Lesson16 楽しめた行動を、次週の予定に組み込む……72

Lesson17 先延ばしグセは、小さなごほうびで解決！……76

Lesson18 やってみたかった趣味を、いま始める……80

Lesson19 1人遊び上手になれば、人生はもっと楽しい……84

Lesson20 毎日のメイク、月2の床屋で気持ちが明るくなる！……88

Lesson21 毎日のラジオ習慣で知的好奇心を忘れずに……90

Lesson22 動きをシュッとスマートに。介護されない身体をつくる……92

Lesson23 土いじりは、1人でできる心のセラピー……94

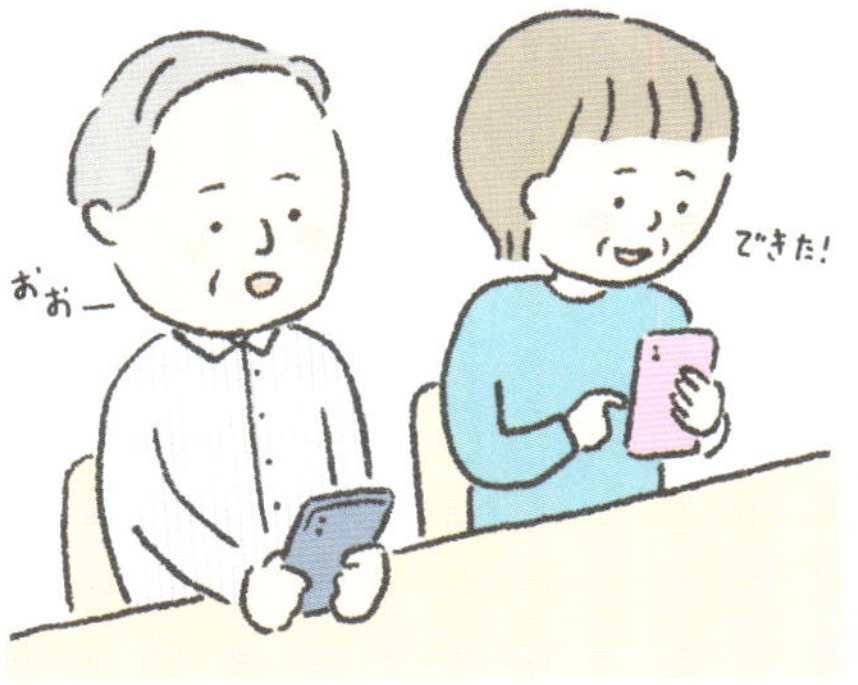

心の
セルフケアで、

Prologue

日々の気分は変えられる！

歳をとると心まで不調に陥り、気分がふさぐことも。だからこそ、心のセルフケアが必要。心が元気になる新習慣を試してみましょう。

「自分はもう役に立たない」なんて思っていない？

体調が悪い。全身も衰えて、思うように動けない

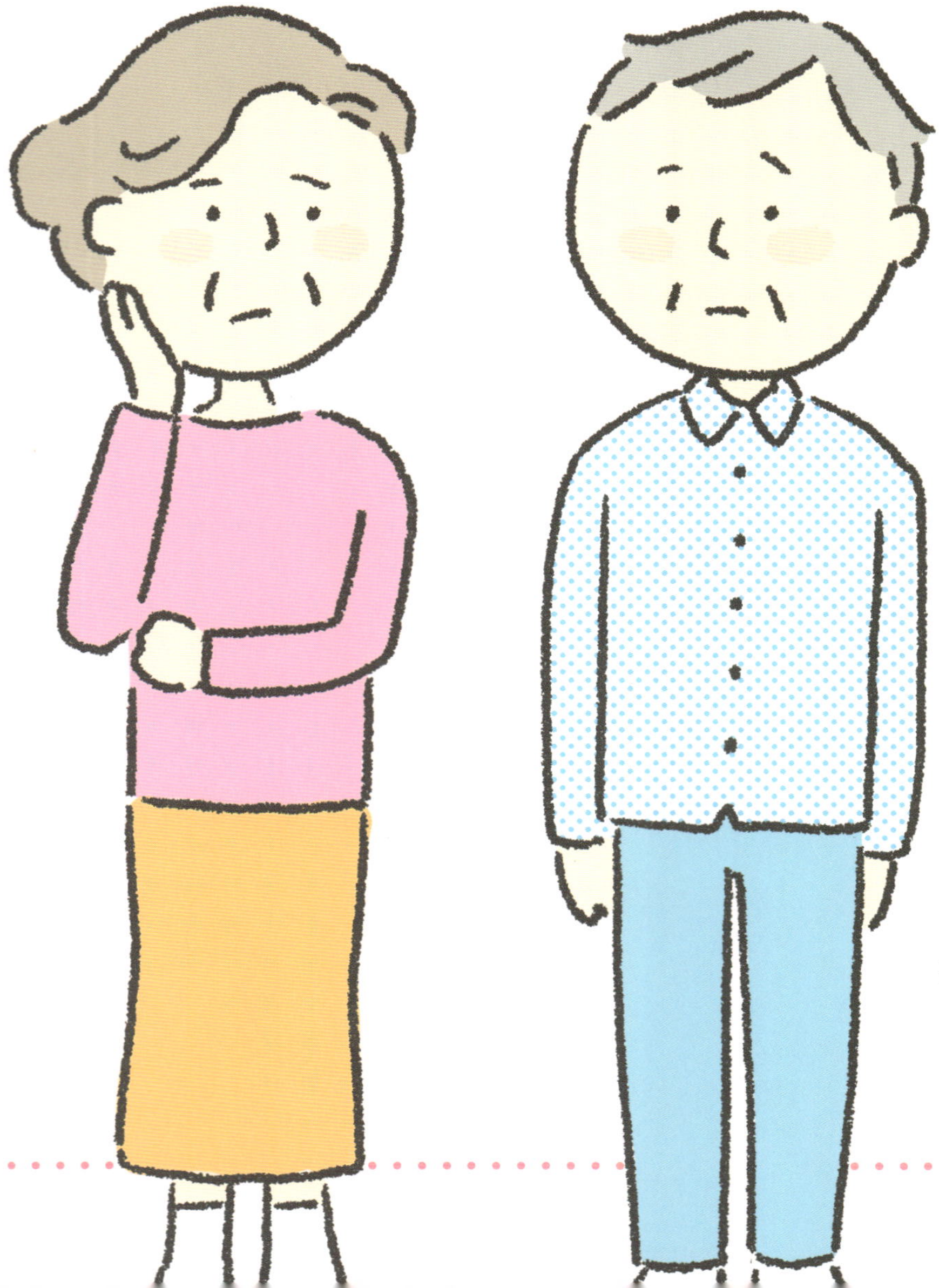

退職して、生きがいもはりあいもなくなった

自分の居場所や役割、価値を感じられない

友人や親族がなくなり、孤独を感じる

高齢になるほど、日々の目標を失い、体調不良も積み重なって、ゆううつや不安、孤独感、無力感などに悩まされやすい。

やる気も集中力も低下……それはうつのサインかも!?

何をやっても集中できず、楽しめない——そんなふうに感じることはありませんか？　じつはシニア期は、うつ症状に悩まされることの多い世代。うつ病未満であっても、気持ちが落ち込んだり、集中力や意欲の低下が起きやすいのです。

原因はいくつかあります。**1つめは身体の不調**。70代の高齢者では、平均7つもの病気や不調を抱えることに。老年症候群とよばれ、視力低下や腰痛なども含まれます。**2つめは仕事や子育てなどの目標がなくなり、毎日にはりあいがなくなること**。そのために自分の価値を感じられなくなる人もいます。

そして3つめが、親しい人の喪失体験。年齢とともに訃報に接する回数が増えますし、パートナーとの死別もありえます。

こうした複合的な要因で、気分が落ち込みやすいのです。

シニアのうつの特徴

- 典型的なうつ症状はめだたない
- 意欲や集中力の低下が著しい
- 記憶力の低下がとても気になる
- 心より身体の不調に悩んでいる
- 不安症状もあることが多い

シニア期の心の不調が増えている

うつ病がもっとも多いのは40〜50代だが、女性ではシニア期のうつ病も多い。身体の不調と思い込み、見落とされることも。

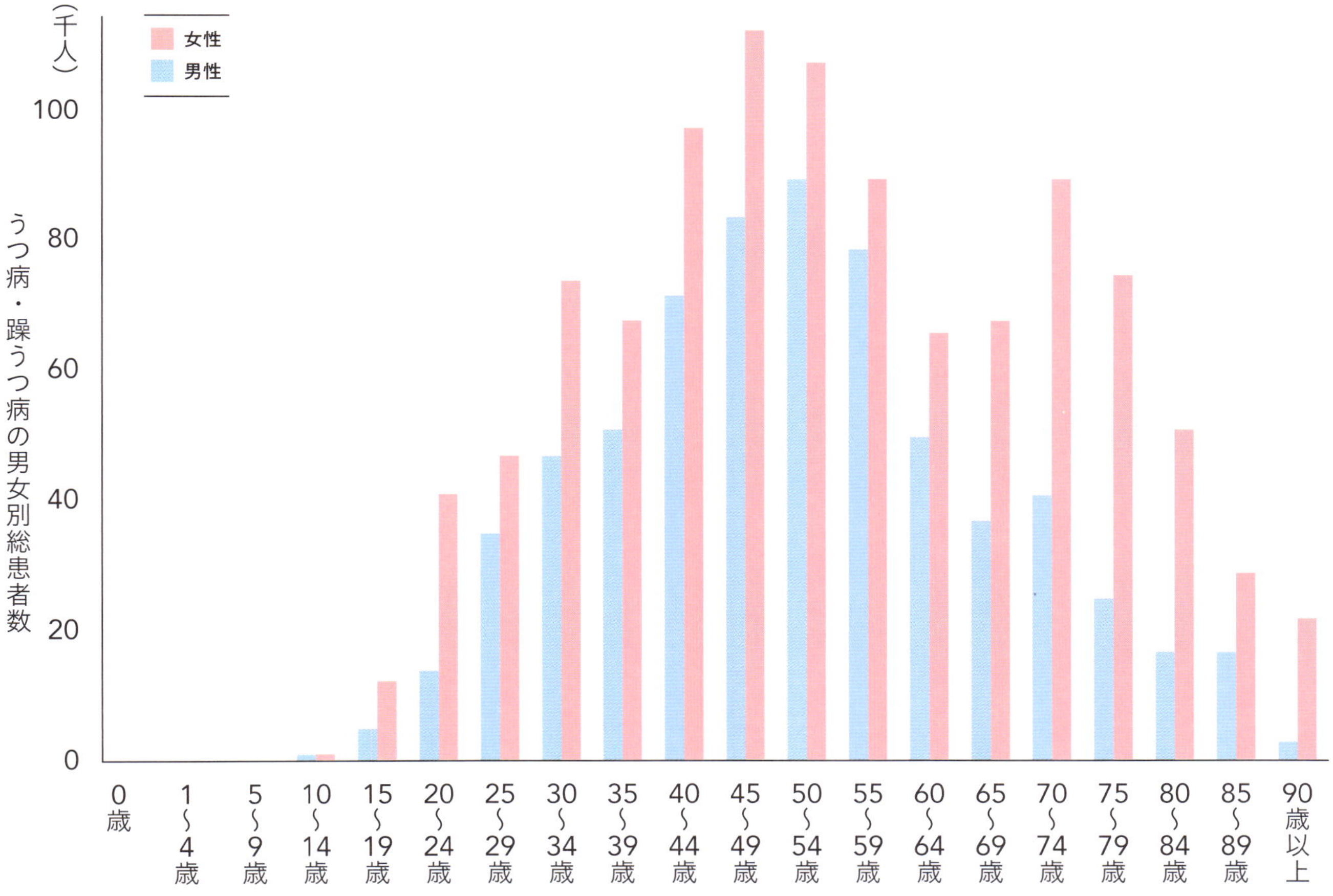

（「令和2年（2020）患者調査（確定数）の概況」厚生労働省，2022より作成）

メンタルの不調は認知症にもつながっている

認知症の危険因子

心の問題

うつ病　不安症　双極性障害　社会的孤立

うつ病のほか、不安症や双極性障害なども認知症のリスクを高める。

遺伝子

ε《イプシロン》4（ApoE《アポイー》の対立遺伝子）

ε4という遺伝子をもつ人は、アルツハイマー病を発症しやすい。

身体の問題

糖尿病　肥満　高血圧　難聴　視力低下

生活習慣病のほか、耳や目の感覚機能低下も、認知症発症のリスクとなる。

生活習慣

喫煙　運動不足　お酒の飲みすぎ

喫煙や運動不足、お酒の飲みすぎも、認知症の発症に関係している。

（「Dementia prevention, intervention, and care : 2024 report of the Lancet standing Commission.」Livingston G et al., Lancet vol.404（10452）:572-628, 2024より作成）

認知症はこれらの複合的要因で発症。うつ病など、心の不調の影響も見逃せない。

うつ病の影響は、遺伝子以上に大きい！

ε4遺伝子とうつ病の両方があると発症率がもっとも高く、次に高いのがうつ病のみの人。うつ病は、遺伝子以上のリスクといえる。

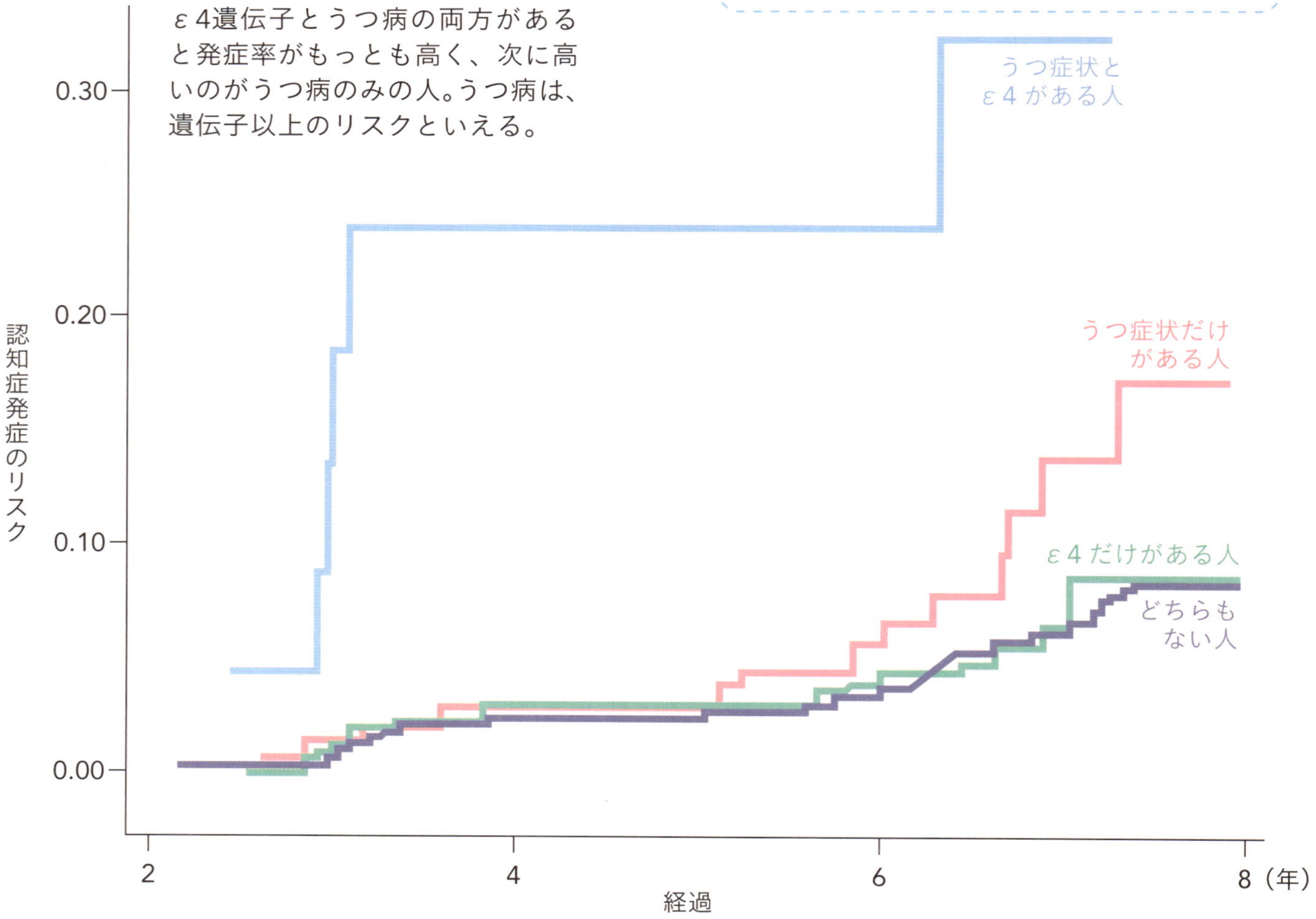

（「Apolipoprotein E ε4 allele genotype and the effect of depressive symptoms on the risk of dementia in men : The Honolulu-Asia Aging Study.」Irie F et al., Archives of General Psychiatry vol.65（8）: 906-912, 2008より引用）

シニア期はとくに うつ症状の影響が大きい

認知症は高齢化社会の国民病。2040年には高齢者の3人に1人が認知症になると予測されています。「認知症になったらどうしよう」という不安を抱える人は少なくないでしょう。

歳をとるほど発症しやすいのは事実ですが、心身の健康状態も大きく影響します。たとえば、認知症でもっとも多い「アルツハイマー病」の場合。糖尿病の人は発症リスクが2倍以上に。難聴や視力低下など、感覚機能の低下も大きなリスクです。

さらに見逃せないのが、心の不調です。50歳以降にうつ病を発症した人は46％もリスクが高く、うつ症状をくり返すほど、認知症になりやすいこともわかっています。

落ち込みなどの気分を変えることは、生活満足度を高めるだけでなく、認知症予防のためにも大切なのです。

ネガティブ感情の多さが アルツハイマー病に関係

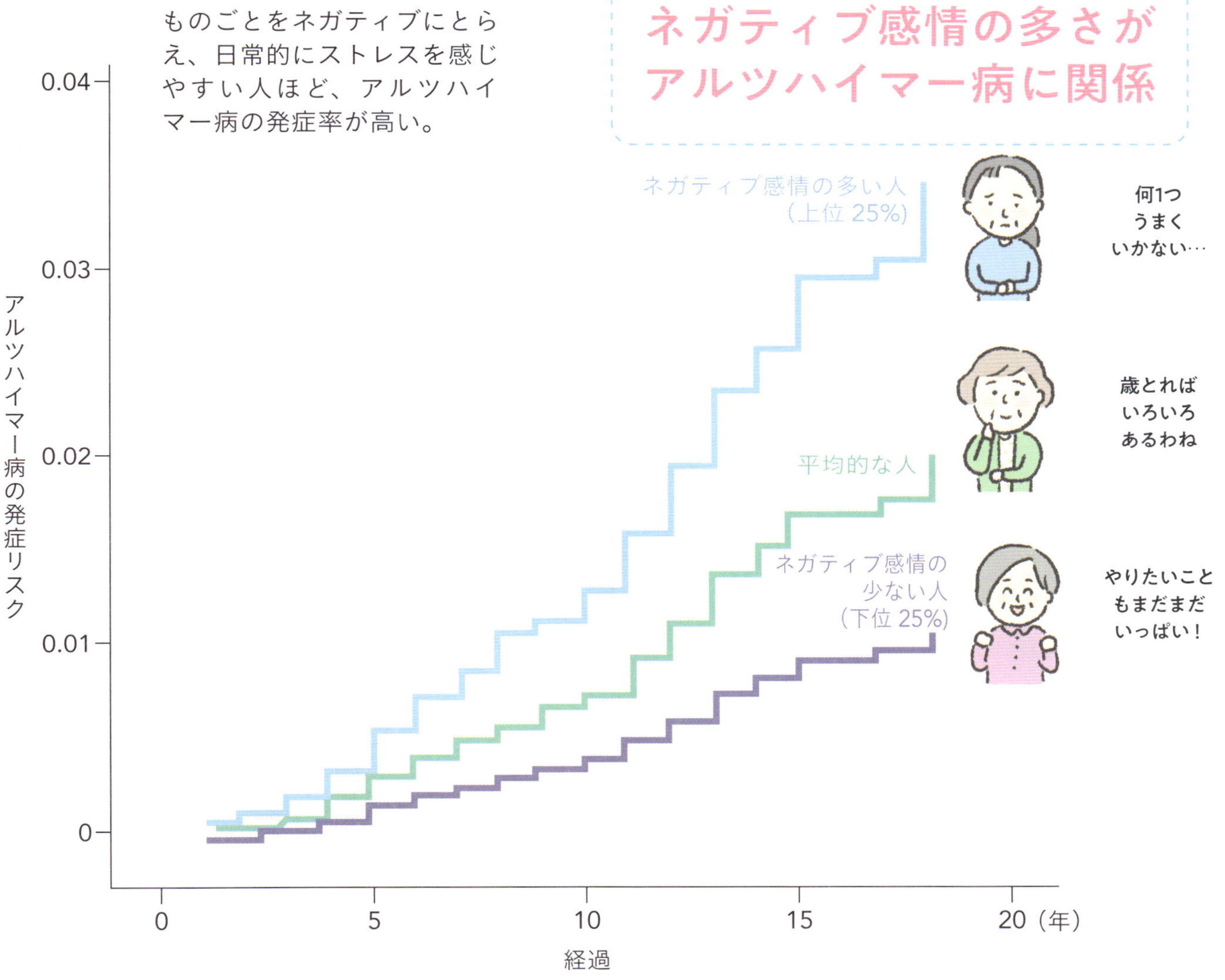
ものごとをネガティブにとらえ、日常的にストレスを感じやすい人ほど、アルツハイマー病の発症率が高い。
0.04
0.03
0.02
0.01
0
アルツハイマー病の発症リスク
0
5
10
15
20（年）
経過
ネガティブ感情の多い人（上位25%）
平均的な人
ネガティブ感情の少ない人（下位25%）
何1つうまくいかない…
歳とればいろいろあるわね
やりたいこともまだまだいっぱい！

ゆううつさや不安を減らし、気分よく暮らすことが大事！

（「World Alzheimer Report 2014：Dementia and Risk Reduction. An Analysis of Protective and Modifiable Factors.」Prince M et al.、Alzheimer's Disease International：The International Federation of Alzheimer's Disease and Related Disorders Societies, Inc.、2014より引用）

心あたりがないか、チェックリストで見てみよう

老年期うつ病評価尺度
（GDS15）

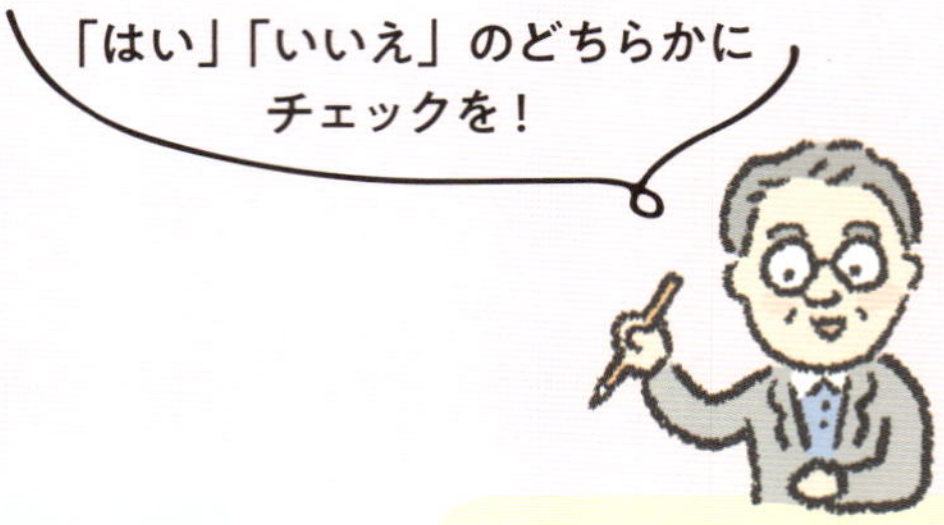

生活が空虚だと思いますか？

□ はい（1点）
□ いいえ（0点）

毎日の活動力や周囲に対する興味が低下したと思いますか？

□ はい（1点）
□ いいえ（0点）

毎日の生活に満足していますか？

□ はい（0点）
□ いいえ（1点）

将来の漠然とした不安に駆られることが多いですか？

□ はい（1点）
□ いいえ（0点）

たいていは機嫌よく過ごすことが多いですか？

□ はい（0点）
□ いいえ（1点）

毎日が退屈だと思うことが多いですか？

□ はい（1点）
□ いいえ（0点）

退職後ずっとゆううつなのもうつ病のサインかも？

歳をとるのは自然なことですが、誰にとってもはじめての経験。元気が出ないのが歳のせいなのか、うつ病に近い状態なのか、自分でもわからないのではないでしょうか。高齢者のうつは、若年者や中高年のうつと違い、典型的な心の症状が出にくいという特徴もあります。そのため家族も、かかりつけ医でさえも見落としやすいのです。

そこで役立つのが、上記のチェックリスト。計15の質問に「はい」「いいえ」で回答し、合計得点でうつ傾向の有無を見ます。さっそくチェックしてみましょう。

なお、1日中気分がふさぎ、食欲もないような状態が3か月以上続く場合は、うつ病の可能性が濃厚です。心療内科や精神科を早めに受診してください。死にたい気持ちがあるときも、受診が必要です。

外出したり何か新しいことをするより家にいたいと思いますか？

- □ はい（1点）
- □ いいえ（0点）

自分が無力だなあと思うことが多いですか？

- □ はい（1点）
- □ いいえ（0点）

多くの場合は自分が幸福だと思いますか？

- □ はい（0点）
- □ いいえ（1点）

生きていても仕方がないと思う気持ちになることがありますか？

- □ はい（1点）
- □ いいえ（0点）

いま生きていることが素晴らしいと思いますか？

- □ はい（0点）
- □ いいえ（1点）

何よりもまず、もの忘れが気になりますか？

- □ はい（1点）
- □ いいえ（0点）

まわりの人があなたより幸せそうに見えますか？

- □ はい（1点）
- □ いいえ（0点）

希望がないと思うことがありますか？

- □ はい（1点）
- □ いいえ（0点）

自分が活気にあふれていると思いますか？

- □ はい（0点）
- □ いいえ（1点）

0~4点　………　うつ傾向なし

5~9点　………　うつ傾向あり

10点以上………　うつ状態

5点以上の人は、本書の方法で対策を！

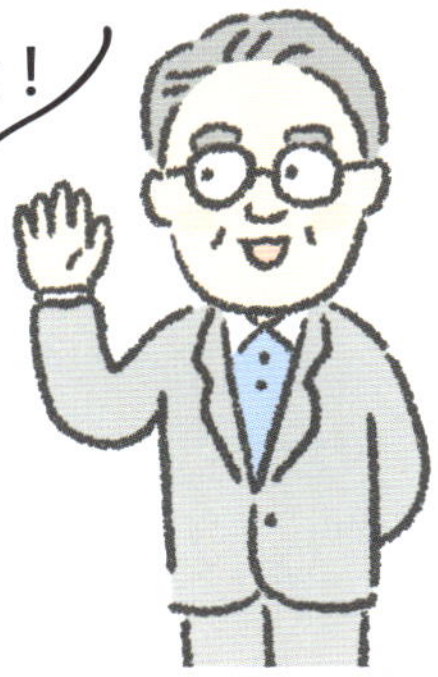

合計得点が9点以下の人は本書の方法で予防・改善を。10点以上の人は心療内科などで診察を受けたうえで、できることにとり組もう。

1日1つの新習慣で気分をもっとよくできる！

Part 1

心をつらくする習慣をやめる

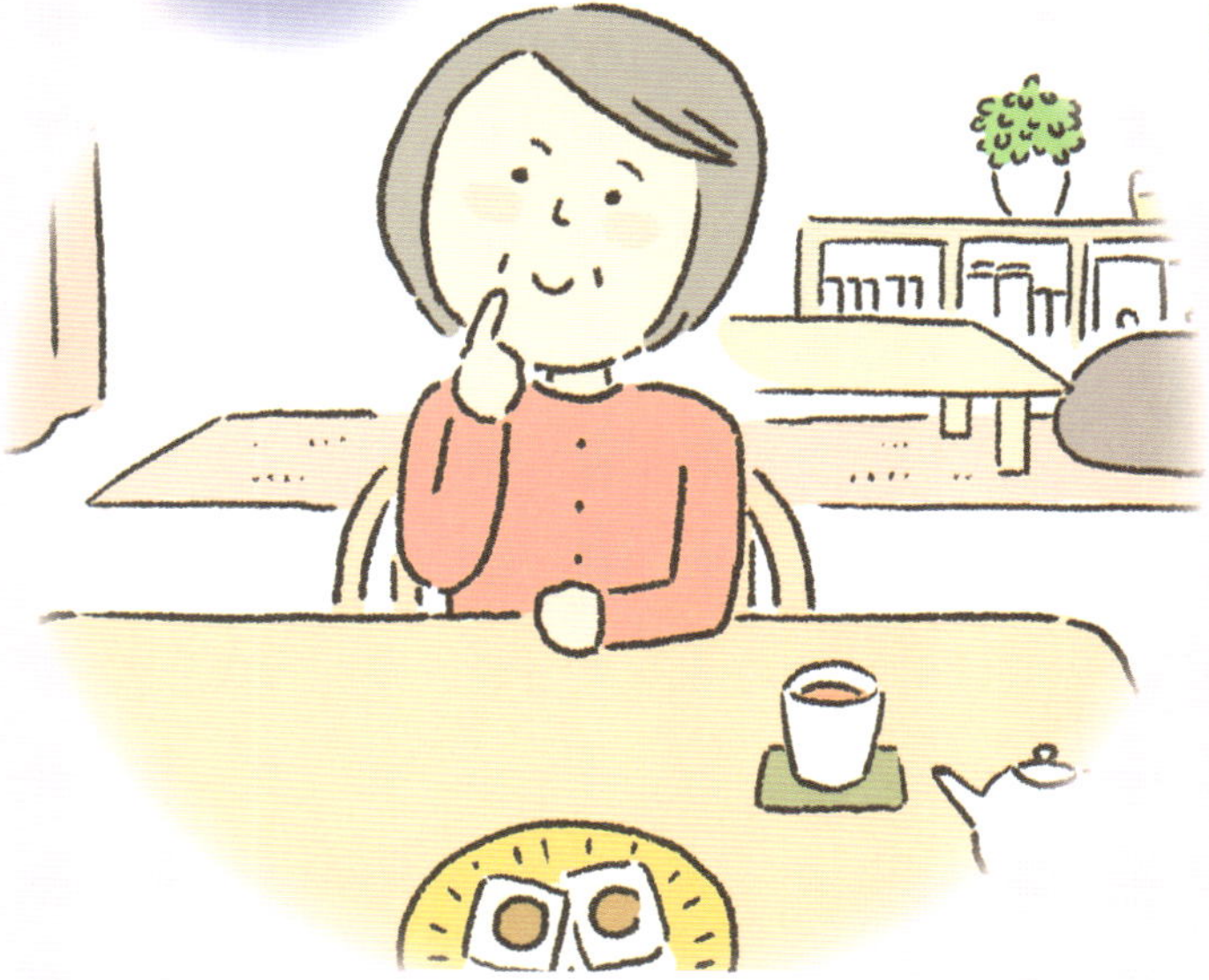

よかったことに注目！

歳をとってもうまくできていることや、その日楽しめたことに目を向ける。

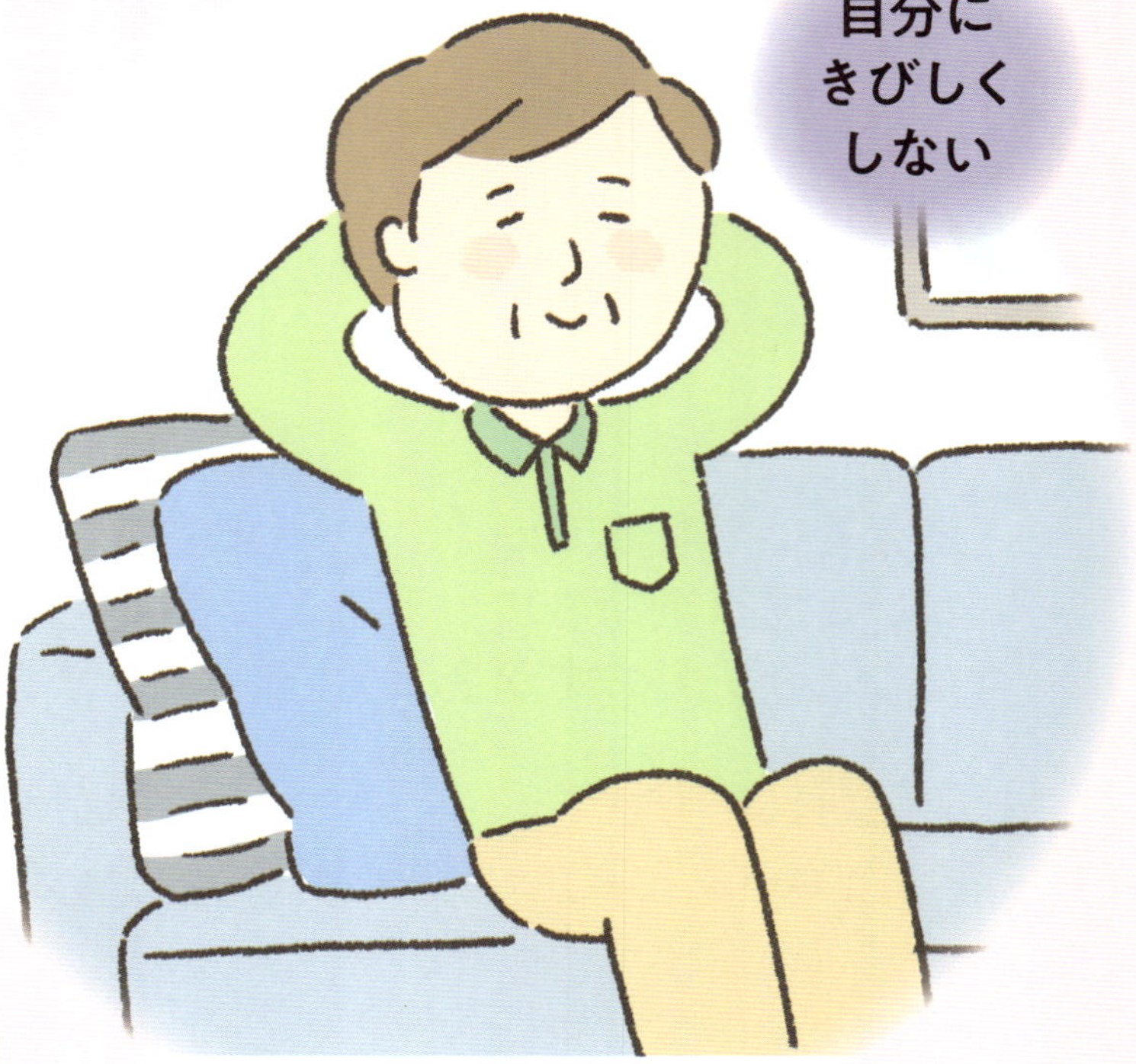

自分にきびしくしない

「自分のことは自分でちゃんとすべき」などと、自分に高いハードルを課したり、「また失敗した」と自分を責めるのをやめる。

▶P16～

元気な心は自分でつくれる。歳のせいとあきらめないで！

P11の結果でうつ傾向が見られた人も、悲観することはありません。**毎日の過ごしかたで、心の状態を上向かせられます。**

ゆううつになりやすい人は、失敗やいやなことに注意が向き、自分を責める傾向があります。こうしたものの見かたを変えるのが、Part1の方法です。

過去や未来のことで思い悩まず、いま生きている喜びを感じることも大切です。そのための瞑想《めいそう》、呼吸法などを、Part2で紹介しています。

日々の楽しみを増やすことも、心の健康に直結しています。Part3の方法で、心がよろこぶ行動を増やしましょう。

まずは気軽にページをめくり、気になる方法を1日1つ、新習慣としてとり入れてみてください。うつや不安を解消するだけでなく、豊かなシニアライフを楽しめるようになります。

Part 2

「いま」を大切に暮らす

瞑想《めいそう》で心をととのえる

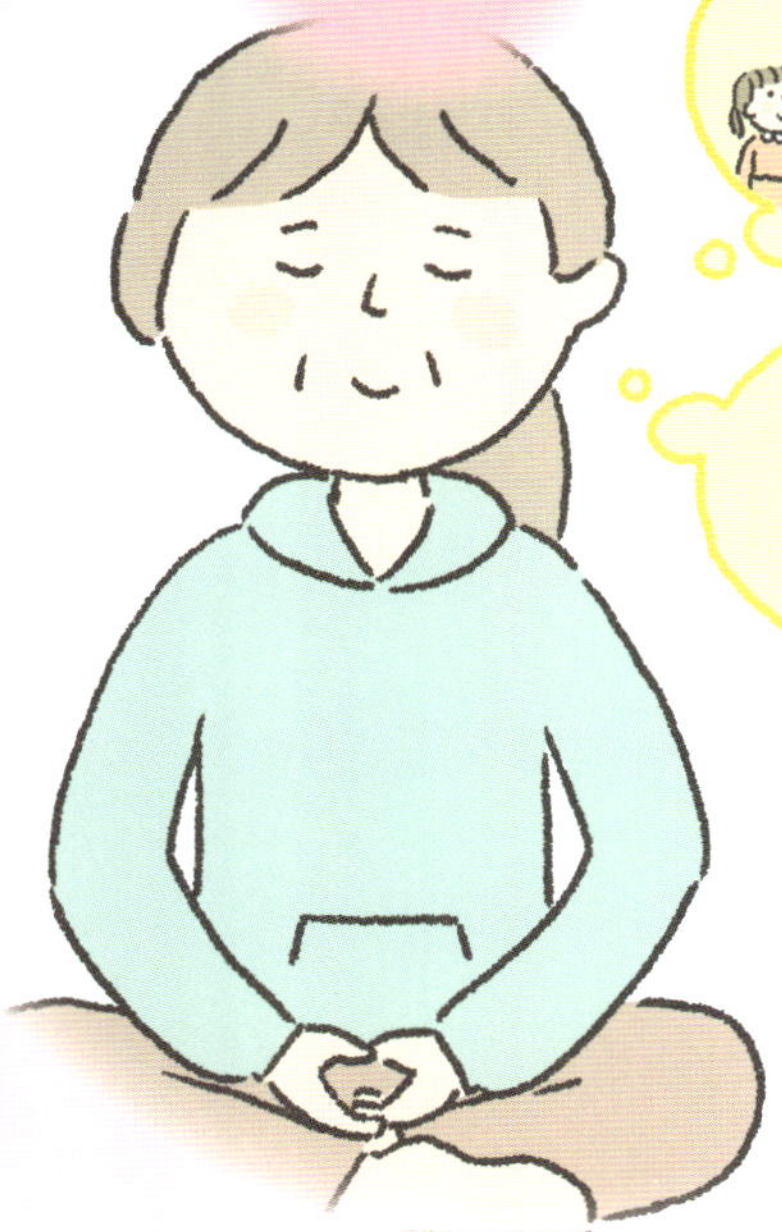

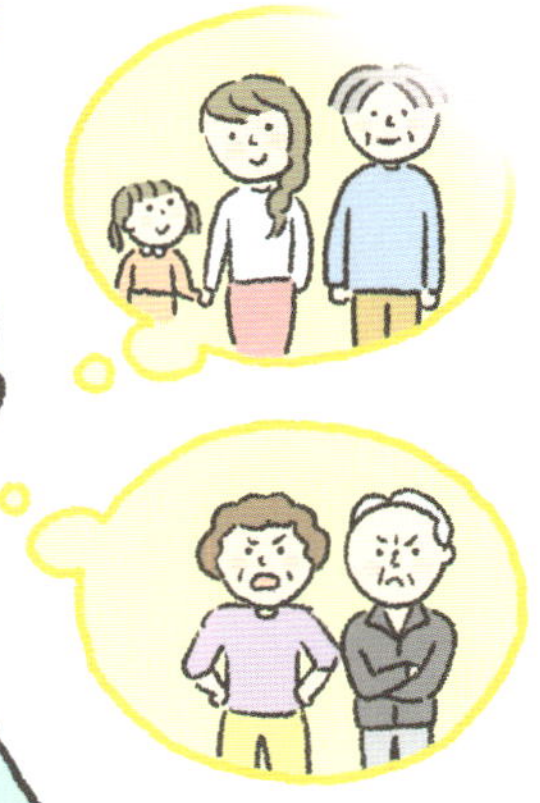

過去や未来のことで思い煩《わずら》うのではなく、いまここでの感覚を大切に過ごす。

▶P42〜

笑顔で過ごす

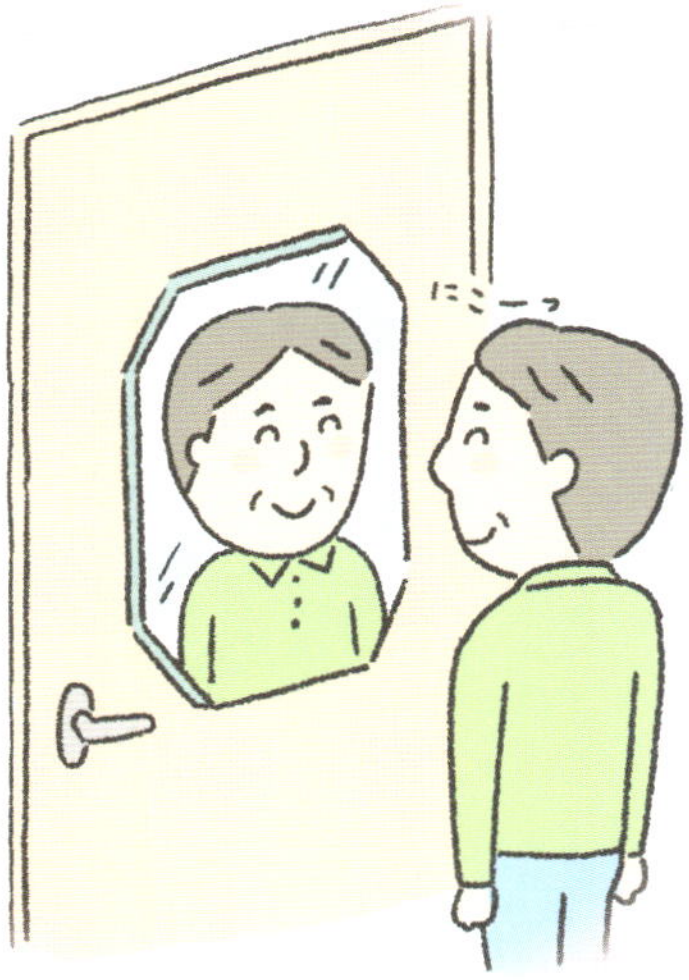

幸せだから笑うのではなく、笑うから幸せになれる。今日から笑顔の練習を！

Part 3

心がよろこぶ行動を増やす

1人遊び上手になる

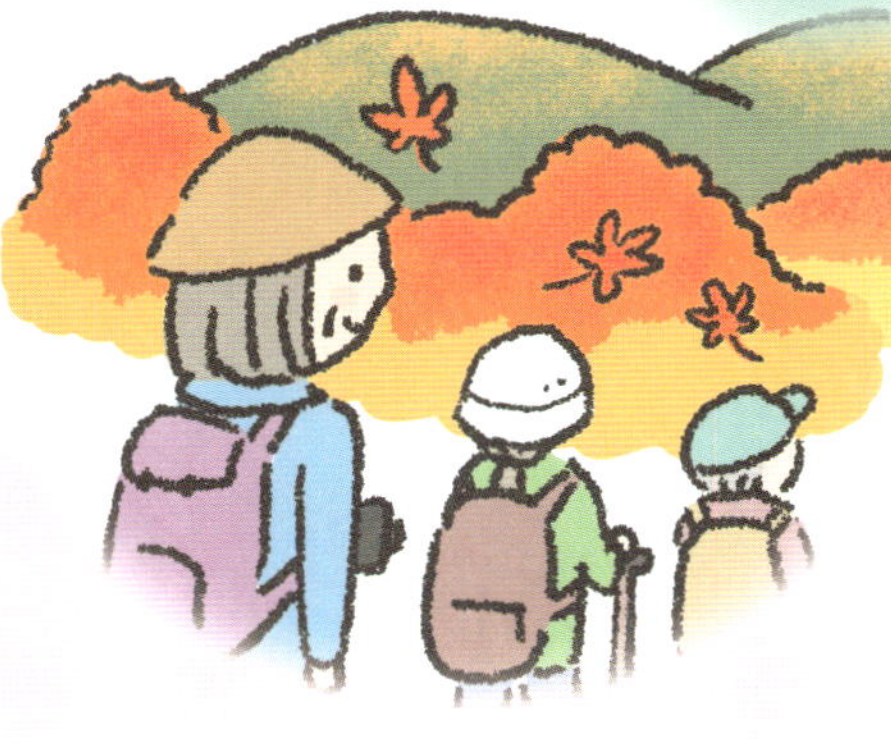

楽しさは向こうからやってこない。「自分を楽しませるのは自分」というマインドで。

好奇心をもち続ける

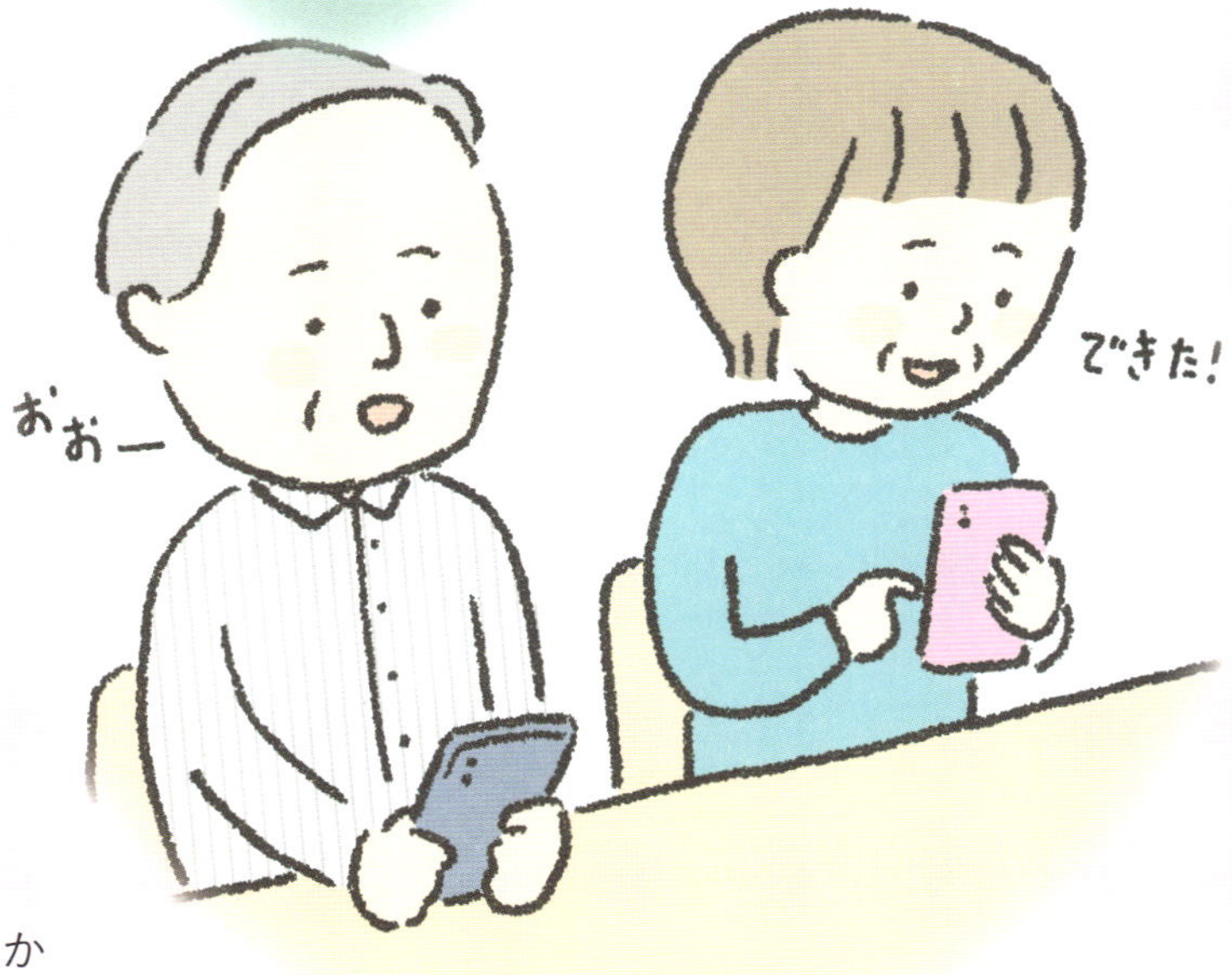

知的好奇心があると心身が健康に保たれ、認知症にもなりにくい。

▶P68〜

参考文献

「うつ病から認知症への移行」馬場 元，老年期認知症研究会誌 vol.21（11）：88-97，2017

「うつ病と認知症との関連について」藤瀬 昇・池田 学，精神神経学雑誌 vol.114（3），276-282，2012

「活動量計を用いた日常歩行速度とADL低下に関する研究」高柳直人ほか，厚生の指標 vol.61（4）：15-20，2014

「看護師の触れるケアに関する文献的研究―スウェーデン式マッサージ・タクティールケアをめぐって―」溝部昌子，西南女学院大学紀要 vol.28：1-13，2024

「化粧やネイルケアが高齢者のライフスタイルやQOL と免疫能の向上に及ぼす影響」堤谷めぐみほか，コスメトロジー研究報告 vol.16：76-86，2008

「厚生労働科学研究費補助金 厚生労働科学特別研究事業：老人福祉施設における出張理容・出張美容の実施に関する調査研究 平成26年度 総括・分担研究報告書」阪東美智子ほか，2015

「高齢女性における化粧行動」久家慶子・木藤恒夫，久留米大学心理学研究 vol.14：17-24，2015

「高齢者の活動的余命の予測因子としての5m歩行速度」新開省二ほか，Research in Exercise Epidemiology vol.2（Supple）：32-38，2000

「高齢者の気分障害」井藤佳恵・粟田主一，日本老年医学会雑誌 vol.49（5）：534-540，2012

『高齢者の食事と栄養、口腔ケア』長寿科学振興財団編、2020（長寿科学振興財団）

「高齢者の特性を踏まえた保健事業ガイドライン第2版」厚生労働省，2019

「高齢者の認知機能および脳の機能・構造に影響を及ぼす日常的身体活動強度に関する検討」木村 憲・安永明智，デサントスポーツ科学 vol.33：111-120，2012

『高齢者のマインドフルネス認知療法―うつ、緩和ケア、介護者のストレス低減など』黒川由紀子・フォーク阿部まり子編著、2018（誠信書房）

『心身相関医学の最新知識』久保木富房ほか編、2012（日本評論社）

『新版 マインドフルネスの教科書　この1冊ですべてがわかる!』藤井英雄、2023（Clover出版）

「心理学実験のための集中・洞察・慈悲瞑想の短期介入インストラクションの開発」藤野正寛ほか，マインドフルネス研究 vol.4（1）：10-33，2019

『図説　認知行動療法ステップアップ・ガイド　治療と予防への応用』福井 至編著、2011（金剛出版）

「知的好奇心の年齢差：日本人成人の横断調査による検討」汀 逸鶴・小塩真司，発達心理学研究 vol.31（2）：91-97，2020

「中高年者の開放性が知能の経時変化に及ぼす影響：6年間の縦断的検討」西田裕紀子ほか，発達心理学研究 vol.23（3）：276-286，2012

「中高年者の知能の加齢変化」西田裕紀子，老年期認知症研究会誌 vol.21（10）：84-87，2017

「中高年のメンタルヘルス：加齢に伴う変化とその決定要因」小塩隆士，経済研究 vol.75（2）：1-15，2024

「日本うつ病学会治療ガイドライン 高齢者のうつ病治療ガイドライン」日本うつ病学会 気分障害の治療ガイドライン検討委員会制作，2020

「認知症の遺伝医療」池内 健，日本内科学会雑誌 vol.111（8）：1504-1510，2022

「マインドフルネスが高齢者のwell-being に及ぼす影響：マインドフルネスを導入した介入プログラムの試み」高橋美保・馬場絢子・中山莉子，マインドフルネス研究 vol.6（1）：9-22，2021

『マインドフルネスを始めたいあなたへ』ジョン・カバットジン著、田中麻里監訳、松丸さとみ訳、2012（星和書店）

「メタ認知療法」今井正司・今井千鶴子，心身医学 vol.51（12）：1098-1104，2011

「メタ認知療法からみたマインドフルネス」今井正司，心理学評論 vol.64（4）：476-499，2021

「臨床応用を学ぶ：メタ認知療法」富田 望・今井正司・熊野宏昭，臨床心理学 vol.18（1）：36-39，2018

「老年期うつ病は認知症の危険因子か?」馬場 元，精神神経学雑誌vol.111（1）：31-36，2009

「老年期のうつ病・抑うつ状態」舘野 歩，心身医学 vol.60（4）：304-309，2020

「A longitudinal study of the relationship between personality traits and the annual rate of volume changes in regional gray matter in healthy adults.」Taki Y et al.，Human Brain Mapping vol.34（12）：3347-3353，2013

「A meta-analysis of compassion-based interventions：Current state of knowledge and future directions.」Kirby JN，Tellegen CL&Steindl SR，Behavior Therapy vol.48（6）：778-792，2017

「A new comprehensive study on aging―The National Institute for Longevity Sciences，Longitudinal Study of Aging（NILS-LSA）.」Shimokata H，Ando F&Niino N，Journal of Epidemiology vol.10（Suppl 1）：S1-9，2000

「Apolipoprotein E ε4 allele genotype and the effect of depressive symptoms on the risk of dementia in men：The Honolulu-Asia Aging Study.」Irie F et al.，Archives of General Psychiatry vol.65（8）：906-912，2008

「A randomized trial of the effect of prayer on depression and anxiety.」Boelens PA et al.，The International Journal of Psychiatry in Medicine vol.39（4）：377-392，2009

「Associations between psychological intervention for anxiety disorders and risk of dementia：A prospective cohort study using national health-care records data in England.」Stott J et al.，The Lancet Healthy Longevity vol.4（1）：e12-22，2023

「Associations of time spent gardening with mental wellbeing and life satisfaction in mid-to-late adulthood.」Fjaestad SL et al.，Journal of Environmental Psychology vol.87：101993，2023

「Dementia prevention，intervention，and care：2024 report of the Lancet standing Commission.」Livingston G et al.，Lancet vol.404（10452）：572-628，2024

「Does the risk of developing dementia increase with the number of episodes in patients with depressive disorder and in patients with bipolar disorder?」Kessing LV & Andersen PK，Journal of Neurology，Neurosurgery and Psychiatry vol.75（12）：1662-1666，2004

「Effectiveness of horticultural therapy in aged people with depression：A systematic review and meta-analysis.」Xu M et al.，Frontiers in Public Health vol.11：1142456，2023

「Effect of purpose in life on the relation between Alzheimer disease pathologic changes on cognitive function in advanced age.」Boyle PA et al.，Archives of General Psychiatry vol.69（5）：499-505，2012

「Effects of mindful-attention and compassion meditation training on amygdala response to emotional stimuli in an ordinary，non-meditative state.」Desbordes G et al.，Frontiers in Human Neuroscience vol.6：292，2012

「Engagement in leisure activities and depression in older adults in the United States:Longitudinal evidence from the Health and Retirement Study.」Bone JK et al.，Social Science & Medicine vol.294：114703，2022

「Functional brain mapping during recitation of buddhist scriptures and repetition of the namu amida butsu：A study in experienced japanese monks.」Shimomura T et al.，Turkish Neurosurgery vol.18（2）：134-141，2008

「Functional neural plasticity and associated changes in positive affect after compassion training.」Klimecki OM et al.，Cerebral Cortex vol.23（7）：1552-1561，2023

「Functional neuroanatomy of meditation：A review and meta-analysis of 78 functional neuroimaging investigations.」Fox KCR et al.，Neuroscience and Biobehavioral Reviews vol.65：208-228，2016

「Hobby Engagement and Risk of Disabling Dementia.」Matsumura T et al.，Journal of Epidemiology vol.33（9）：456-463，2023

「Life-span cognitive activity，neuropathologic burden，and cognitive aging.」Wilson RS et al.，Neurology vol.81（4）：314-321，2013

「Long-term meditators self-induce high-amplitude gamma synchrony during mental practice.」Lutz A et al.，PNAS vol.101（46）：16369-16373，2004

「Mindfulness meditation for chronic pain：Systematic review and meta-analysis.」Hilton L et al.，Annals of Behavioral Medicine vol.51（2）：199-213，2017

「Oxytocin administration enhances pleasantness and neural responses to gentle stroking but not moderate pressure social touch by increasing peripheral concentrations.」Chen Y et al.，eLife vol.12：e85847，2023

「Physical activity，mindfulness meditation，or heart rate variability biofeedback for stress reduction：A randomized controlled trial.」van der Zwan JE et al.，Applied Psychophysiology and Biofeedback vol.40（4）：257-268，2015

「Recurrent depressive symptoms and the incidence of dementia and mild cognitive impairment.」Dotson VM，Beydoun MA&Zonderman AB，Neurology vol.75（1）：27-34，2010

「Relationship of having hobbies and a purpose in life with mortality，activities of daily living，and instrumental activities of daily living among community-dwelling elderly adults.」Tomioka K，Kurumatani N&Hosoi H，Journal of Epidemiology vol.26（7）：361-370，2016

「Relationship of hobby activities with mortality and frailty among community-dwelling elderly adults：Results of a follow-up study in Japan.」Fushiki Y et al.，Journal of Epidemiology vol.22（4）：340-347，2012

「Self-rated walking pace and all-cause，cardiovascular disease and cancer mortality：Individual participant pooled analysis of 50225 walkers from 11 population British cohorts.」Stamatakis E et al.，British Journal of Sports Medicine vol.52（12）：761-768，2018

「Social touch-like tactile stimulation activates a tachykinin 1-oxytocin pathway to promote social interactions.」Yu H et al.，Neuron vol.110（6）：1051-1067，2022

「The effect of mindfulness meditation on sleep quality：A systematic review and meta-analysis of randomized controlled trials.」Rusch HL et al.，Annals of the New York Academy of Sciences vol.1445（1）：5-16，2019

「The effects of social comparisons on subjective age and self-rated health.」Sayag M&Kavé G，Ageing & Society vol.42（9）：2140-2153，2022

「The impact of gardening on well-being，mental health，and quality of life：An umbrella review and meta-analysis.」Panțiru I et al.，Systematic Reviews vol.13（1）：45，2024

「The petting factor：Oxytocin and social touch.」Tang Y&Stoop R，Neuron vol.110（6）：909-911，2022

「Therapeutic garden with contemplative features induces desirable changes in mood and brain activity in depressed adults.」Olszewska-Guizzo A et al.，Frontiers in Psychiatry vol.13：757056，2022

「The relationship between gardening and depression among individuals with disabilities.」Wilson JF&Christensen KM，Journal of Therapeutic Horticulture vol.21（2）：28-41，2011

「World Alzheimer Report 2014：Dementia and Risk Reduction. An Analysis of Protective and Modifiable Factors.」Alzheimer's Disease International，2014

Part1

いやな気分に、もう悩まされない！

心をつらくする習慣をやめる

「もう何のいいこともない」「むだに歳をとるばかりだ」と
つい考えてしまうのは、危険なサイン。
つらい気分を自分でつくり出しているかもしれません。
こうした心のクセを少し変えるだけで、
気分は確実によくなります！

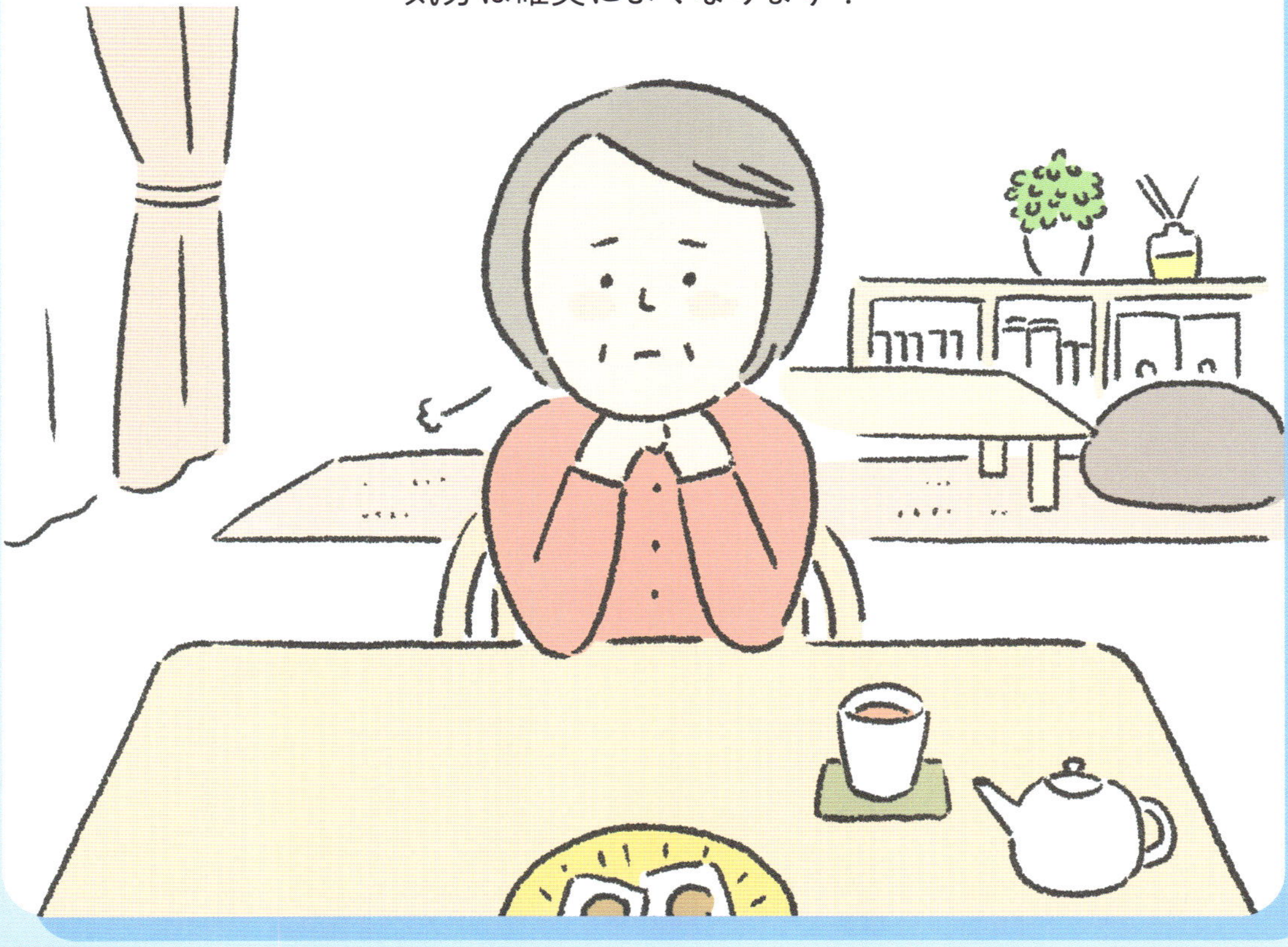

Lesson1

「～すべき」を「だったらいいな」に変える

「家事はちゃんとすべき」などの考えがあると、自分を追い込み、気分が落ち込むことに。
シニアはもっと適当でいいんです。そのマインドをまず学びましょう！

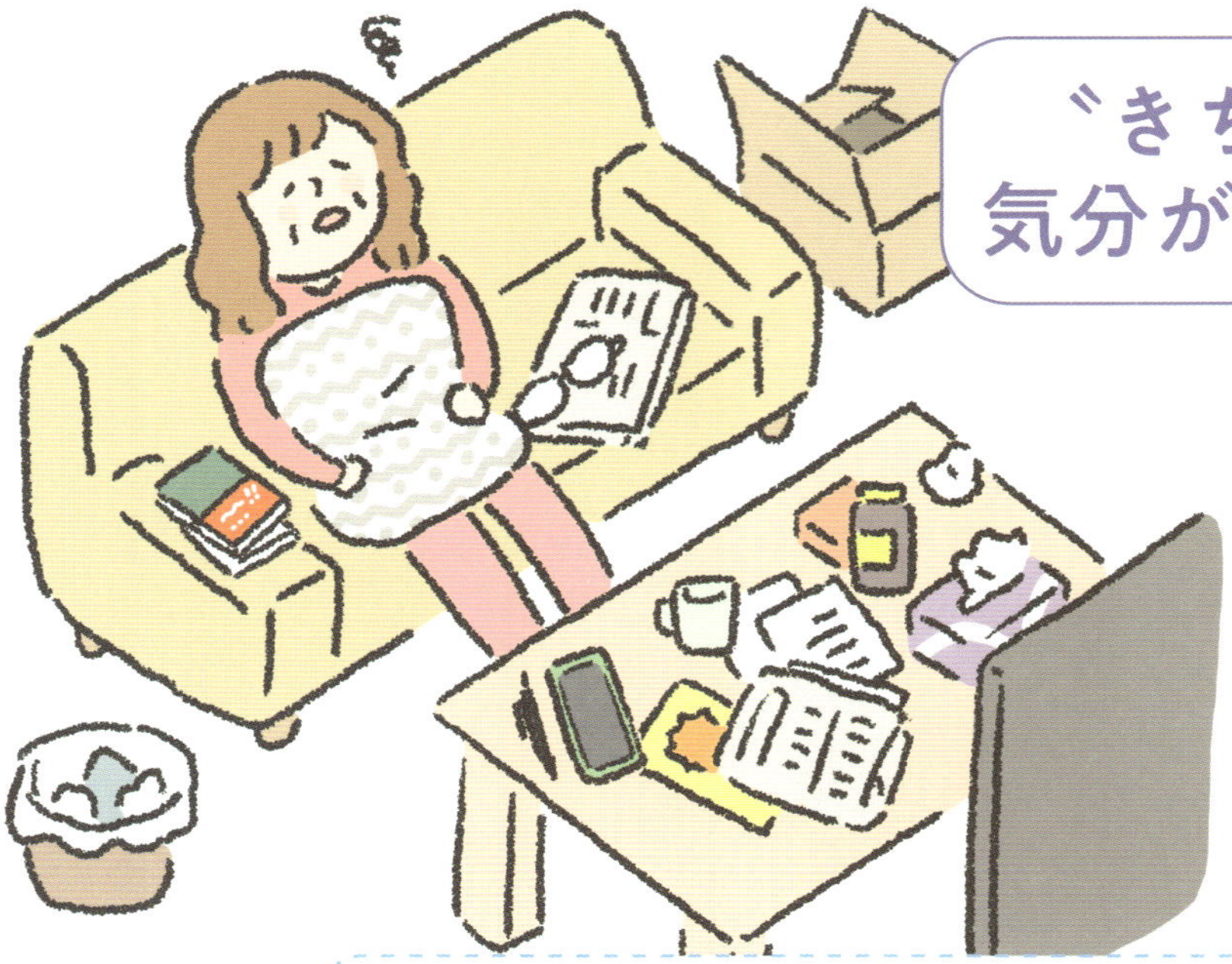

“きちんとさん”は気分が落ち込みやすい

日々の気分は、考えや行動、身体の状態と密接につながっている。自分にきびしい考えをもつ人は、気分が落ち込みやすい。

状況

部屋が散らかっているのに、今日も片づけをしなかった

考え

散らかった部屋で過ごすなんて、だらしがなくはずかしいことだ

気分

何もかも億劫《おっくう》で気分がふさぐ

行動

1日中ソファに座り、テレビを見て過ごす

身体

腰もひざも、いつもより痛む気がする

心をつらくする、「すべき思考」をチェック！

頭のなかに「〜すべき思考」がないかをチェック。いずれも自分がもっている考えにすぎず、絶対的な真実ではないことに気づこう。

☑ 一度引き受けたことは、責任をもってやりとげる**べきだ**

☑ 若い人は、年長者に最低限の敬意を払う**べきだ**

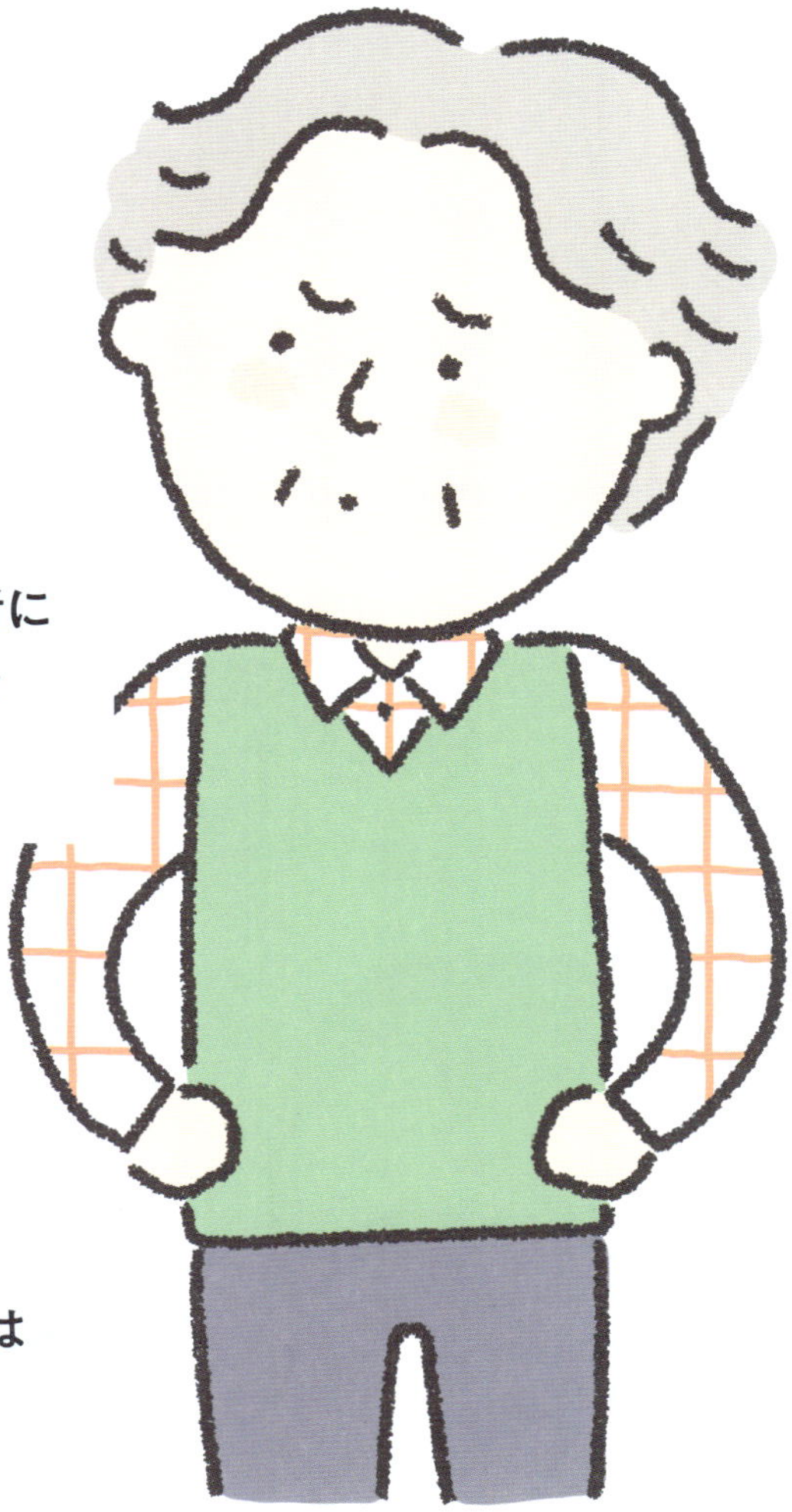

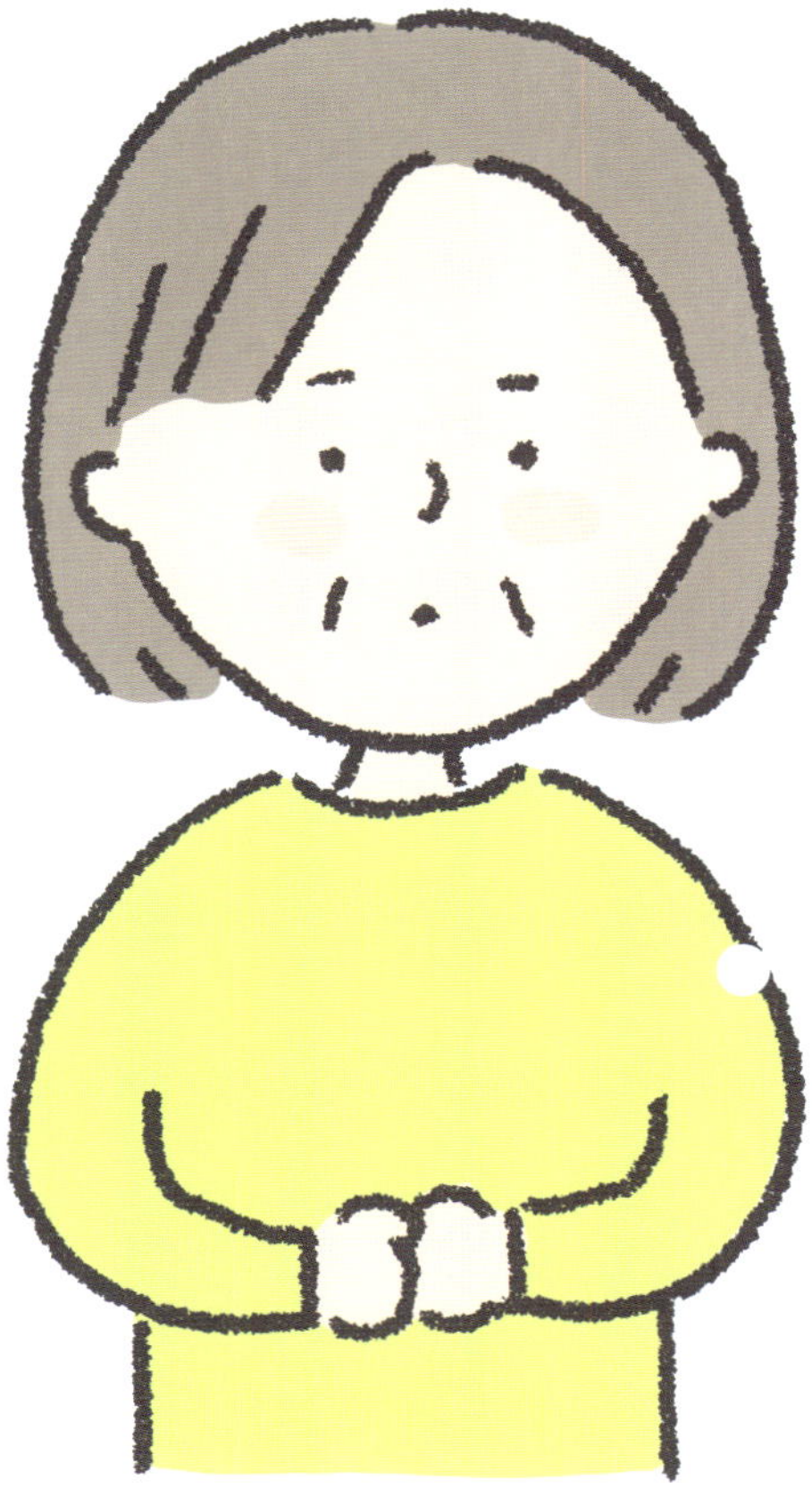

☑ 疲れていても、食事のしたくくらいは当然する**べきだ**

☑ 親が子を心配するのは当然。ときどきは電話してくる**べきだ**

ちゃんとできる日もあれば、何もしたくない日もある

子どものころ、「ちゃんとしなさい」などと親に言われたことはありませんか？　昔は世間様の目を気にして行動するのが普通でしたし、やりたくないことも、世間にあわせて当然やるべきという風潮がありました。

問題は、シニアになってもこの考えが抜けないことです。この歳になるまで、男性は必死で働き、女性は家事・育児・介護、仕事で多忙な日々を送ってきたはず。これ以上、がまんや努力を重ねる必要があるでしょうか？　もっと自分にやさしく、寛容になっていいはずです。

「ちゃんとするべき」「主婦なら当然」などの考えは、自分を苦しめる原因にしかなりません。病気や老化で、身体が思うように動かない日も当然あります。「ちゃんとしなきゃ」の考えを手放すことが、落ち込みがちな気分をよくする第一歩です。

さっそくやってみよう！

「〜すべき」を言い換えて、ハードルを下げる

「〜すべき」を「〜だったらいいな」に変えると、ものごとのハードルを下げられる。

言いかえの例

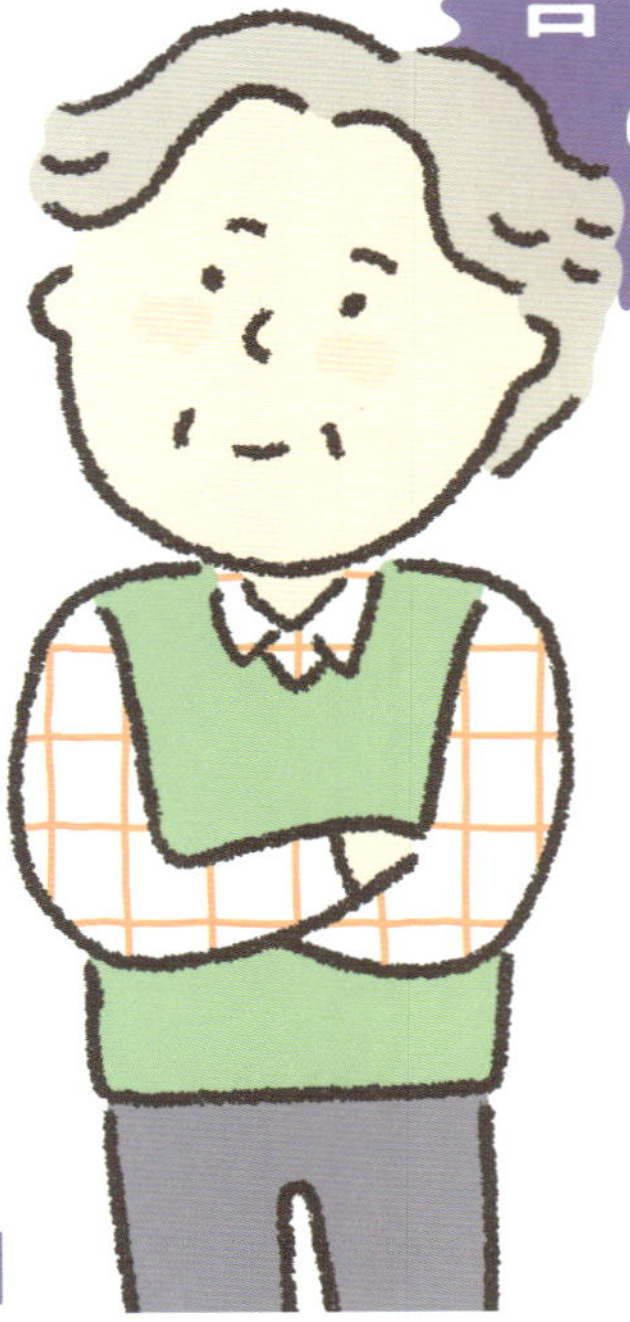

BEFORE

一度引き受けたことは、責任をもってやりとげる**べきだ**

▼

AFTER

引き受けたことを責任をもってやりとげられ**たらいいな**。でも、できないことだって当然ある

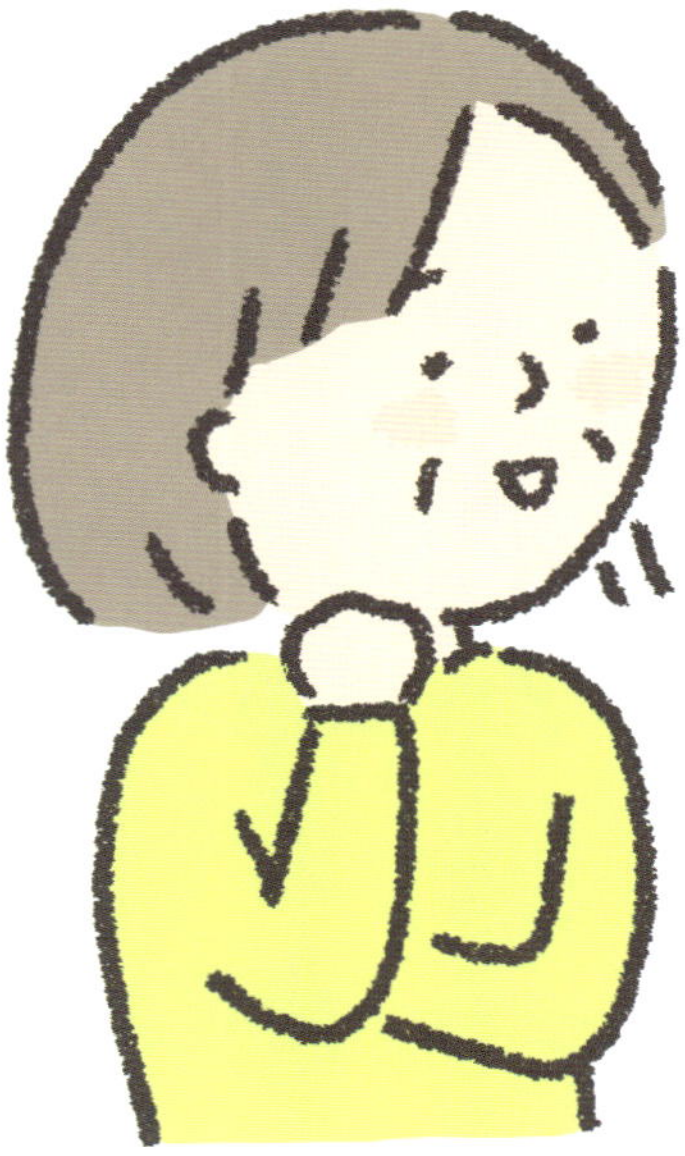

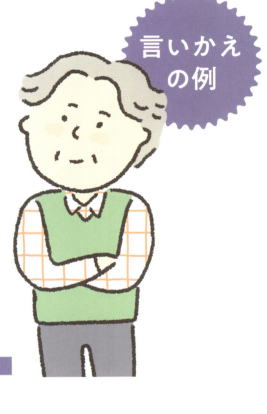

BEFORE

疲れていても食事のしたくくらいは当然する**べきだ**

▼

AFTER

食事のしたくをいつもちゃんと**できたらいいな**。でも疲れてる日は、そうめんやコンビニ食だっていいじゃない

「ほどほど思考」なら、毎日を気分よく過ごせる！

「ちゃんとしなきゃ」の考えは、生きていくうえでの指針だったはず。そう簡単に考えを変えることはできませんよね。

そこで役立つのが、「〜だったらいいな」「〜にこしたことはない」という柔軟な考えです。たとえば、「男は全力で働き、家計を支えるべき」という考えがあるとします。これを「全力で働いて家計を支えられたらいいな」と言い換えるとどうでしょう？　何らかの事情で家計を支えられないことも当然ありますし、子ども世代では価値観自体が変わっています。**「〜だったらいいな」の柔軟な思考なら、自分も他者も責めずにすみます。**

栄養のある食事を毎日つくることもそう。体がつらい日、疲れている日まで、無理をすることはありません。「そうめんだけでもいいじゃない」などと、柔軟に考えられるのが理想です。

空欄に書き込んでみよう

例題 1

BEFORE

今後のためにもムダ遣《づか》いはせず、節約して暮らす**べきだ**

AFTER

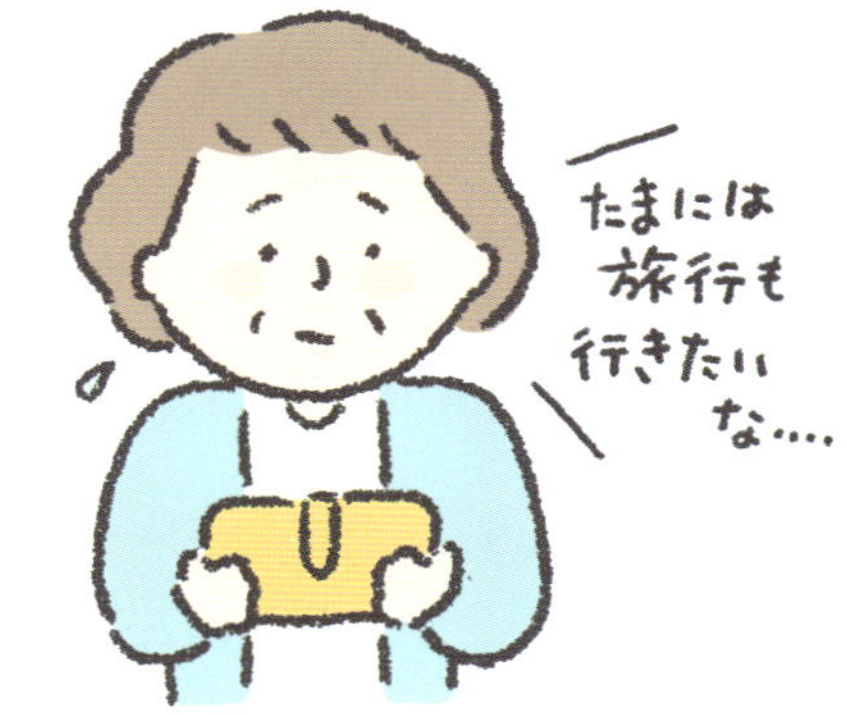
たまには
旅行も
行きたい
な….

節約は悪いことではないが、頑張りすぎるとつらくなる。「〜だったらいいな」「〜にこしたことはない」と、より柔軟な考えに書き換えてみよう。

例題 2

BEFORE

子どもはときどき親に電話して、近況を知らせる**べきだ**

AFTER

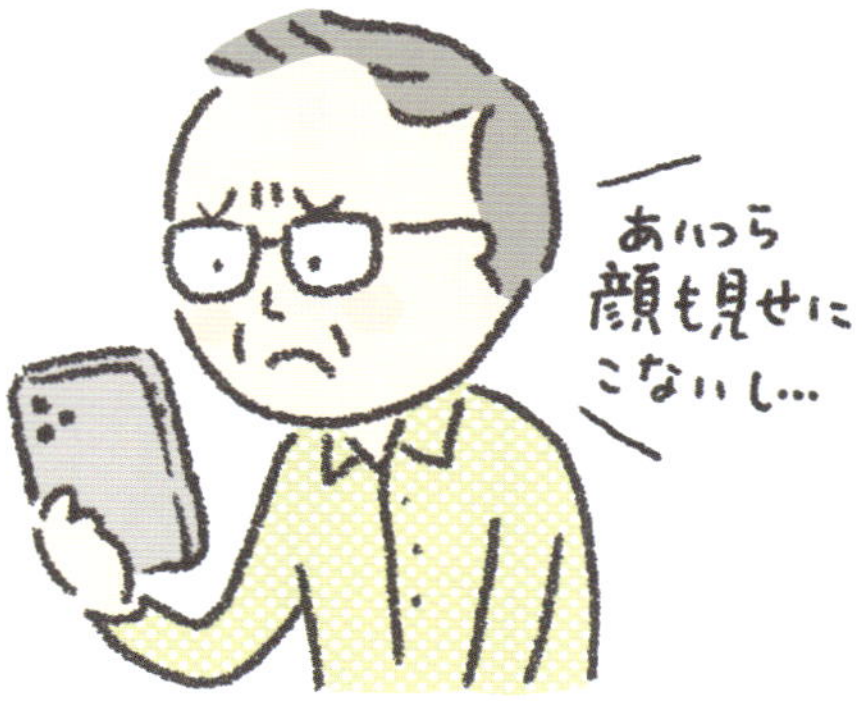
あいつら
顔も見せに
こないし…

まめに電話をくれたらうれしいけれど、子どもには子どもの生活や事情もある。「〜すべき思考」をやめれば、腹がたったり悲しくなったりしない。

例題 3

BEFORE

歳をとっても、人に迷惑をかけないようにする**べきだ**

AFTER

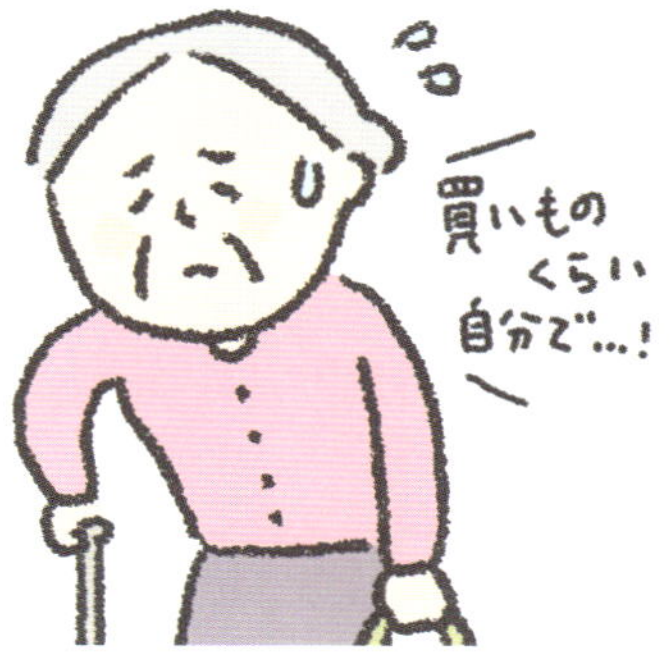
買いもの
くらい
自分で…!

多くのシニアがもつ考えだが、人はそもそも迷惑をかけあいながら生きるもの。「自立した生活が続けられたらいいな」くらいが、柔軟な考えかた。

Lesson2

「私は私、人は人。これでいい！」のマインドで

人と自分を比べたり、過去と比べてばかりでは、
どうしても気分が落ち込みます。大切なのは、いまの自分を受け入れることです。

ほかの人と自分を比べてしまう
社会的比較

ほかの人や昔と比べて、自分を評価していない？

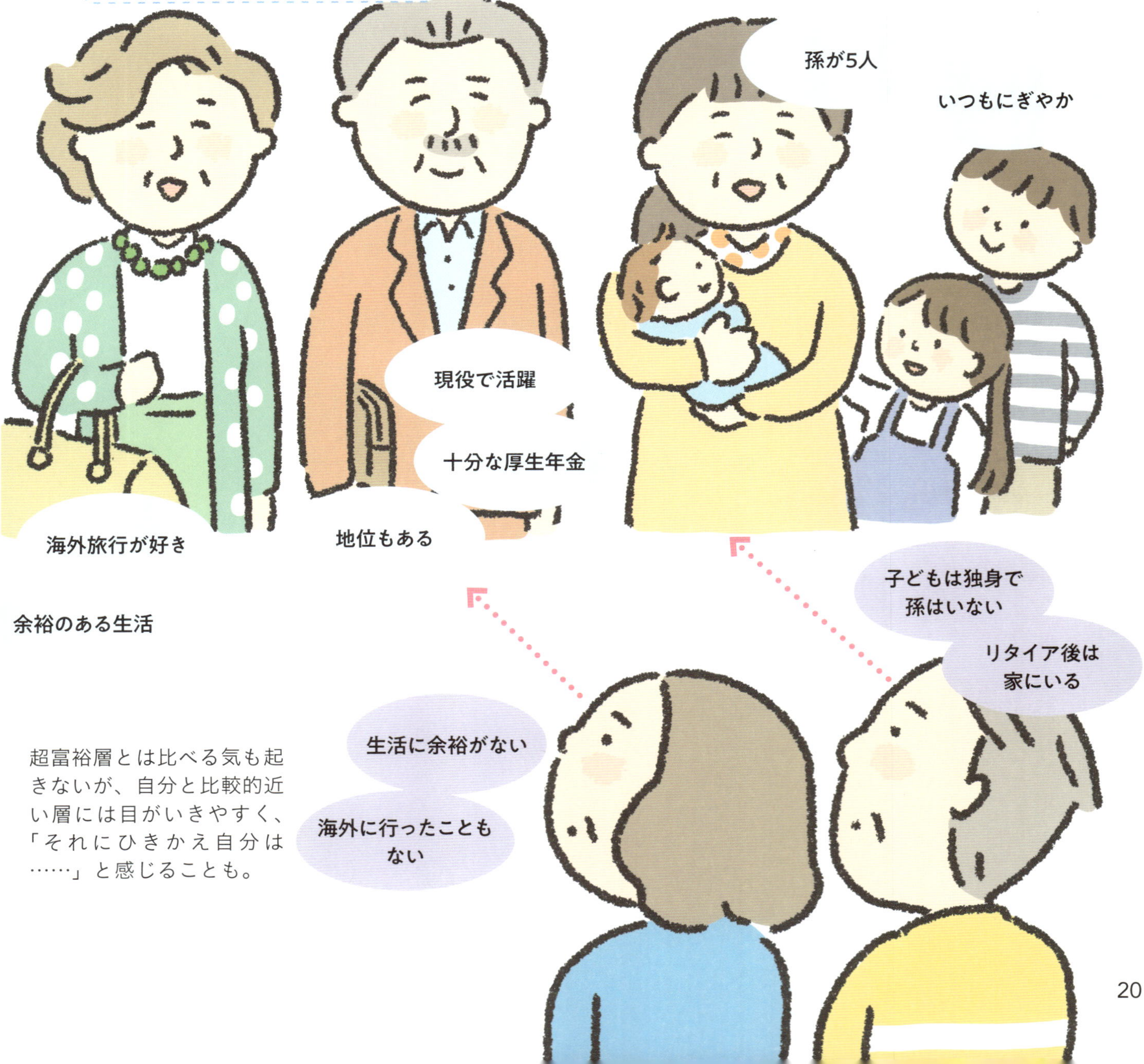

海外旅行が好き
余裕のある生活
現役で活躍
十分な厚生年金
地位もある
孫が5人
いつもにぎやか
子どもは独身で孫はいない
リタイア後は家にいる
生活に余裕がない
海外に行ったこともない

超富裕層とは比べる気も起きないが、自分と比較的近い層には目がいきやすく、「それにひきかえ自分は……」と感じることも。

つい比べてしまうのは、自分の価値を感じたいから

「隣の芝生は青い」とは、よく言ったもの。孫が遠くに住んでいる人は、孫がよく遊びに来る家が、にぎやかで楽しそうに見えるでしょう。一方で、孫がよく来る側の人は、孫の世話で疲労困憊《こんぱい》していることも。外側から見た景色では、その人が本当に幸せかどうかはわかりません。

それでも人は、自分と誰かを比べ、自分の価値を確認しようとします。「あの人に比べれば自分は幸せ」と考えて自尊心を保つのも、誰もがもつ心理です。シニア世代では、昔の自分といまの自分を比べる心理も強く働きます。働き盛りの時代をなつかしんだり、できなくなったことを嘆く気持ちもあるでしょう。

ほどほどなら問題ありませんが、比較ばかりしていると、ありのままの自分の価値を受け入れられなくなります。その結果、気持ちがふさいでしまうのです。

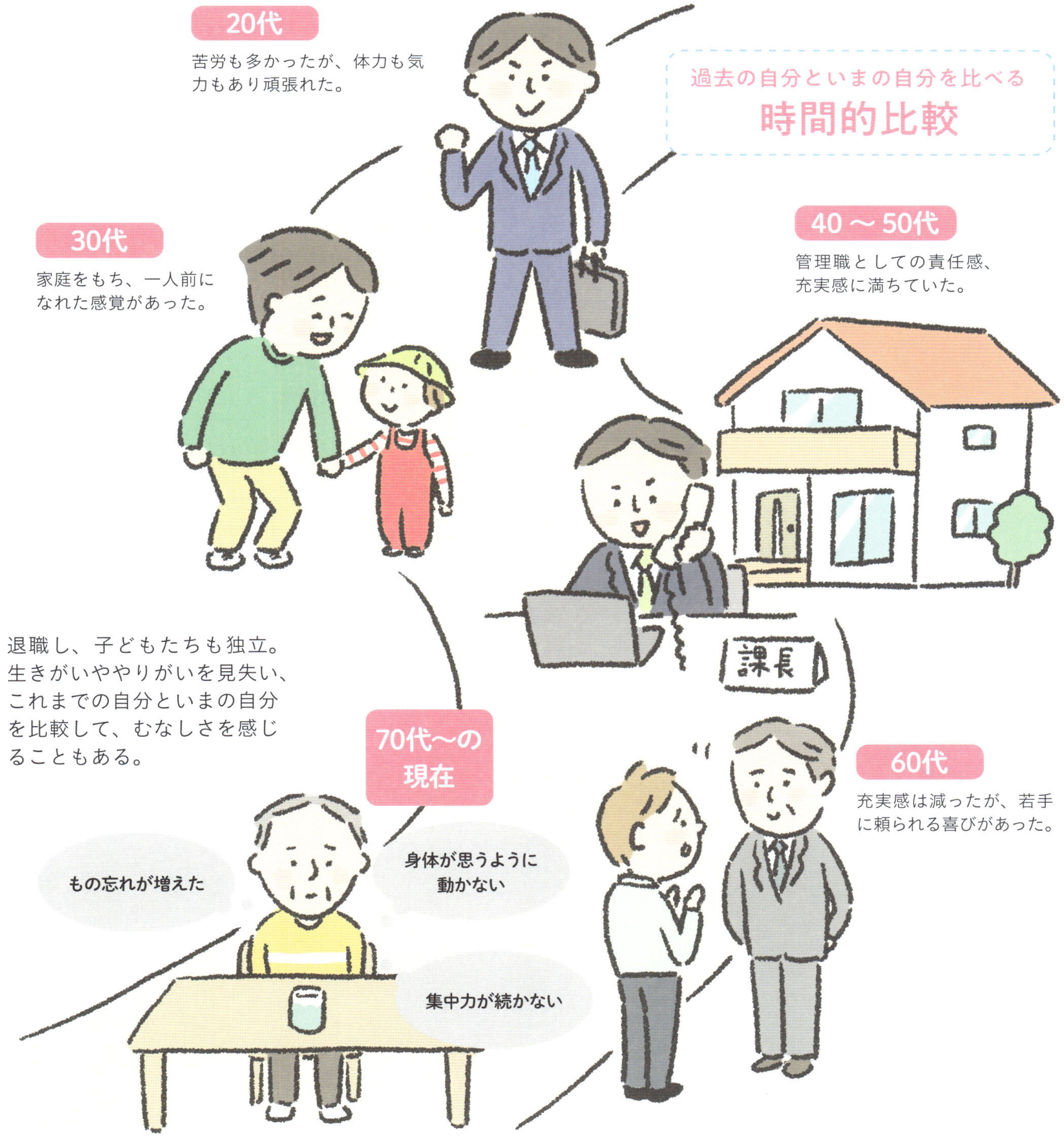
過去の自分といまの自分を比べる
時間的比較
20代
苦労も多かったが、体力も気力もあり頑張れた。
30代
家庭をもち、一人前になれた感覚があった。
40～50代
管理職としての責任感、充実感に満ちていた。
課長
60代
充実感は減ったが、若手に頼られる喜びがあった。
70代～の現在
退職し、子どもたちも独立。生きがいややりがいを見失い、これまでの自分といまの自分を比較して、むなしさを感じることもある。
もの忘れが増えた
身体が思うように動かない
集中力が続かない

すべての人に、人としての強みがある！

すべての人が下のような長所をもっている。あなたの強みはどれかを考えてみよう。

I 知恵・知識

- ☑ 好奇心
- ☑ 学ぶ意欲
- ☑ 独創性
- ☑ 偏見のなさ
- ☑ 将来の見通しと知恵

問題解決や、人生を豊かにするのに役立つ。

II 勇気

- ☑ 勇敢さ
- ☑ 粘り強さ
- ☑ 誠実さ
- ☑ エネルギッシュ

たとえ逆境に陥っても、前へと進むための力。

III 人間性

- ☑ 愛
- ☑ 親切さ
- ☑ 感謝の気持ち
- ☑ ユーモア
- ☑ 社会的知能

ほかの人を気にかけ、助けようとする姿勢。

IV 正義

- ☑ 社会的責任、忠誠心
- ☑ 公正さ
- ☑ リーダーシップ

人から信頼されたり、皆をまとめる力になる。

V 節度

- ☑ 寛容さと思いやり
- ☑ 慎重さ
- ☑ 謙虚さ
- ☑ 自分を律する力

感情や行動を律したり、謙虚でいられる力。

あるものに目を向けて、いまの自分を受け入れる

子どものころから、きょうだいやクラスメイトと比較され、大人になっても職場で優劣をつけられてきた人生。人と比べて落ち込むのは、もう充分です。あなたには、あなたにしかない強みがたくさんあります。社会的地位や豊かさではなく、人としての価値を思い出しましょう。

たとえば人と話すのが好きだったり、困っている人をほうっておけなかったりするのも、人としての大きな強みです。ここをいかすことが、充実したシニアライフのカギ。いまの自分にないものに目を向けるより、あるものを思い出し、自分を認めてあげてください。

それでも人と比べたくなるときは、左ページの言葉を3回唱えてみてください。最初は心から信じられなくても、いまの自分を徐々に受け入れられるようになります。

さっそく
やって
みよう！

自分を認める言葉で、1日を終える

何もできなかったと感じる1日でも、今日も頑張って生きた自分を認め、肯定する言葉をかけよう。毎日続けるほど効果が高い。

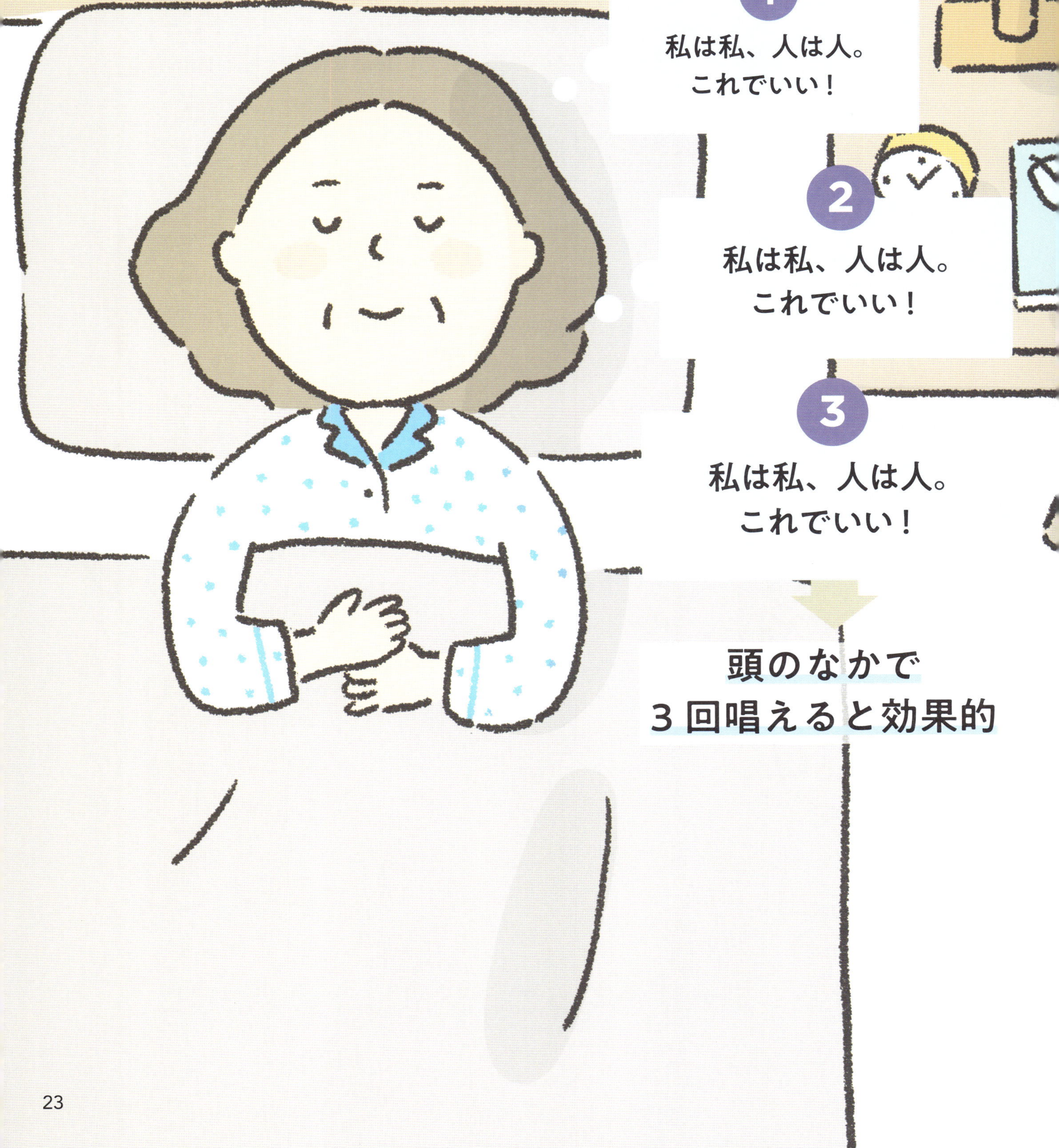

1
私は私、人は人。
これでいい！

2
私は私、人は人。
これでいい！

3
私は私、人は人。
これでいい！

頭のなかで
3回唱えると効果的

Lesson3

誰かの感情に、感情で反応しない

いやな人はどこにでもいますし、家族などの身近な人がいやな発言をすることも。
こんなときは相手の感情や言葉にのみこまれず、距離を置きましょう。

歳をとれば、夫婦間でのこんな会話も増える。感情的に言い返してケンカになると、たがいにいやな気分に。

感情的な反応では、ケンカになるだけ

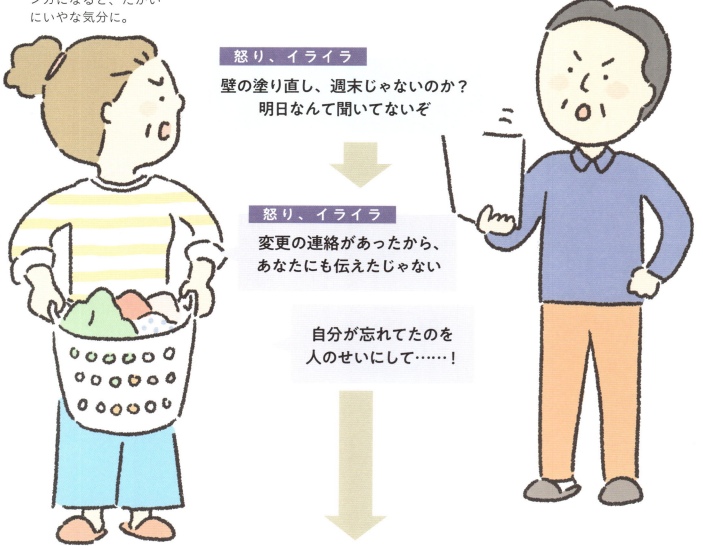

怒り、イライラ

壁の塗り直し、週末じゃないのか？
明日なんて聞いてないぞ

怒り、イライラ

変更の連絡があったから、
あなたにも伝えたじゃない

自分が忘れてたのを
人のせいにして……！

どちらが正しいかをめぐって、感情的なやりとりに！

言い返せずに、怒りをためこむ人もいる

その場で感情的に言い返さない人も、心のなかでいやな考えがぐるぐるとめぐり、いやな気分に支配されてしまう。

なんなのよ
あの言いかた……！
いつも自分が正しい
みたいな顔して
私は部下でも使用人
でもないのよ！
いやな考えがめぐり、
どんどん
いやな気分に！

相手の感情に刺激され、いやな気分が大きくなる

人からいやなことを言われたとき、あなたはどう反応しますか？　親しい間柄ほど、ムキになって言い返したくなるのではないでしょうか。

これは〝感情で反応する〟という、いちばんよくないパターンです。「私は悪くない」「間違っているのはあなただ」といくら言っても、相手はまず認めません。ますますムキになり、こちらを非難する言葉を浴びせてくるでしょう。こうなるともう、感情の泥仕合です。会話を終えた後も、ずっといやな気分に悩まされます。

なかには、その場でとっさに反応できなかったり、笑顔で耐えてしまう人もいます。その場合も、「私は悪くないのに」などの考えが頭のなかでくり返され、いやな気分を引きずることになります。これは思考と感情にのみこまれた状態です。

さっそくやってみよう！

感情に巻き込まれず、静かに眺める

相手の感情と考えは相手のもの。相手と自分のどちらかが100％正しいということもない。そう思って静かに眺められれば、感情に反応して腹をたてたり、言い争うこともなくなる。

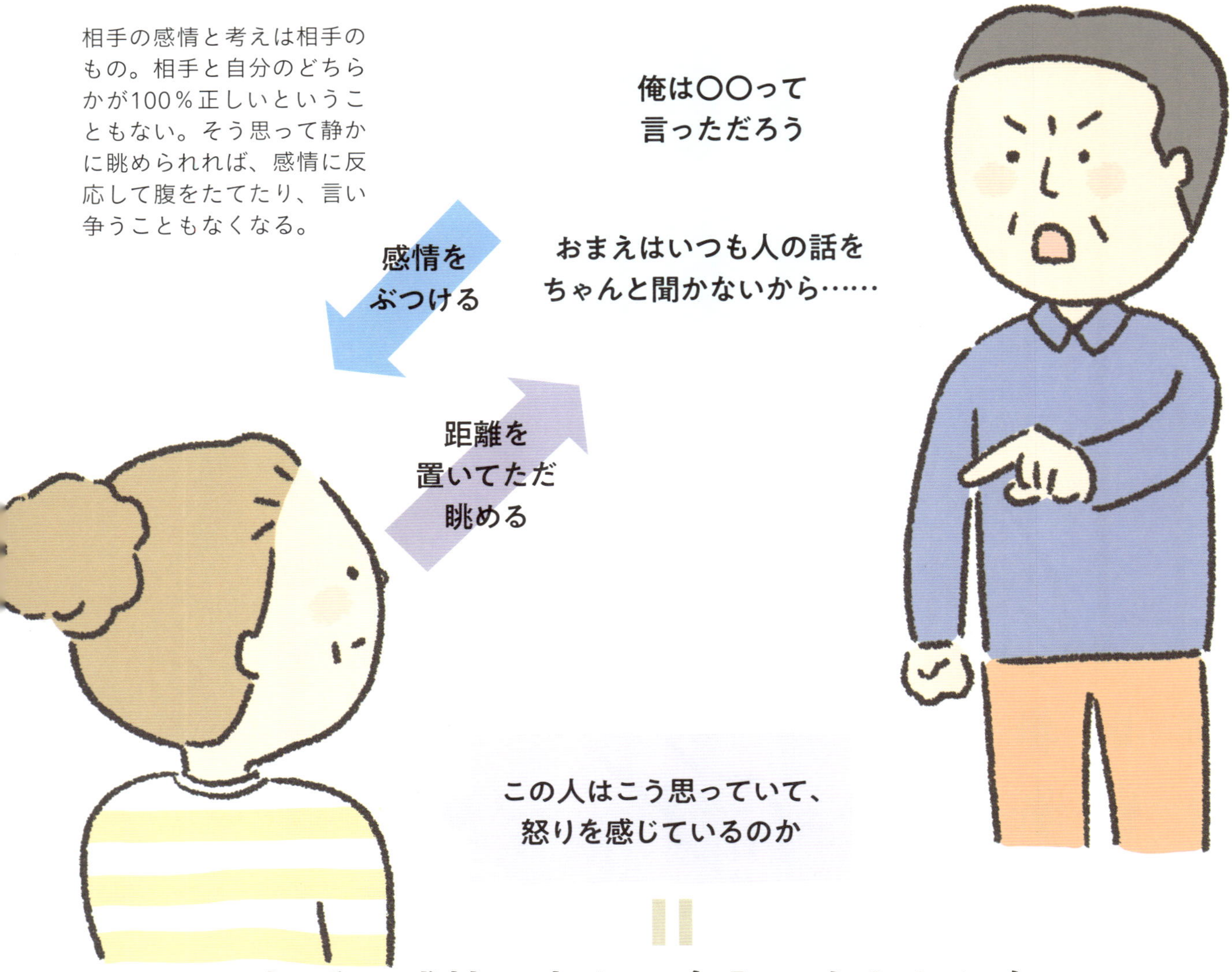
俺は〇〇って
言っただろう
おまえはいつも人の話を
ちゃんと聞かないから……
感情を
ぶつける
距離を
置いてただ
眺める
この人はこう思っていて、
怒りを感じているのか

相手の感情や考えに介入しようとしない

他人の頭のなかは、身内でも変えられない

感情的な反応には、「相手が間違っている」「問題の原因はあの人だ」といった〝判断〟も含まれます。しかし人には、自分が理解したいようにものごとを理解するクセがあります。状況のすべてを理解し、客観的に判断できる人などどこにもいません。

いやな気分に悩まされたくなければ、〝判断〟をやめましょう。何を言われても、相手の気持ちや言葉、状況をただ眺め、受け止めてください。「この人はこう思って、腹をたてているんだな」と静かに受け止めれば、感情的に反応せずにすみます。考えや間違いを改めさせようとするから、腹がたつのです。

相手が配偶者であっても、そもそもは他人です。考えを変えることはほぼ不可能。自分の力で変えられるのは、いまの自分のありようだけ。他人の感情とは距離を置くのが正解です。

さっそくやってみよう！

自分の頭のなかの考えも、ただ眺める

いやな考えが浮かぶときは、考えと距離を置く練習を。川辺に座り、小川の流れを眺める自分をイメージ。葉っぱの上に考えを乗せ、さらさらと流れゆくようすを静かに眺める。

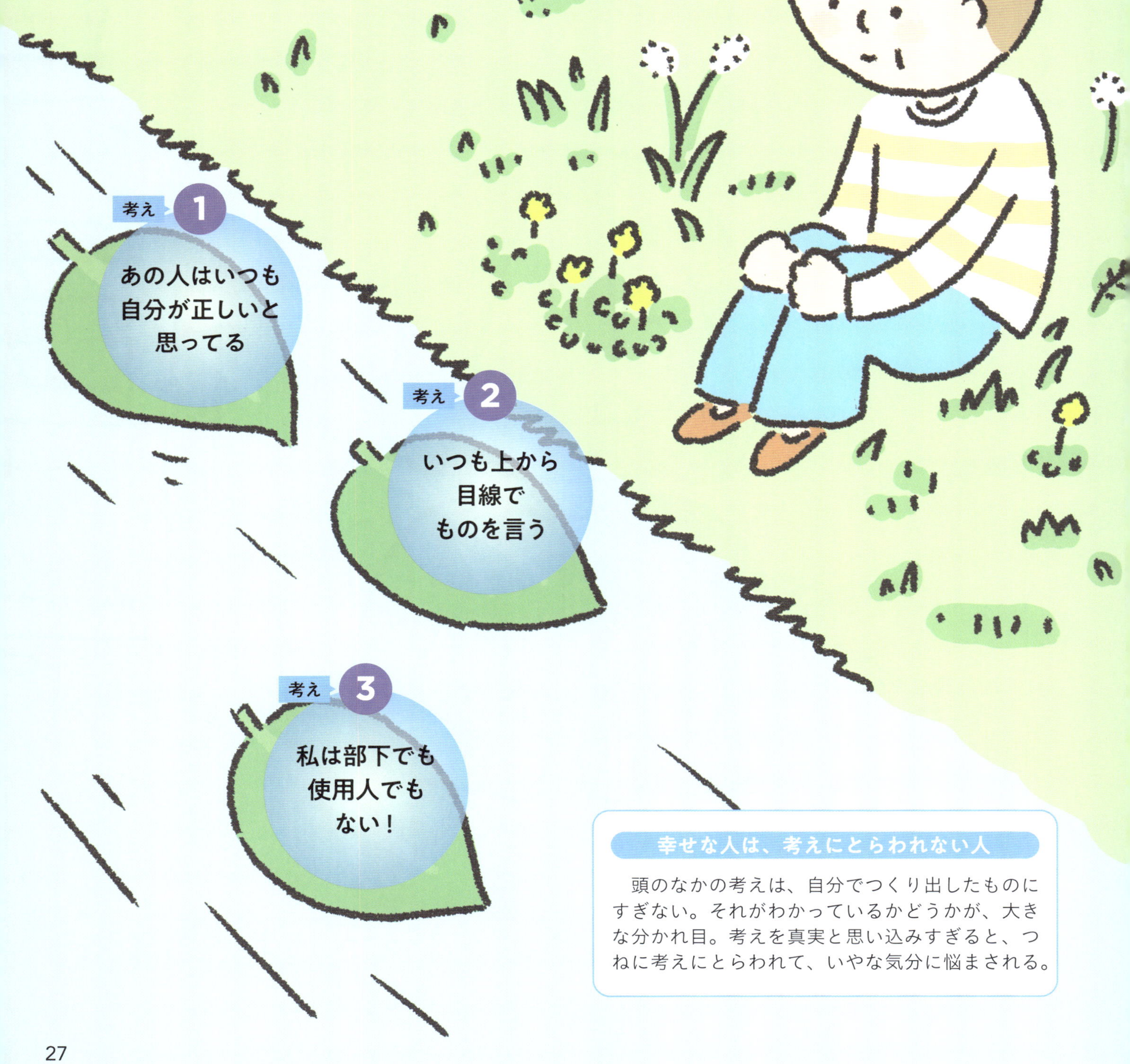
考え 1
あの人はいつも自分が正しいと思ってる
考え 2
いつも上から目線でものを言う
考え 3
私は部下でも使用人でもない！

幸せな人は、考えにとらわれない人

頭のなかの考えは、自分でつくり出したものにすぎない。それがわかっているかどうかが、大きな分かれ目。考えを真実と思い込みすぎると、つねに考えにとらわれて、いやな気分に悩まされる。

Lesson4

言いたいことがあるときは、「私」を主語にする

人間関係のなかで、本当はいやなことをがまんしていませんか？
気持ちの上手な伝えかたさえ覚えれば、もうストレスに悩まされません。

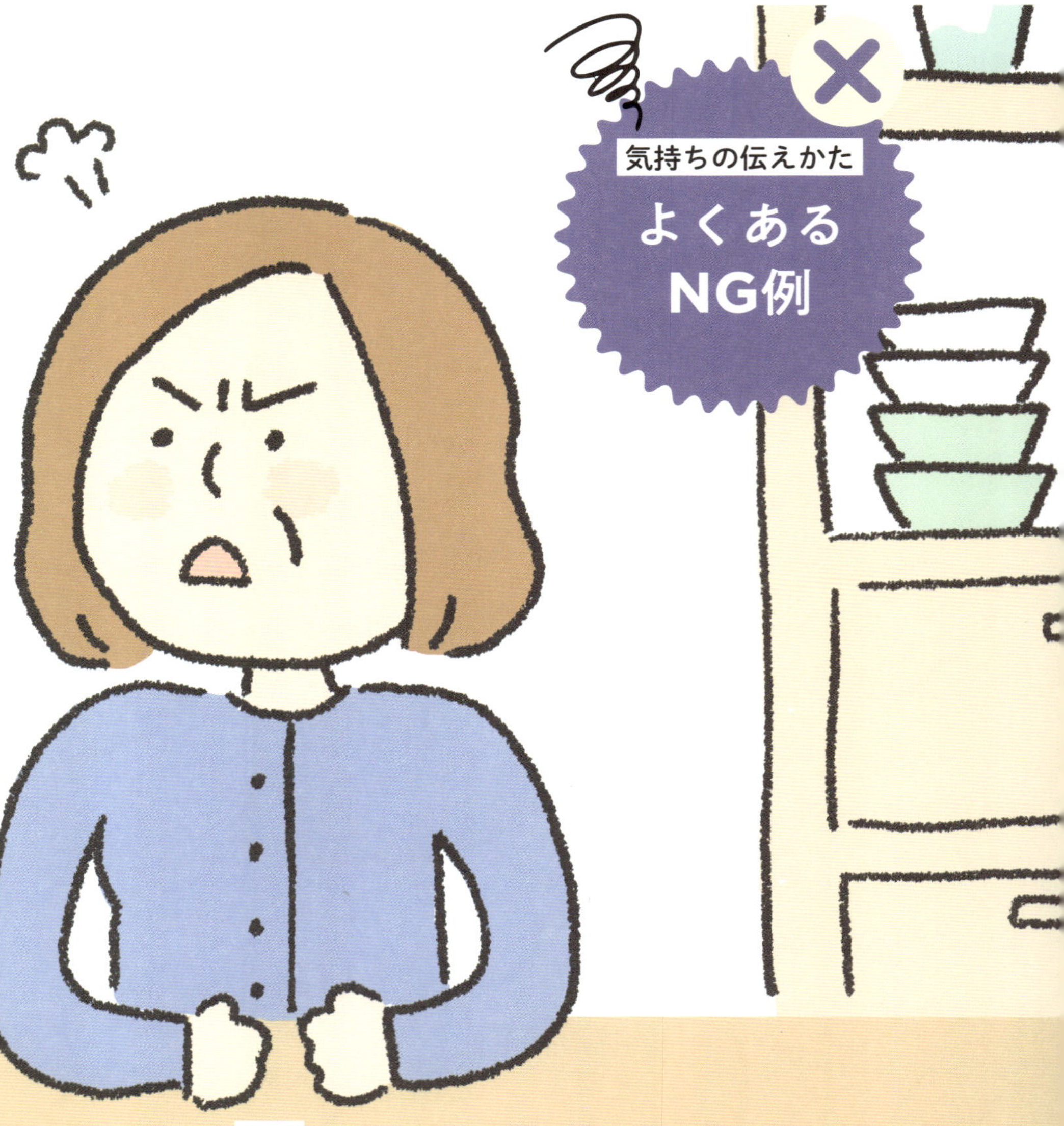

あなたはいつもそうやって、家のことを人にやらせて……

退職して時間もあるんだから、そのくらい自分でやってほしいわ

いつも抑え込んでいた気持ちを思いきって伝えようとすると、「あなたはいつも～」というように、相手を責める言いかたになりやすい。
「暇でしょ」など、相手を傷つけるよけいな言葉をつけ加えてしまうことも。

↓

相手を主語にして非難し、行動を変えさせようとする

自分の気持ちを抑えて、ストレスをためていない？

人とのつながりは、シニアの健康を支える大事な要素。多くの人とつながり続ける人ほど、心身がずっと健康で、要介護にもなりにくいとわかっています。

一方で、ストレスや悩みのタネとなるのも、人間関係ですね。面倒な役割をいつも押しつけられていたり、頼みごとを断れない人もいるのでは？　自分の思いをこのまま押し殺していると、ストレスはたまる一方です。

ただし気持ちをそのままぶつけるのは、よくありません。「あなたはいつもこうだ」「あなたのこういう行動がいや」と言われて、素直に聞ける人はいないでしょう。下の例のように、感情的に言い返されるのがオチです。

大切なのは伝えかた。〝あなた〟を主語にせず、〝私〟を主語にすると、うまくいきます。次ページの状況別の言いかたをもとに実践してみましょう！

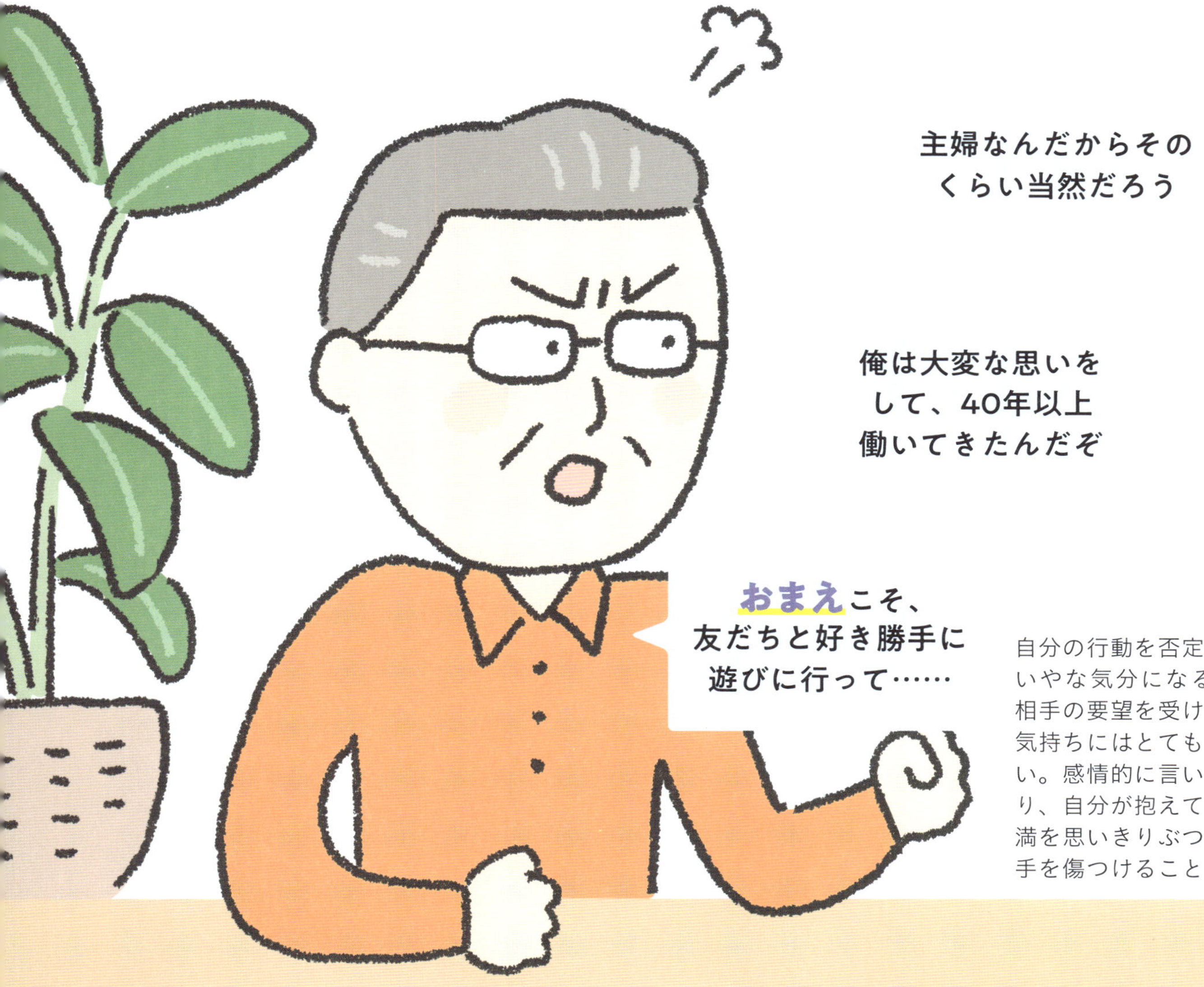
主婦なんだからそのくらい当然だろう
俺は大変な思いをして、40年以上働いてきたんだぞ
おまえこそ、友だちと好き勝手に遊びに行って……

自分の行動を否定されていやな気分になるため、相手の要望を受け入れる気持ちにはとてもなれない。感情的に言い返したり、自分が抱えていた不満を思いきりぶつけ、相手を傷つけることも。

自分を守ろうとして、強く言い返してしまう

さっそく
使って
みよう！

「私メッセージ」で思いを上手に伝える

状況 1 やってほしいことがあるとき

やるかやらないかは相手の自由。あくまで希望として伝えて

「あなたは」で始めず、〝私〟を主語にして思いを伝える。「〜してくれたらうれしい」「〜してくれたらありがたい」という表現もおすすめ。

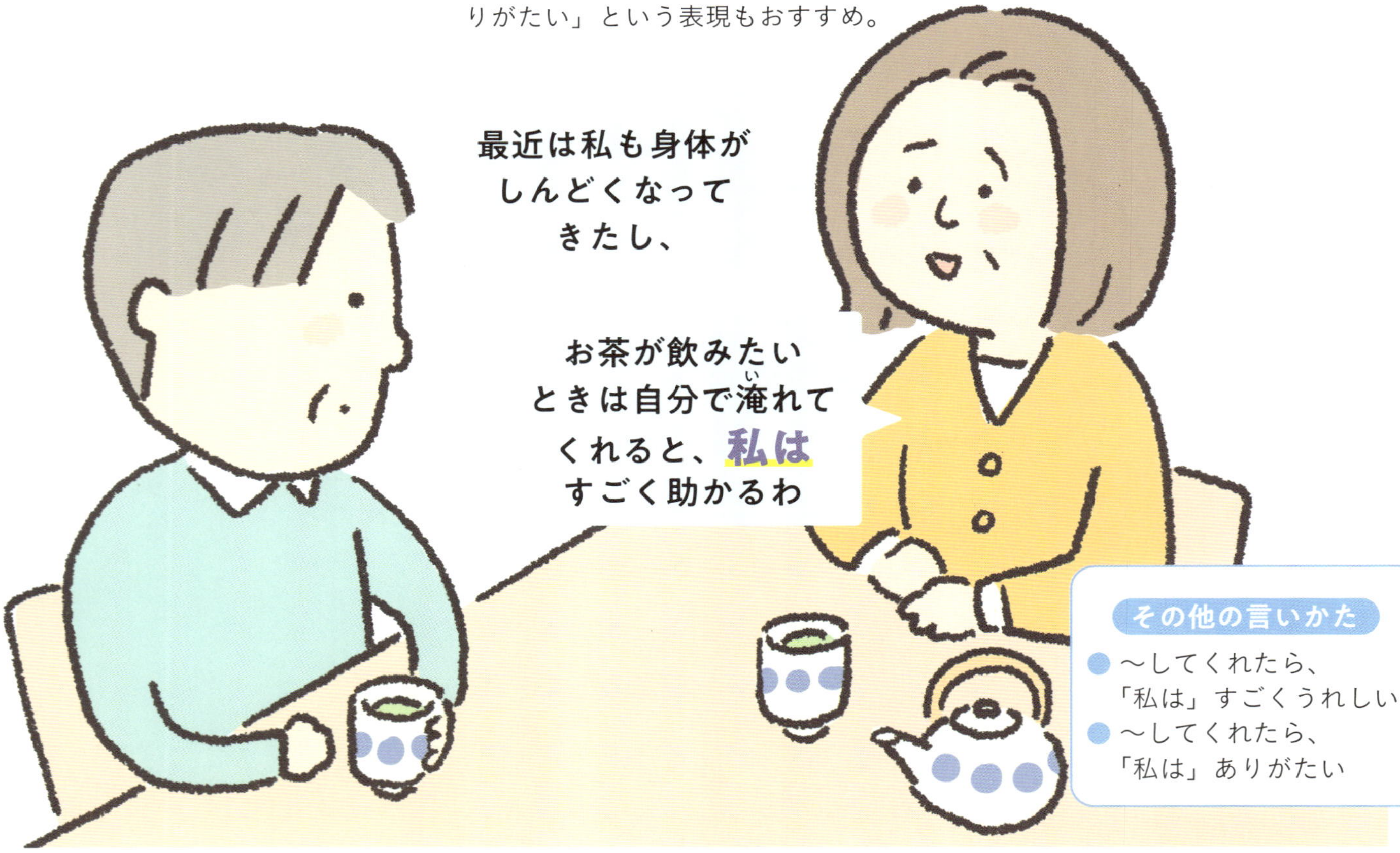

最近は私も身体がしんどくなってきたし、
お茶が飲みたいときは自分で淹《い》れてくれると、私はすごく助かるわ

その他の言いかた

- 〜してくれたら、「私は」すごくうれしい
- 〜してくれたら、「私は」ありがたい

価値観に正解はない。相手の考えも大切にしよう

〝私〟を主語に、自分の気持ちや希望を伝える表現を「私メッセージ」といいます。相手の気持ちや考えかたを否定せず、思いを伝えるテクニックです。自分の思いも相手の思いも大切にし、対等な人間関係を築けます。

ポイントは、「私はこうしたい」「私はこう思う」という思いだけを率直に伝えること。伝えた後に相手がどうするかは、相手の自由。相手には相手の考えがあり、自分だけ正しいということはありません。その意味でも、「私はあなたのここを変えてほしい」という言いかたはやめましょう。私メッセージのよくある誤用で、相手を否定することになってしまいます。

身近な夫婦関係などで意見がくい違うときも、このテクニックで思いを伝えてください。これを続けるうちに、相手の反応も自然と変わってきます。

状況 2　相手の頼みを断りたいとき

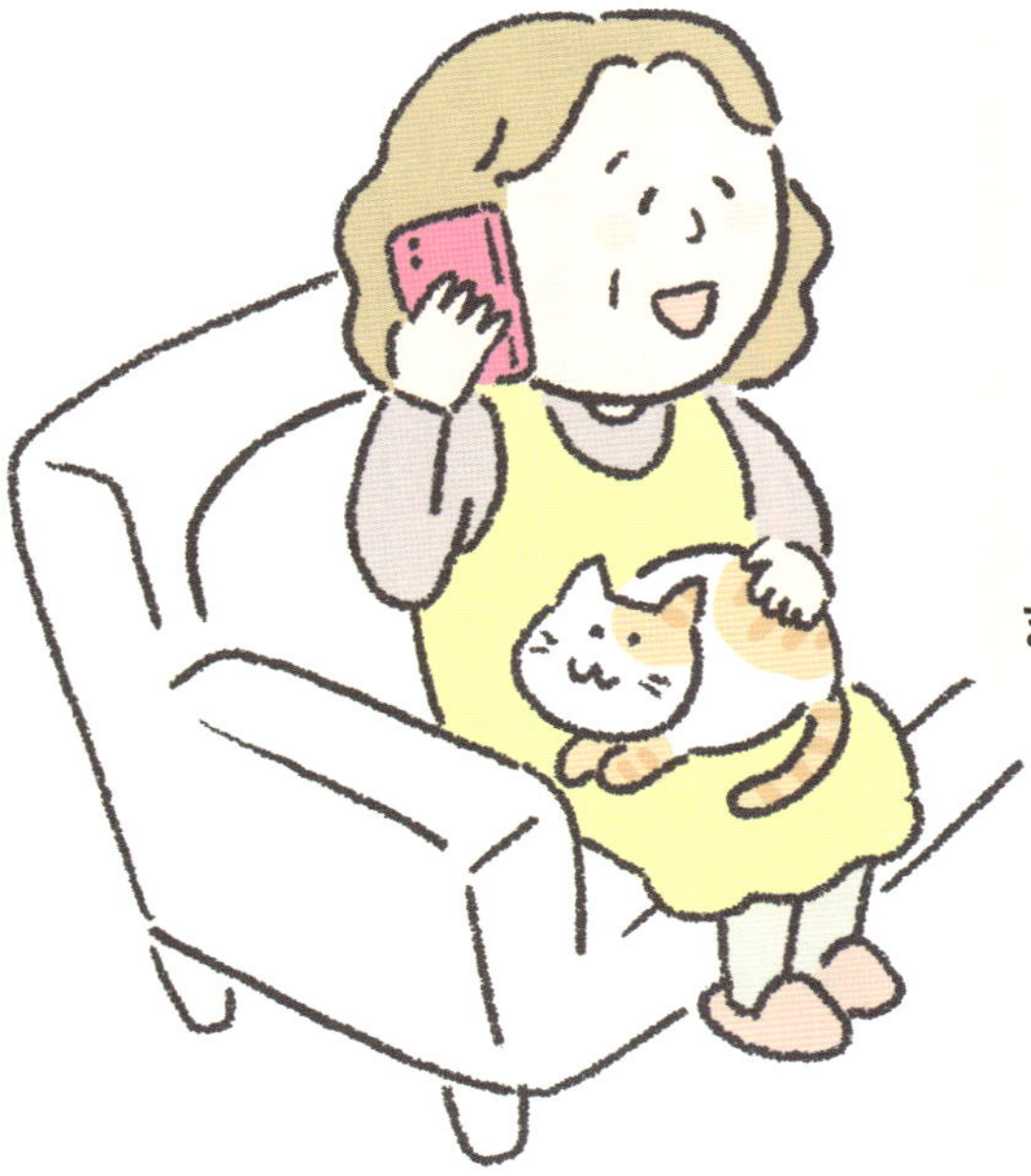

来週、孫の入学式で
1週間東京に
行くのよ

ネコちゃんのごはん、
またお願いできるー？

▶ 自分勝手な相手にも、さわやかに「No」と言う

「あなたはいつも自分勝手」などと言えば、ケンカになるだけ。〝私〟を主語に自分の都合を伝え、にこやかに、さわやかに断ろう。

できることは
手伝ってあげたいけど、

来週は予定がいろいろあって、
私は力になれそうにないわ

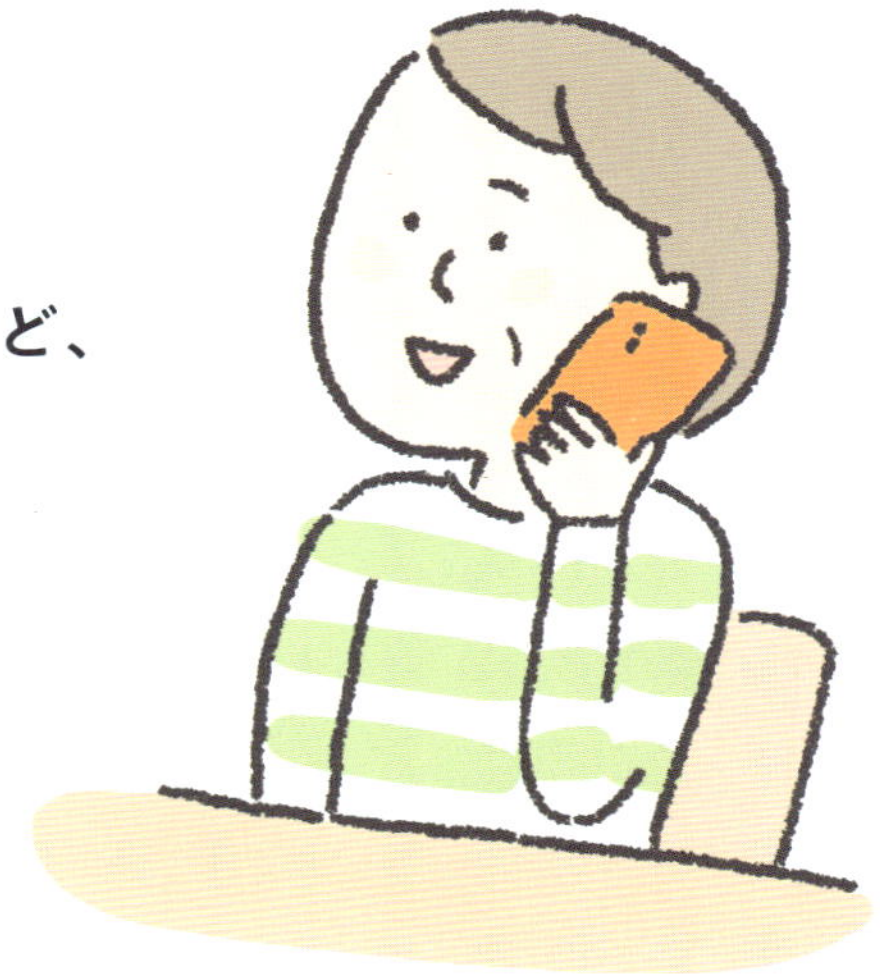

状況 3　相手と意見があわないとき

▶ どちらも間違っていない前提で伝えよう

夫婦であっても、「おまえはいつも〜」などと言ってはダメ。相手の考えややりかたは尊重しつつ、〝私〟を主語に、自分の考えを話す。

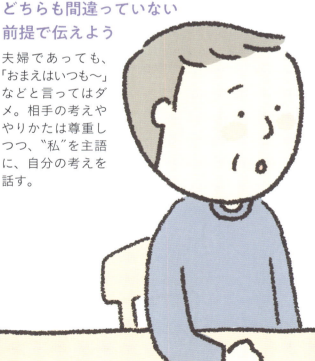

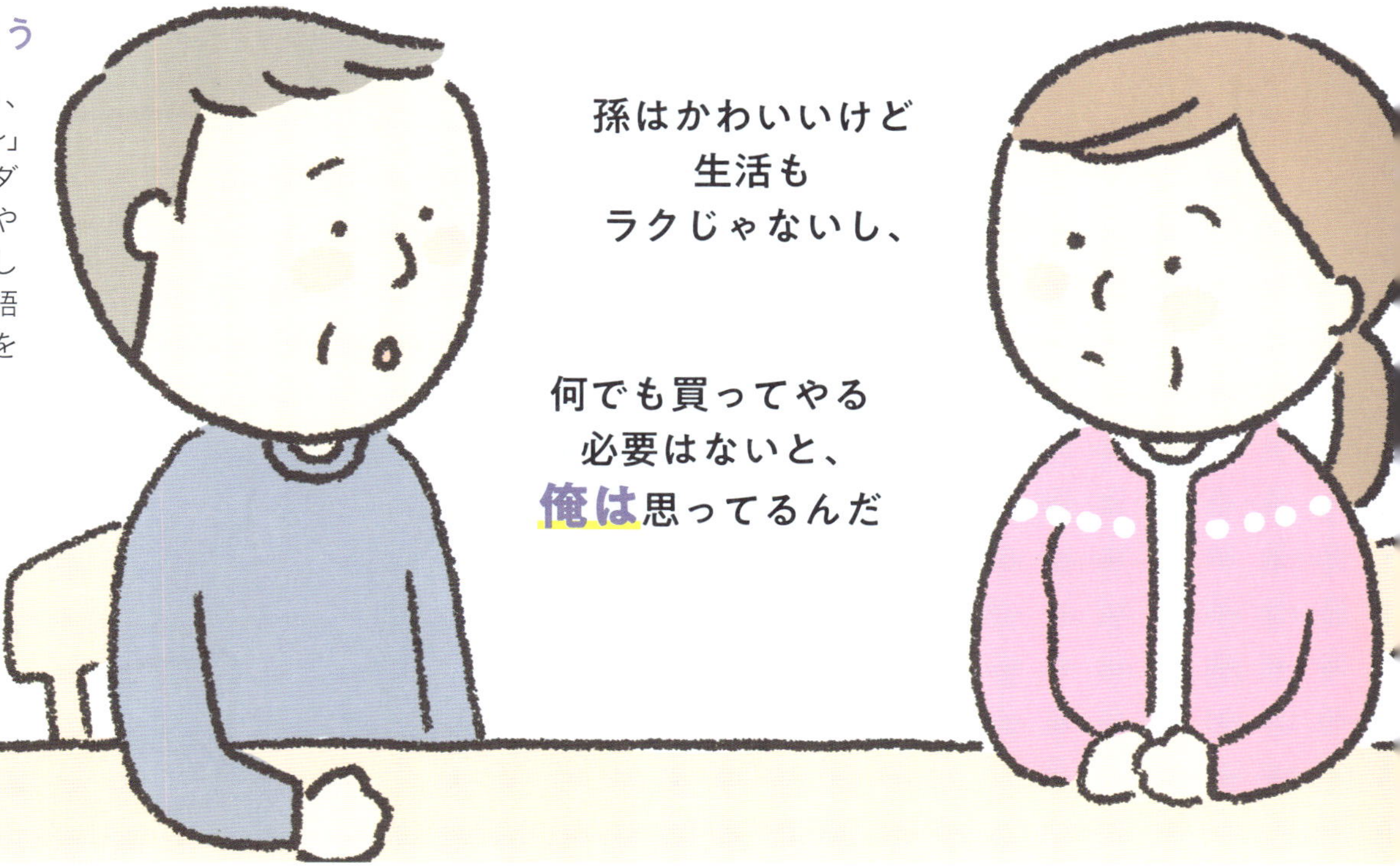
孫はかわいいけど
生活も
ラクじゃないし、
何でも買ってやる
必要はないと、
俺は思ってるんだ

Lesson5

1日1個、よかったことを書き留める

ものごとのネガティブな部分ばかりを見ていると、ゆううつになるのは当然。
いい部分を探して書き留めていくと、それだけで気分が明るくなります。

気分がさえないと、ものの見かたが偏ってしまう

✕ **いやなこと**だけを見る

ゆううつなとき、不安なときは、ものごとのネガティブな部分に注意が向きやすく、結果としてゆううつさや不安が増す。

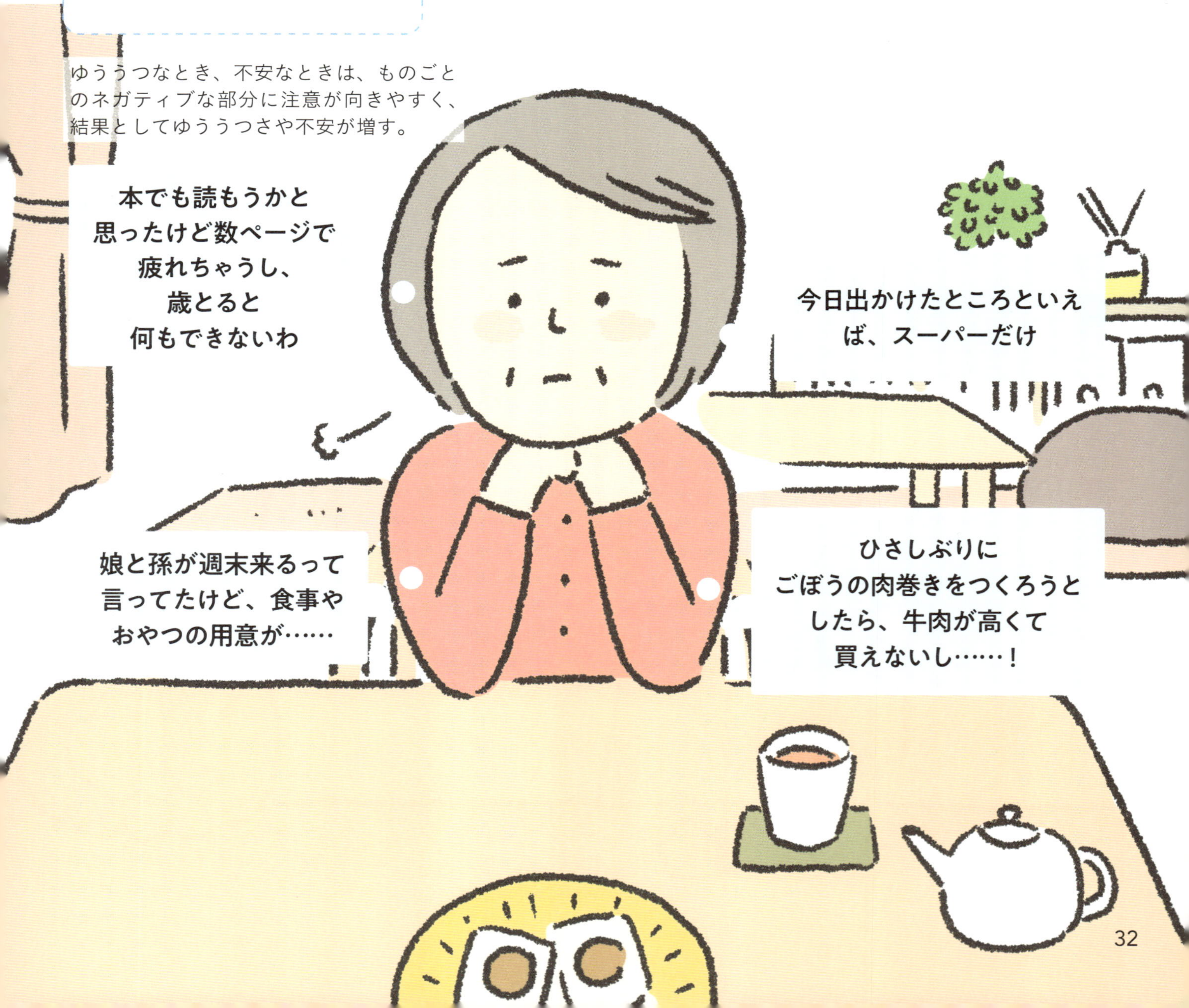

本でも読もうかと思ったけど数ページで疲れちゃうし、歳とると何もできないわ
今日出かけたところといえば、スーパーだけ
娘と孫が週末来るって言ってたけど、食事やおやつの用意が……
ひさしぶりにごぼうの肉巻きをつくろうとしたら、牛肉が高くて買えないし……！

「ゆううつメガネ」をかけてものごとを見ていない？

昔お世話になった知人宅を尋ねる場面を想像してください。その人が好きな和菓子を買うため、あなたは早めに家を出ました。なのに店は臨時休業日！落胆しつつも、向かいに新しくできた洋菓子店で、和風の洒落《しゃれ》たお菓子を購入。知人ははじめてのお菓子を喜んでくれ、感想を言いながら楽しく食べました。

こんなとき、あなたはどう感じますか？**「和菓子は残念だったけど、いいものが買えた」ととらえる人は、1日を気分よく終えられます。**反対に「休業日も確認しないなんて、まぬけな自分がいやになる」と考える人は、つらい気分になるでしょう。

うつ症状に悩まされる人はたいてい、後者のようにものごとをとらえます。**いい部分もあるのに、それをわざと無視するのです。これがうつ病の人がかけている「ゆううつメガネ」です。**

いいことにも目を向ける

ただのポジティブ思考ではない。できごとのいい部分にも目を向けてバランスよくとらえることで、気分が改善してくる。

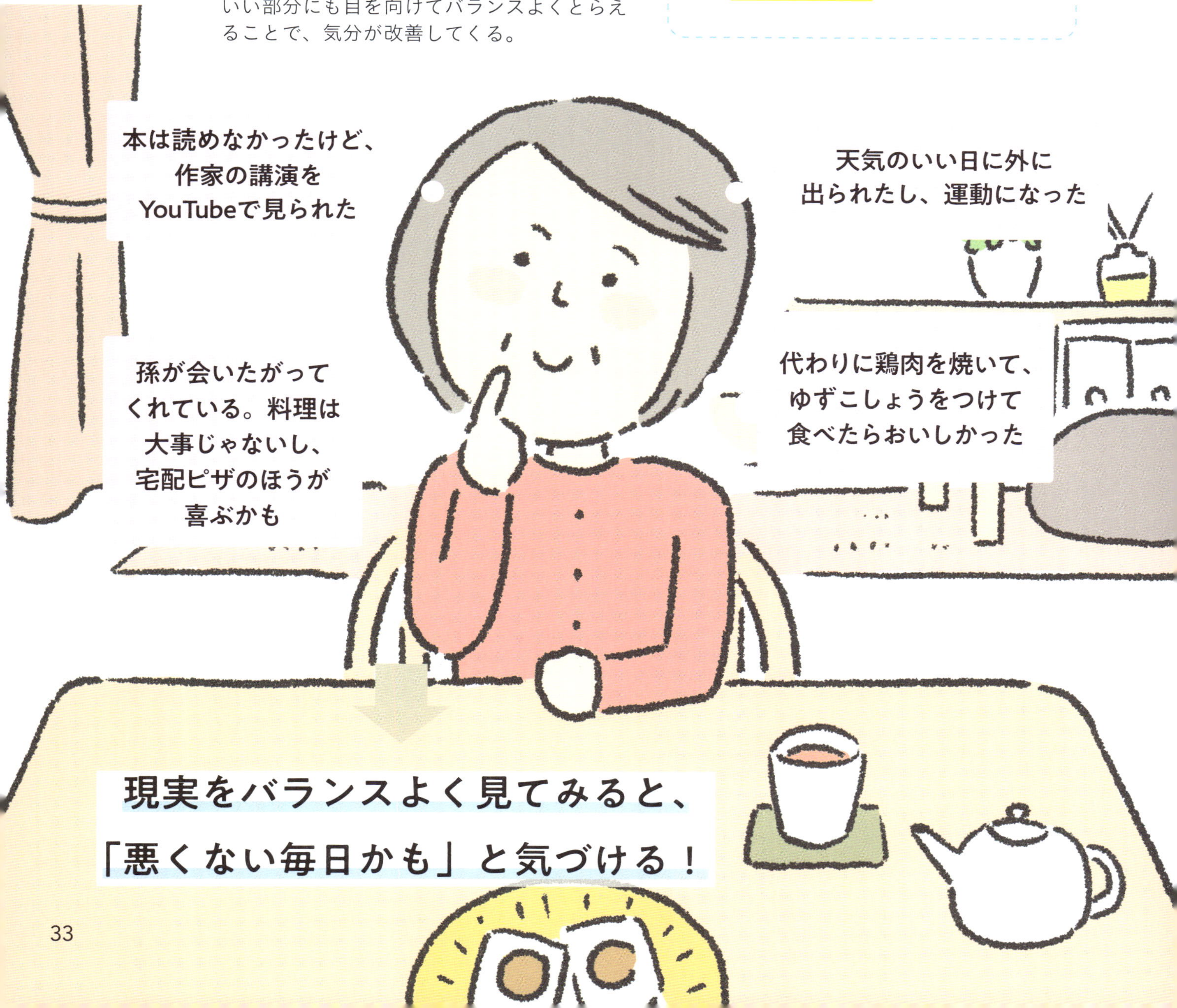
本は読めなかったけど、作家の講演をYouTubeで見られた
天気のいい日に外に出られたし、運動になった
孫が会いたがってくれている。料理は大事じゃないし、宅配ピザのほうが喜ぶかも
代わりに鶏肉を焼いて、ゆずこしょうをつけて食べたらおいしかった
現実をバランスよく見てみると、
「悪くない毎日かも」と気づける！

さっそくやってみよう！

1日1行でいい。「よかったこと日記」をつける

格好いい文章を書こうとすると、日記自体がゆううつに。雑でいいので毎日つける。

記入例

4/15（月）　いつもの整形外科へ。股《こ》関節のストレッチを続けていると言ったら、先生にほめられた

4/16（火）　ご近所のAさんに誘われて、ふきのとうをとりに。天ぷらも上手に揚げられて、春の香り！（Aさんは今度みそ漬けをくれるらしい）

4/17（水）　スーパー2階の手芸用品店で、いい色の毛糸を見つけた。ひさしぶりに何か編もうかな？

4/18（木）　今週いちばんの快晴。洗濯ものがカラッと気持ちよく乾いた

4/19（金）　このあいだテレビで見た桜えびの炊き込みごはんを試してみた。ごはんはやわらかかったけど、味はおいしかった

4/20（土）　娘が来たので、パソコンで映画を見る方法を教わる。ローマの休日をお気に入りに入れた

4/21（日）　新しい大河ドラマがなかなか面白かった。演技派ぞろい

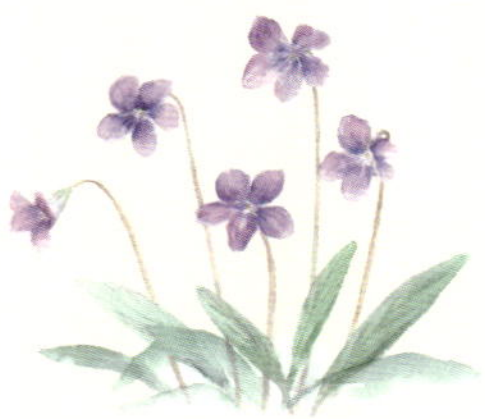

3か月続けると、日々の豊かさを実感できる

気分が落ち込みがちな人は、ものごとのいい部分にも目を向ける練習を。1日1個でいいので、その日のいいことを「よかったこと日記」として書き留めてください。うつ病の人にも効果的な方法で、毎日続けると、「ゆううつメガネ」なしでものを見られるようになります。

誰が聞いても「よかったね」と言うような、派手なできごとでなくてかまいません。「季節の野菜が美味しかった」「快晴で日差しが気持ちよかった」なども、十分に素敵なできごと。人に見せるものではないので、見栄を張らずに記入しましょう。

大切なのは、ときどき見返すことです。「何もいいことがなかった」と思う日にも、過去の日記を読み返してみてください。ささやかな日々にも、いいことやいい部分は必ずあると気づかせてくれます。

何事も、始めるときは億劫《おっくう》なもの。先延ばしするとゆううつになるので、いますぐ書き始めよう。一度書いてみるとハードルが下がる。

“そのうち”でなく、いまから書き始めよう

／　(　　)

／　(　　)

／　(　　)

／　(　　)

／　(　　)

／　(　　)

／　(　　)

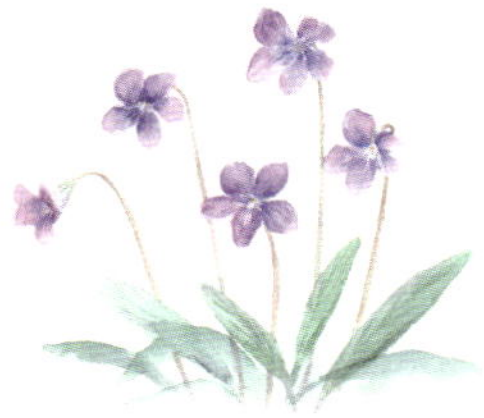

記入のヒント

「こんなことでいいのかな」と思っても、とりあえず書く

人には見せないので、文の上手下手は気にしない

季節を感じるできごとも、いいことの1つ！

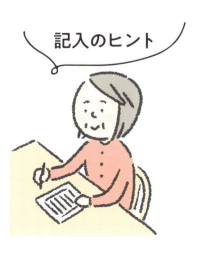

Lesson6

いやな考えは、「と思った」で締めくくる

「もう歳だな」は事実ですが、「もういいことは何もない」は、自分がつくり出したただの考え。考えと距離を置く方法で、真実と思い込まないようにしましょう。

自分をいじめる考えがクセになっていない？

こんなふうに考えてばかりいては、ゆううつになるのも当然。しかもどの考えも自分でつくり出したものであり、真実ではない。

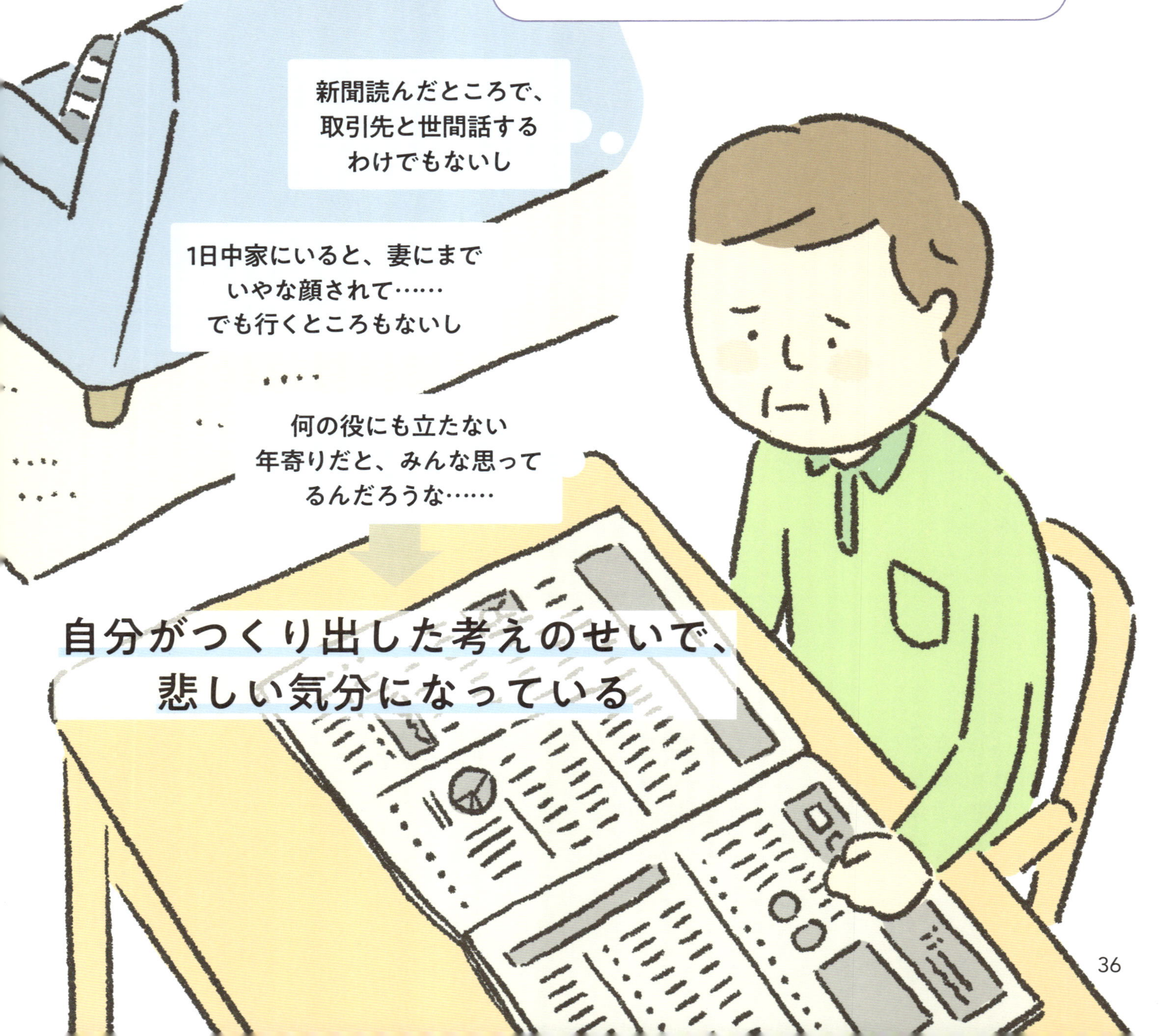

新聞読んだところで、取引先と世間話するわけでもないし
1日中家にいると、妻にまでいやな顔されて……でも行くところもないし
何の役にも立たない年寄りだと、みんな思ってるんだろうな……

自分がつくり出した考えのせいで、悲しい気分になっている

さっそくやってみよう！

「と思った」のひと言で、考えと距離を置く

「と思った」のひと言で、考えはただの考えと気づける。自分いじめをせずに、いい部分に目を向ける努力もできる。

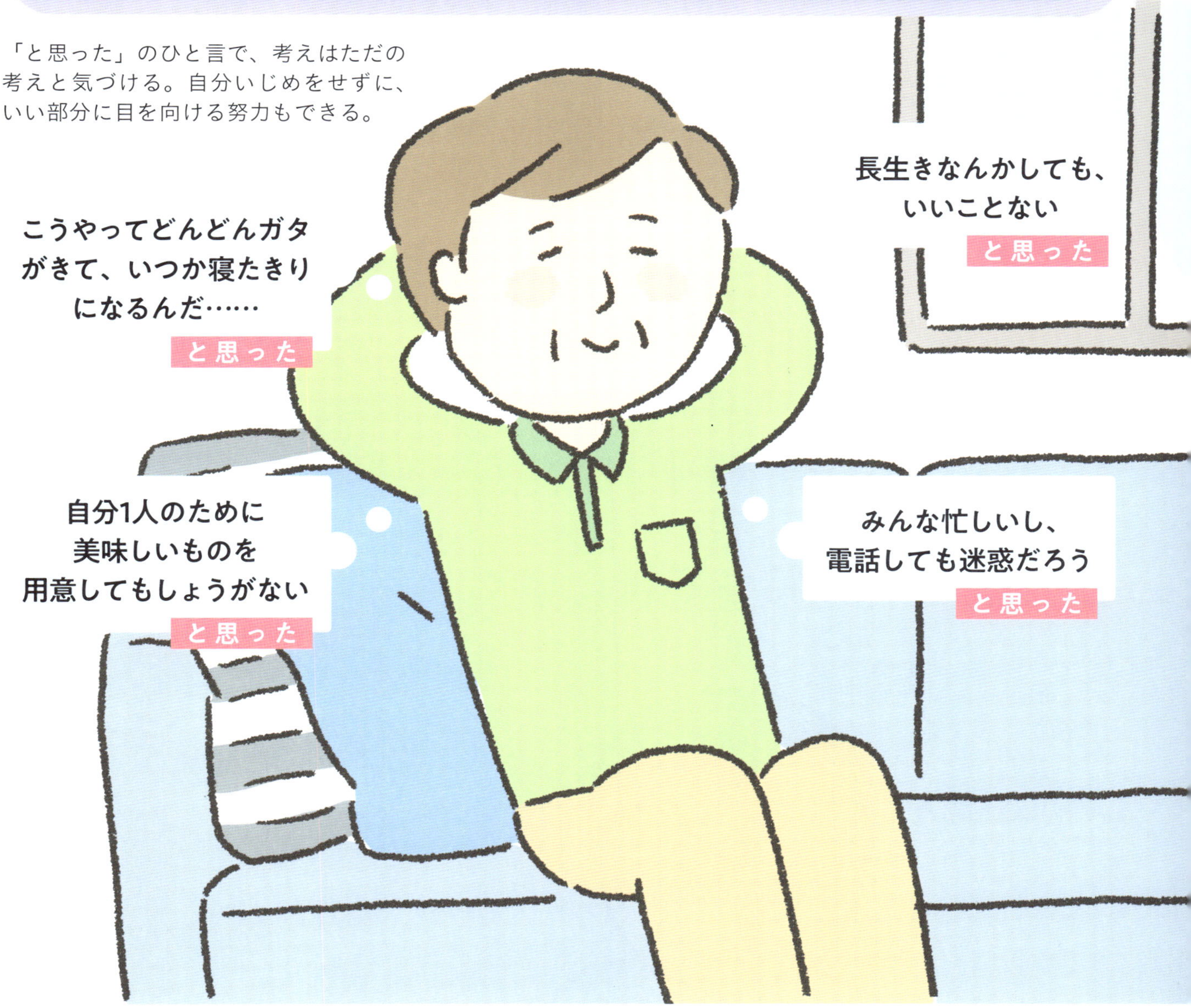
長生きなんかしても、いいことない
と思った
こうやってどんどんガタがきて、いつか寝たきりになるんだ……
と思った
自分1人のために美味しいものを用意してもしょうがない
と思った
みんな忙しいし、電話しても迷惑だろう
と思った

自分がつくり出した考えは事実でも何でもない

「また失敗した。私はなんてドジなんだろう」などと毎日思っていれば、当然ゆううつになります。これも「ゆううつメガネ」の悪しき効果。**自分をいじめる考えばかりが、なぜか頭に浮かんでしまうのです。**

　考えが浮かんだときは、より柔軟な考えかたを探してみましょう（→P16～）。「あらゆることを１００％失敗してるわけじゃない」「ちゃんとできていることもある」と、現実的なものの見かたに変えていきます。

　それでも自分をいじめる考えが浮かぶときは、「と思った」とつけ加える方法が有効。考えと距離を置き、感情的に巻き込まれるのを防げます。

　「また自分いじめしてる～」と、自分を笑えるようになれば、しめたものです。ゆううつメガネに悩まされる日がはっきりと減っていくでしょう。

イライラは、紙に書いてゴミ箱にポイ

イライラしたとき、そのことをくり返し考えていると、イライラがさらに強くなります。すみやかに気分を変えるには、紙に書いて捨てる方法が有効です。

さっそくやってみよう！

怒りの気持ちを、紙とともに投げ捨てる

1 正直な気持ちを紙に書く

腹がたった理由といまの気持ちを適当な紙に書きつける。「年寄りだと思ってバカにして！」など、思いを存分に込めて。

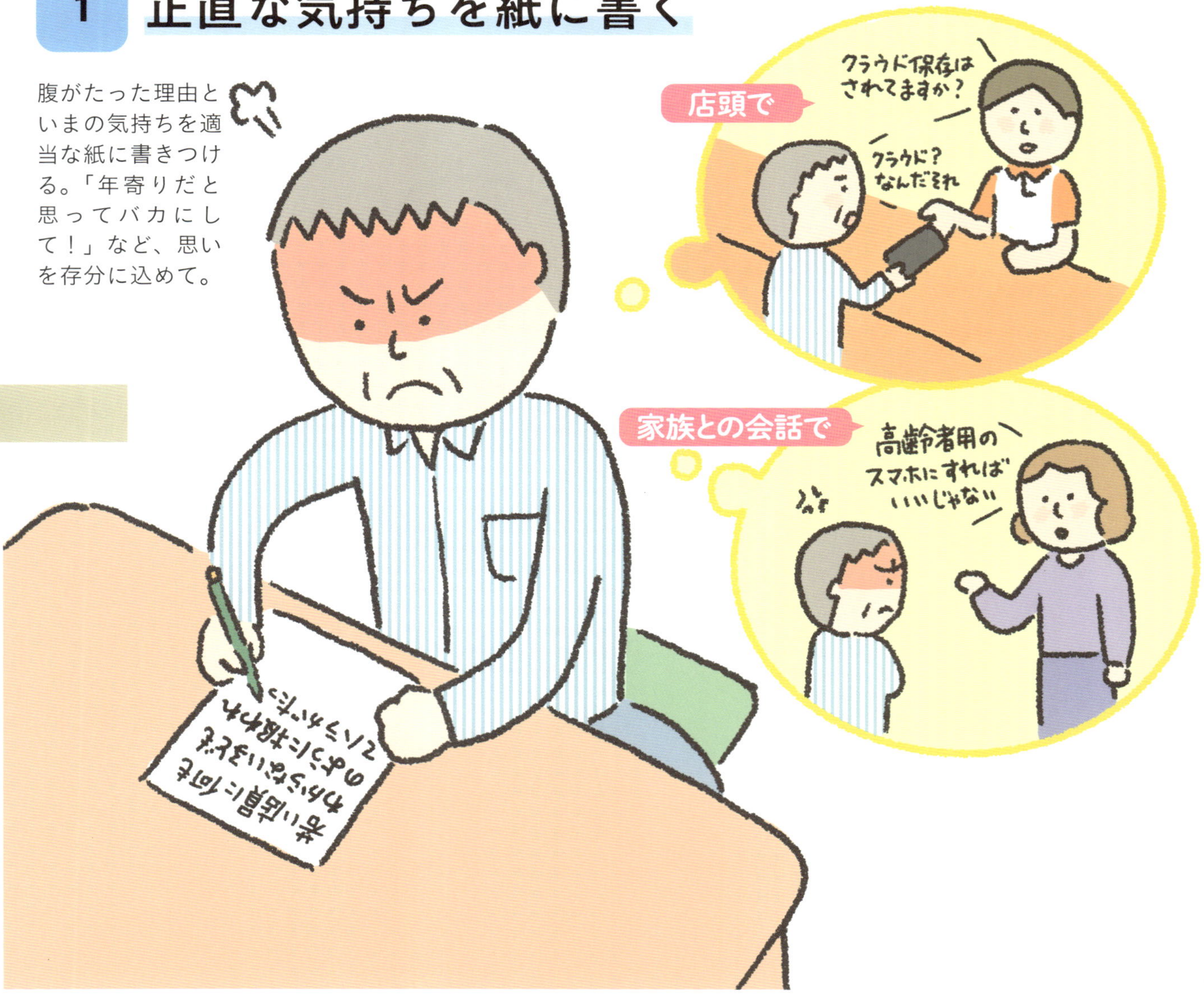
店頭で
クラウド保存はされてますか？
クラウド？なんだそれ
家族との会話で
高齢者用のスマホにすればいいじゃない
若い店員に何もわからない子どものように扱われてハラがたっ

怒りを抱えたままでは心にも体にもよくない

日々の生活でイライラしたときは、ひと呼吸おいて、感情や考えと距離を置けると理想的。誰かのせいでイライラしているときも、相手の感情や考えを静かに眺め、距離を置きます。つい カッとしてしまったときは、「その場で5秒数える」「冷たい水を飲む」などで、いったんクールダウンする方法もあります。

とはいえ人間ですから、つい腹をたててしまうこともありますね。**そんなときは、時間を置かずに気持ちを紙に書き、ゴミ箱に投げ捨ててください。これは認知科学でも実証された方法で、怒りを物体として処分できるというものです。**

ストレスや怒りをそのままにしていると、血圧や心拍数が上がるなど、身体にも悪影響です。ゴミ箱にサッと投げ捨て、気分よく健康に過ごせるようにしましょう。

2 立ち上がって投げ捨てる

イスから立ち上がり、ぐしゃぐしゃに丸めた紙をゴミ箱に投げ入れて、もう一度座る。すぐそばまで行って、エイッと捨ててもよい。

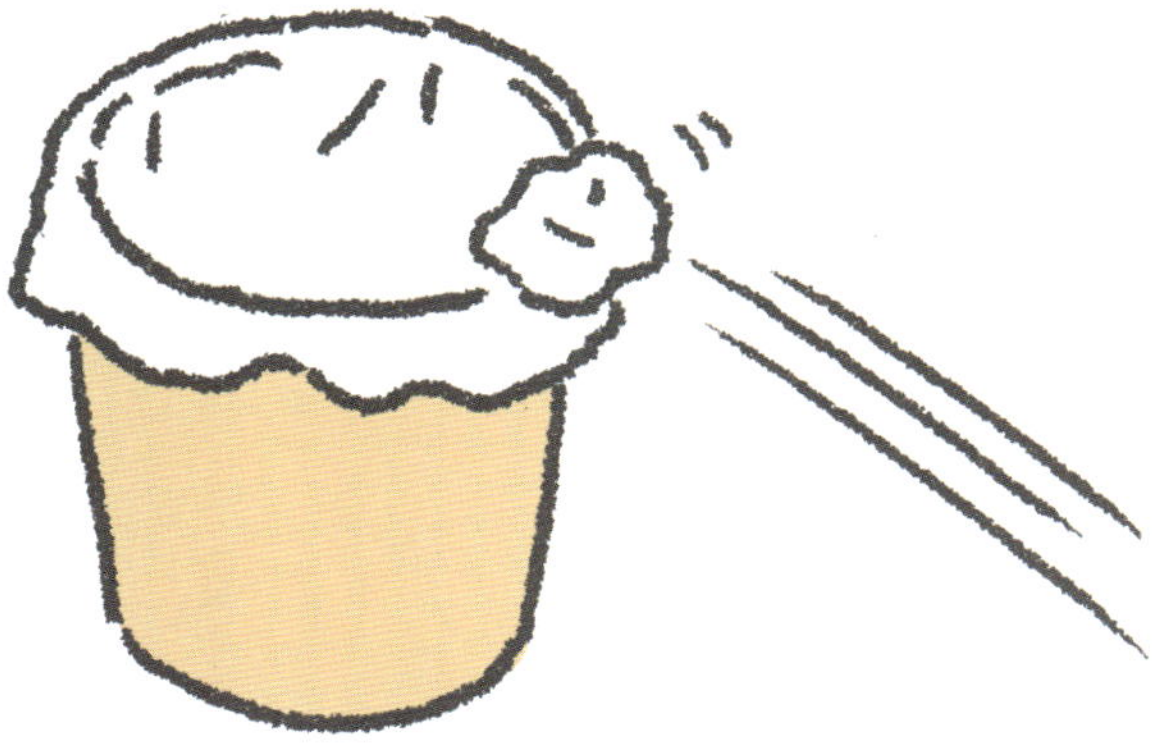

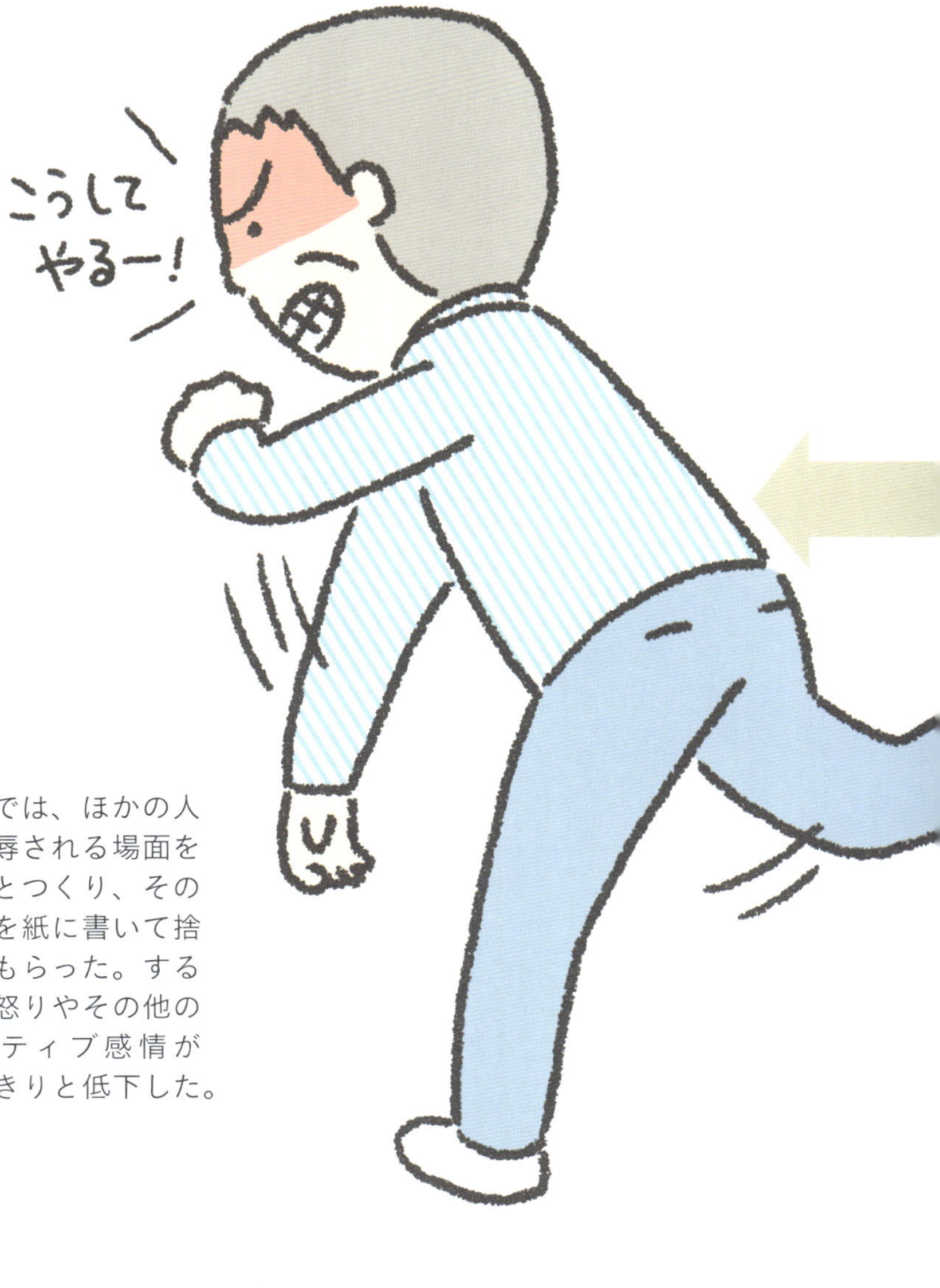

気持ちの変化

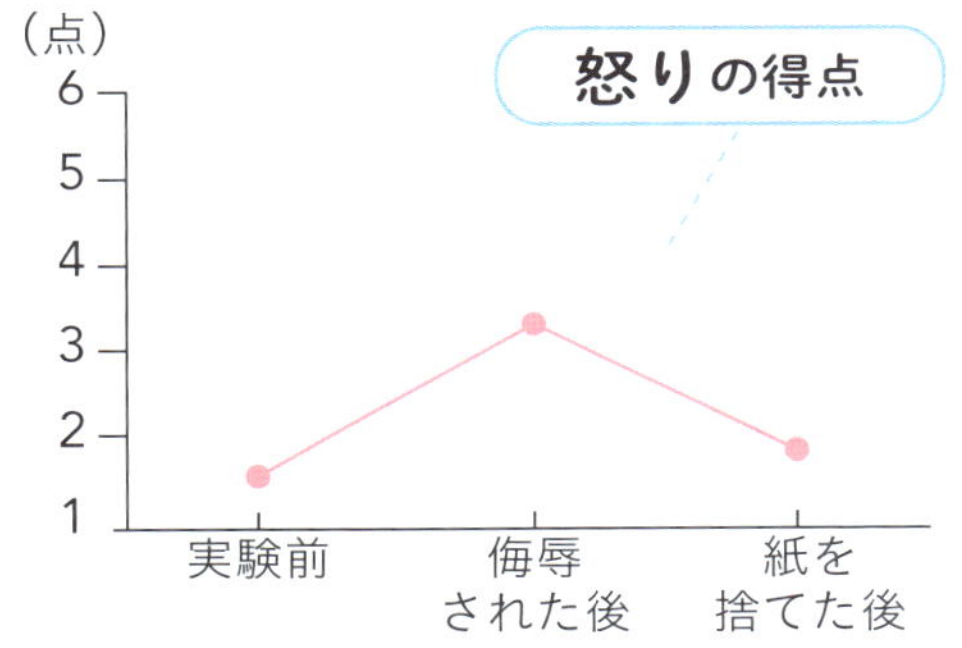

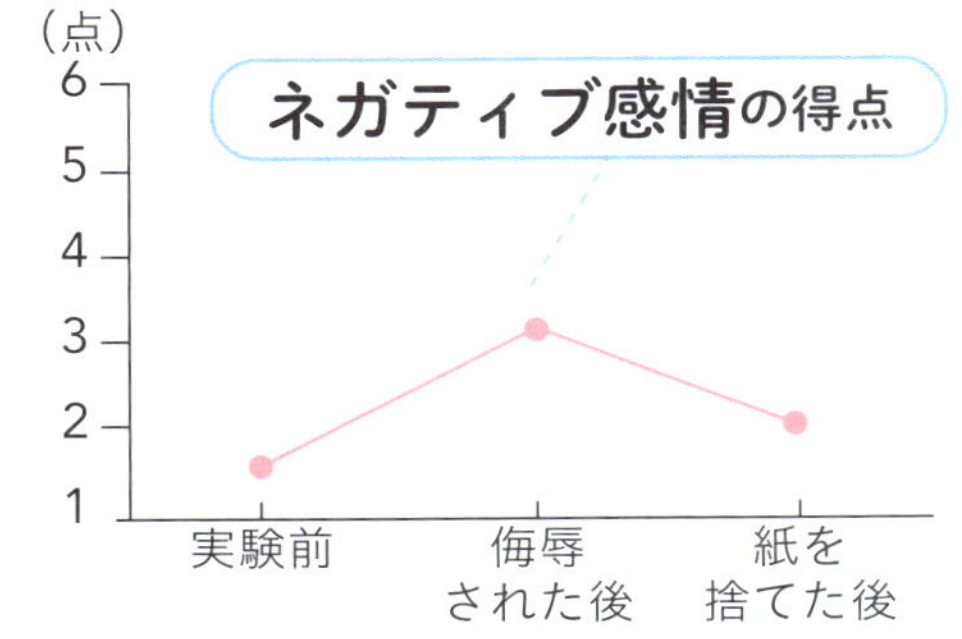

実験では、ほかの人に侮辱される場面をわざとつくり、その怒りを紙に書いて捨ててもらった。すると、怒りやその他のネガティブ感情がはっきりと低下した。

（「Anger is eliminated with the disposal of a paper written because of provocation.」Kanaya Y & Kawai N，Scientific Reports vol.14（1）：7490，2024より作成）

望まない人づきあいは、もうしなくていい

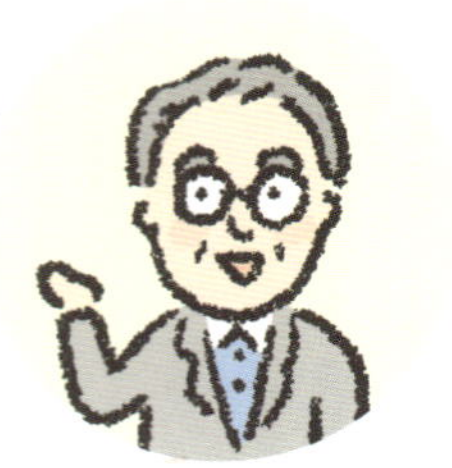

友人、知人は大切にしたい。でも、巻き込まれには注意

　しがらみとしての人間関係が多いのは、シニア世代の特徴です。集団の和が尊ばれてきた時代ですし、友人・知人や親族、近所の人への〝義理〟の感情も強く残っています。そのため人の愚痴を延々と聞かされたり、気が乗らない誘いにいつもつきあわされたりすることもあります。

　こうした関係が負担になっているなら、私メッセージ（→P30）で思いを伝え、ときには「No」の意思表示もしてみましょう。それでも気持ちを聞いてくれず、相手のペースに巻き込まれてしまうときは、関係自体の見直しを。歳をとってまで、望まない人間関係に煩《わずら》わされることはありません。

負担にならない距離感をうまく探っていこう

　大切なのは、望まない人間関係を見直して、ストレスを減らすこと。そうでない人間関係は、ほどよい距離感でうまく続けましょう。「ときどきお茶を飲んで話すけど、気が乗らない日は断れる」くらいが理想です。

　人とのつながりは、心の健康のためにも不可欠の要素です。直接会って話す人、困ったときに頼れる人がいない人は、孤独感が強く、うつや認知症になりやすいのです。

　とくに日本人のシニア男性は、この傾向が顕著。親しい友人をもたない人が約４割にも上り、そのために孤独感が強いとわかっています（「高齢者の生活と意識に関する国際比較調査」内閣府、２０２１）。「家族がいればそれでいい」と考えず、シニアサロンや趣味の集まり、ボランティアへの参加で、人とのつながりを増やしましょう。すぐに親しくなれなくても大丈夫。ときどき顔をあわせ、近況を話せる人が何人かいるだけで、気分が自然と上向きになってきます。

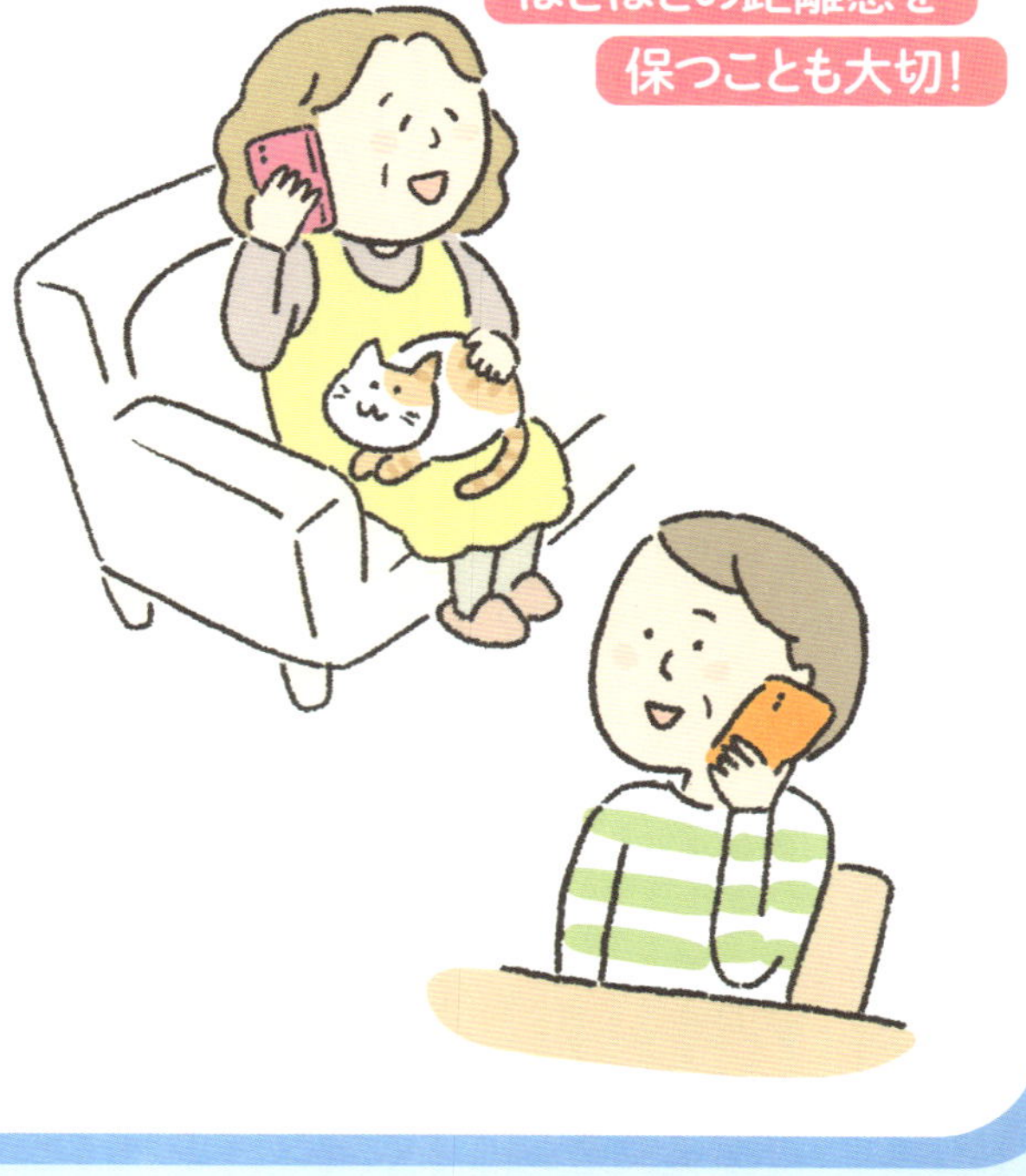
ほどほどの距離感を
保つことも大切!

Part2

おだやかマインドで日々を楽しむ！

マインドフルに暮らす

マインドフルネスとは、過去や未来を思い煩《わずら》うのではなく、
いまこの瞬間の体験、感覚を大切にすること。
マインドフルに瞑想《めいそう》したり、散歩したり、料理を味わうだけでも、
心がざわざわしなくなり、おだやかに過ごせるようになります。

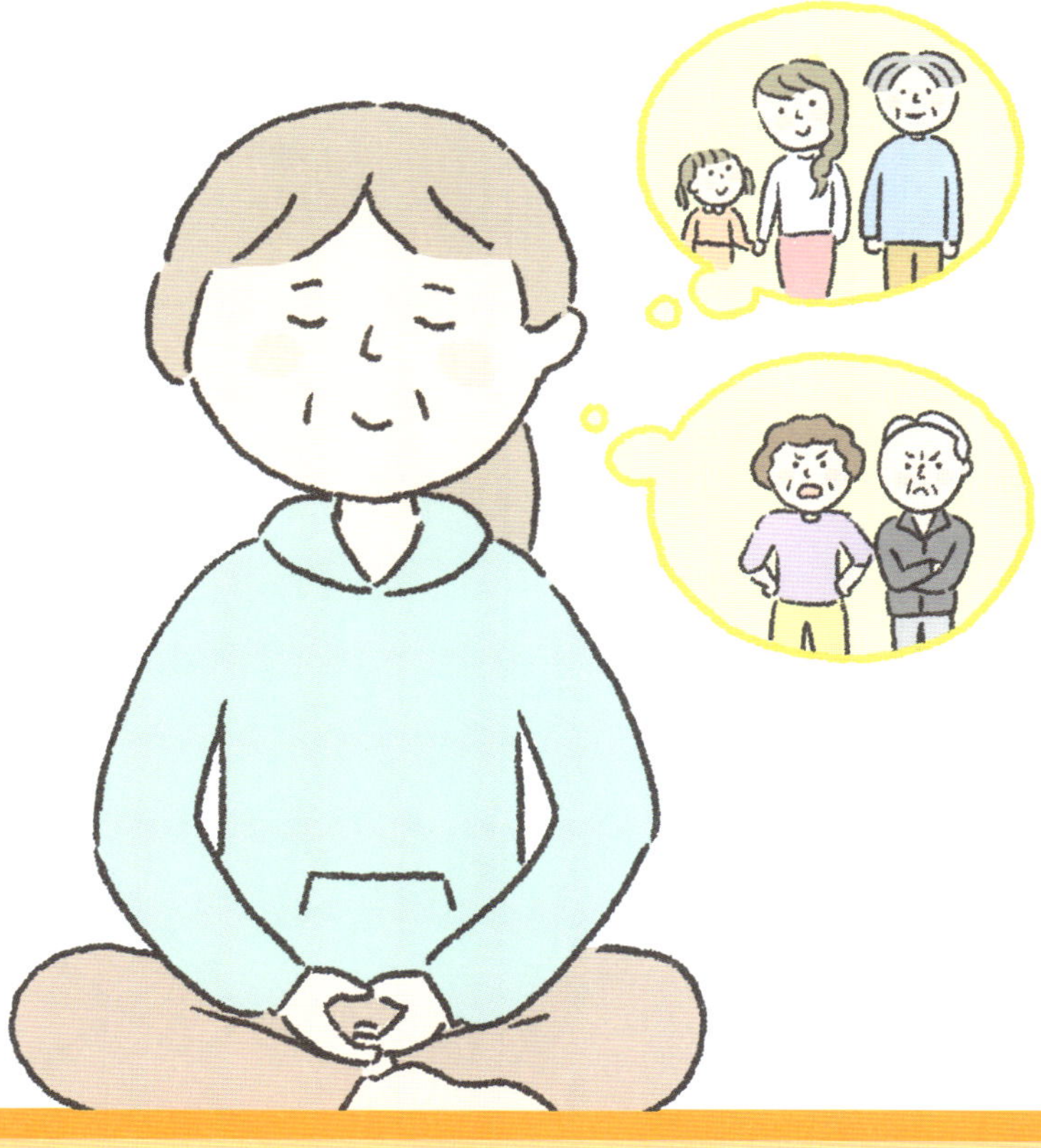

Lesson8

過去や未来でなく、「いま」を大切に暮らす

自分では変えられない過去や未来のことで思い悩んでいると、気分はどんどんゆううつに。

いまを大切にし、豊かな時間を過ごすことが、気分を上向かせる秘訣です。

ほかのことを考えているなど、心ここにあらずの状態

マインドレスネス

「マインドレスネス」とは、心ここにあらずの意。家事をしていても本を読んでいても、頭のなかがいろんな考えにとらわれていて、せわしない状態。

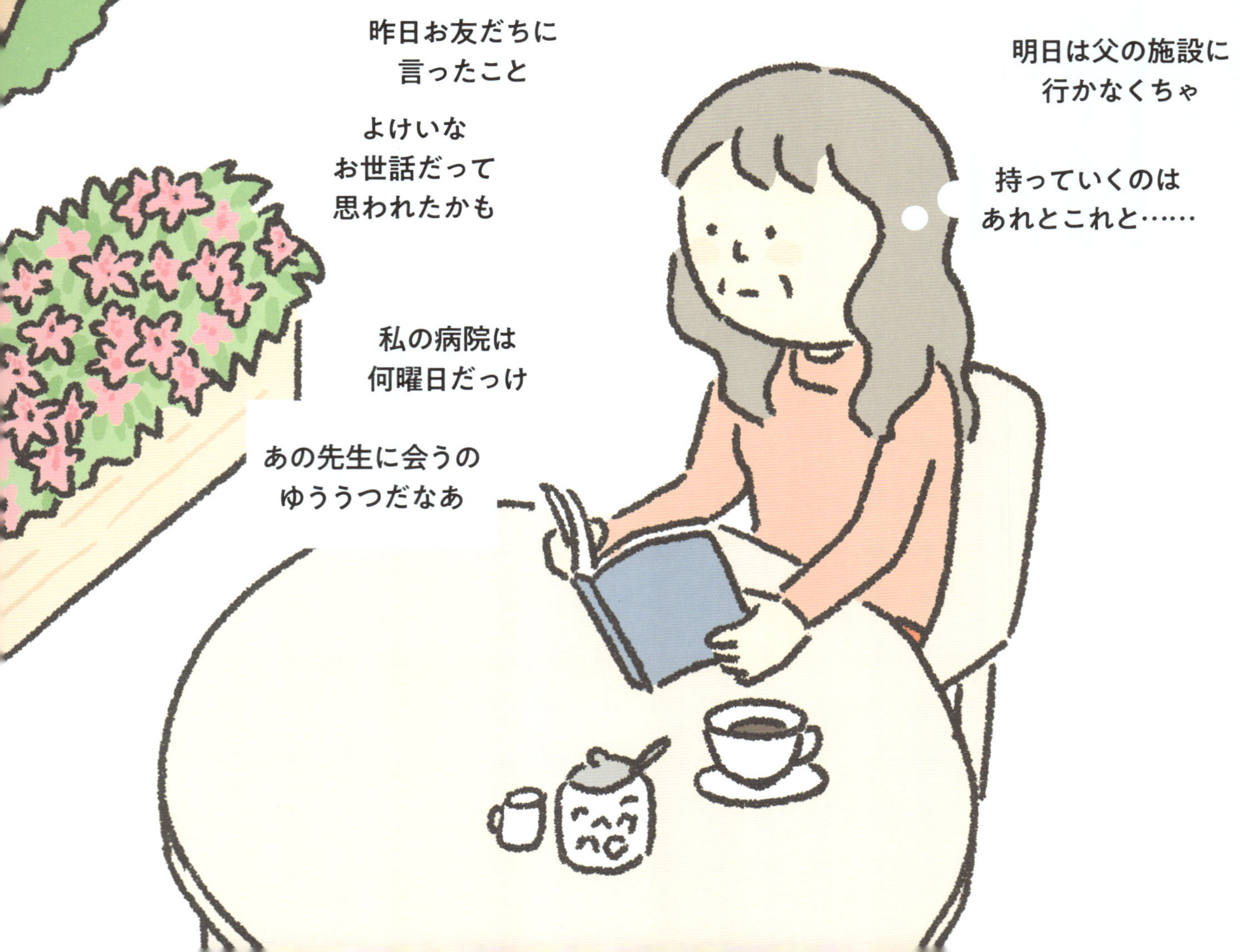
昨日お友だちに
言ったこと
よけいな
お世話だって
思われたかも
私の病院は
何曜日だっけ
あの先生に会うの
ゆううつだなあ
明日は父の施設に
行かなくちゃ
持っていくのは
あれとこれと……

思考のループによって ゆううつや不安が強くなる

ゆううつや不安に悩まされる人の頭のなかでは、さまざまな考えが反すうしています。「また失敗した」といった後悔や、うまくできない自分へのいら立ち。病気や生活への不安、この後やるべき用事の数々。何をしていてもこうした考えが頭をめぐり、目の前のことを楽しめないのです。読書中でさえ、心ここにあらずの状態に。このような心のありようを「マインドレスネス」といいます。

反対に、いま現在の感覚に心が集中しているのが、「マインドフルネス」の状態。うつ病の治療や予防にも広く実践されている方法で、考えにとらわれることがなくなり、よりよい気分で日々を送れるようになります。

変えられない過去や未来のことを考えて思い煩《わずら》うのではなく、いまを大切に、存分に味わって生きていく姿勢といえます。

マインドフルネス

いま、ここでの現実をありのままに感じられている状態

いま、この瞬間に心を集中させると、本に書かれた言葉はもちろん、肌にあたる風、視界に入る花の色、コーヒーの香りなどを全身で味わえる。

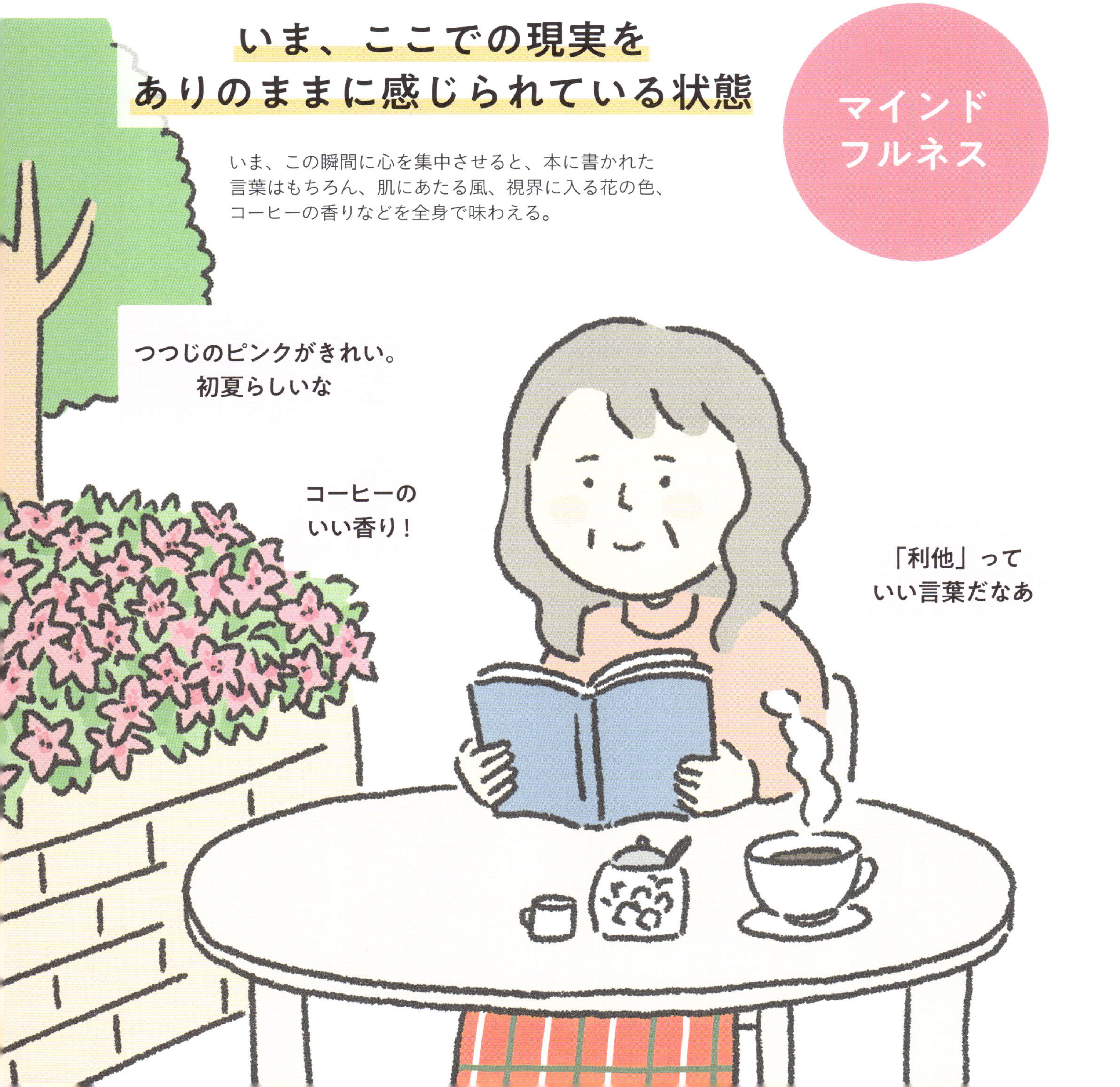
つつじのピンクがきれい。初夏らしいな
コーヒーのいい香り！
「利他」っていい言葉だなあ

さっそく
やって
みよう！

梅干しをゆっくり味わうエクササイズ

梅干しが好きでない人は、ほかの食材でもいい。海外ではレーズンが広く使われている。

1 梅干しを〝見る〟

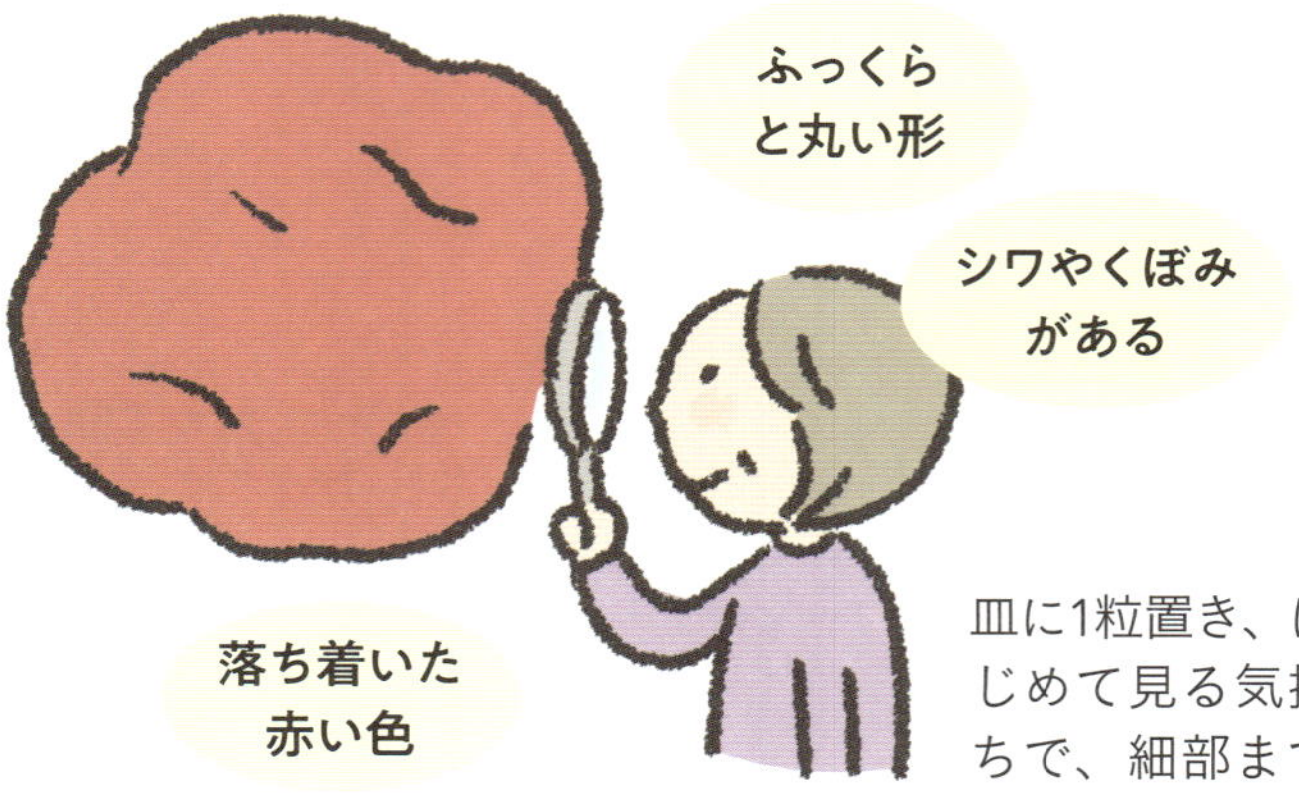

ふっくらと丸い形
シワやくぼみがある
落ち着いた赤い色

皿に1粒置き、はじめて見る気持ちで、細部までじっくり観察。

2 梅干しに〝ふれる〟

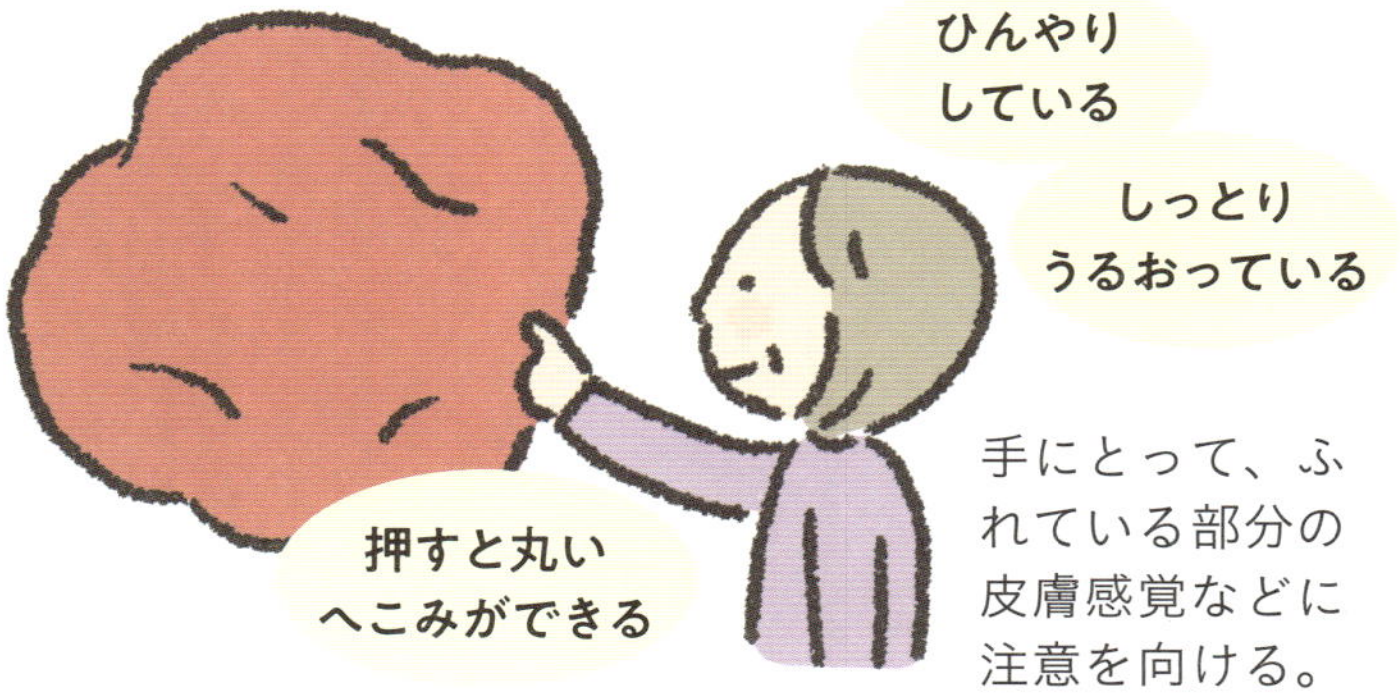

ひんやりしている
しっとりうるおっている
押すと丸いへこみができる

手にとって、ふれている部分の皮膚感覚などに注意を向ける。

3 梅干しを〝味わう〟

少しかじり、舌の感触や味わいに心を集中させる。飲み込むときののどの感触も。

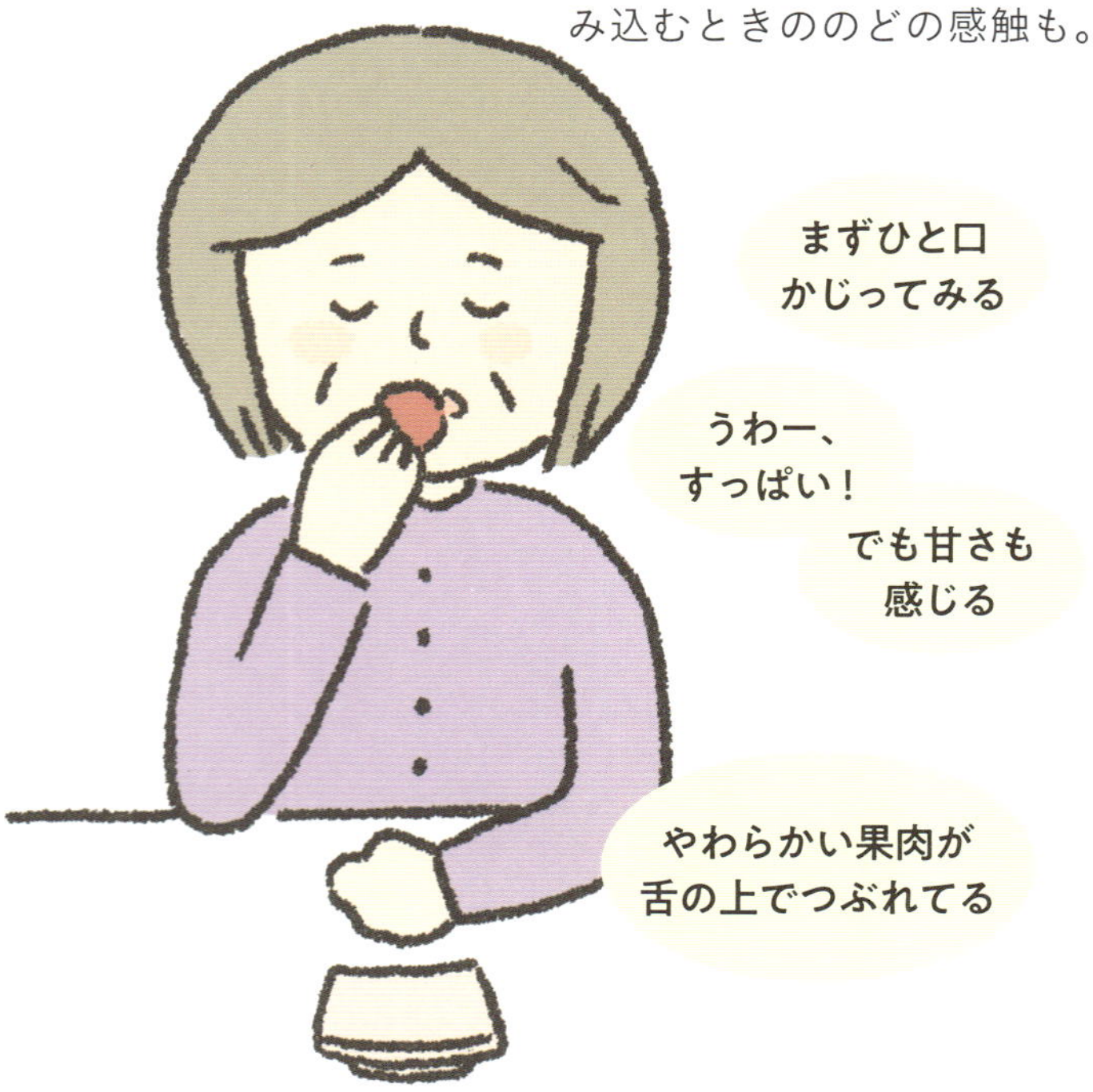

まずひと口かじってみる
うわー、すっぱい！
でも甘さも感じる
やわらかい果肉が舌の上でつぶれてる

いつも無意識にしていることを、ていねいに

現代人はやるべきことが多すぎて、とかくマインドレスネスになりがちです。けれど仕事や子育てをやり遂げた後のシニア期は、もっと〝いまこの瞬間〟を大切にしていいはず。「老後だからって暇じゃない。雑事は多いし、不安や心配ごとだらけ」という人も、マインドフルネスの時間を意識してつくることで、心おだやかに過ごせます。

まずは上図のエクササイズを試してみましょう。日常的におこなっている〝食べる〟行為を通じて、全身の感覚に心を集中させる練習をします。

コーヒーや抹茶をていねいに淹《い》れ、香りを楽しみながら飲むのもいい練習に。料理をするとき、洗濯物をとり込むときも、目の前のものや肌にふれる感覚に心を寄せられます。日常的に心がけると、いまを味わう感覚を徐々にとり戻せるはずです。

さっそく
やって
みよう！

考えへのとらわれに〝気づく〟だけでもいい

慣れるまでは、すぐ〝心ここにあらず〟になることも。それに気づくだけでも大きな進歩。

未来へのとらわれ

なになに、認知症
予防にはサバが
いいの？

最近、もの忘れも
多いし
気になるわ……

いつか母みたいになるかも。
子どもたちに世話を
かけたくないのに

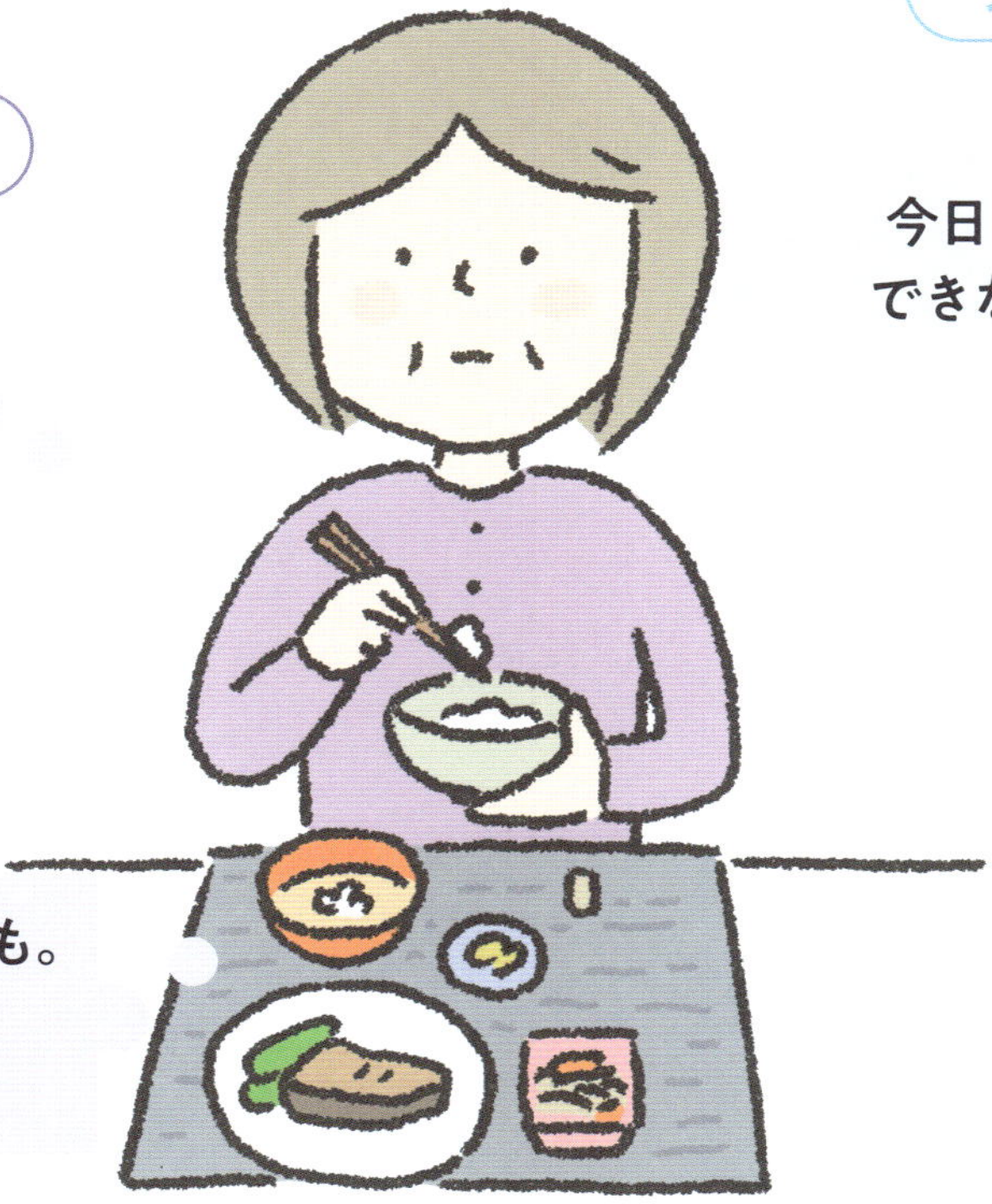

過去へのとらわれ

今日も1日何も
できなかったな

机まわりだけでも
片づけたかったのに

今日1日のこと、目の前のテレビからの連想など、気づけばいろんな考えが頭を占め、心ここにあらずに。

考えへの〝気づき〟

食事を味わうこともせず、ただ口に入れて飲み込んでいたと気づいたら、目の前の料理に再び心を集中させる。

ごはんもただ口に入れて、
味わえてなかった

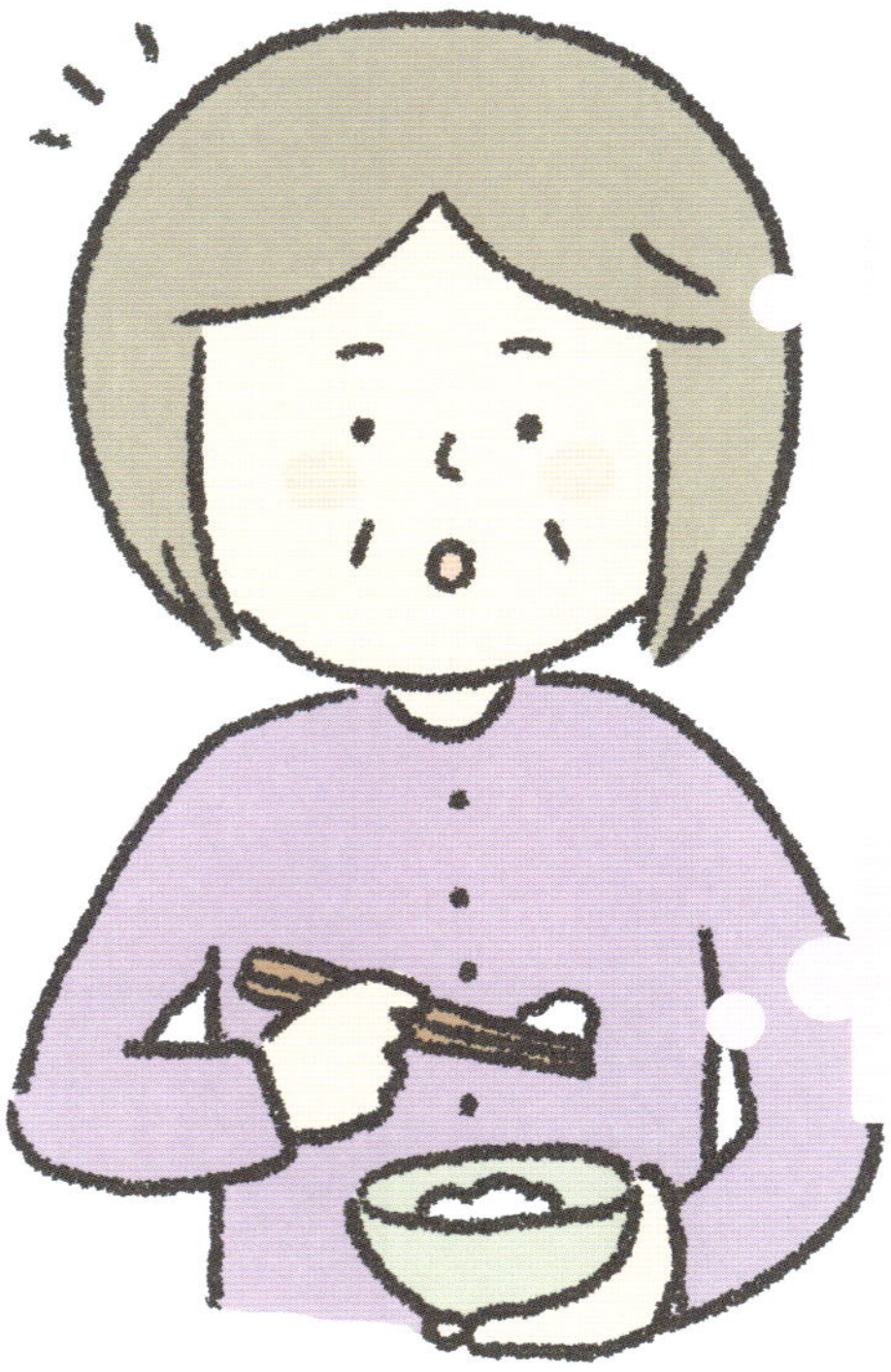

あ、私またあれこれ
考えてる！

いつもの
「今日やれなかった
こと」と、

「将来が不安」
の考えだわ

Lesson9

1日5分でいい！
マインドフルに呼吸する

マインドフルネスでは、いつも無意識にしていることに、注意深く意識を向けます。
その代表が〝呼吸〞。いつでもどこでもできる手軽さも魅力です。

さっそくやってみよう！

身体の感覚、空気の出入りに注意を向ける

1

イスにゆったり座り、目を閉じる

背すじがまっすぐになるよう、おなかに軽く力を入れて座る。足は軽く開き、安定した姿勢に。姿勢が整ったら、静かに目を閉じる。

Point
背もたれがまっすぐのイスに、背すじを伸ばして座る
おなかに軽く力を入れ、姿勢をキープ
肩の力を抜き、手はひざの上に
足は腰と同じ幅に開き、足裏全体をしっかり接地させる

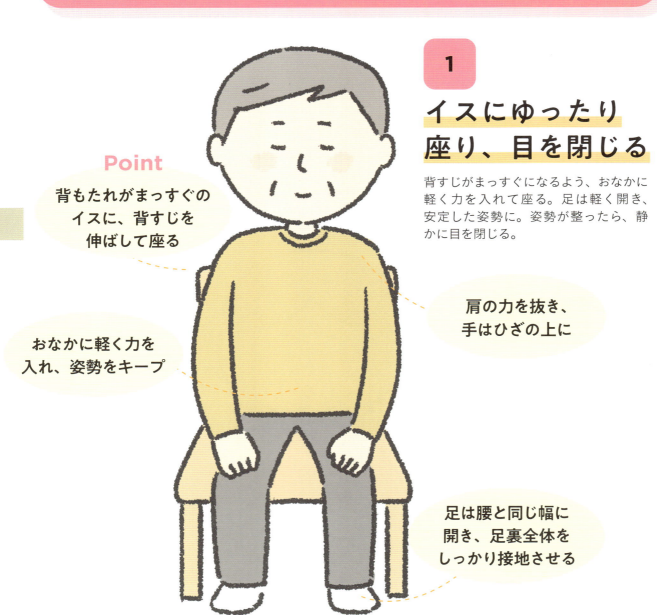

〝いま、ここ〟での身体の感覚に意識を向ける

私たちは普段、身体の感覚にあまり注意を払っていません。注意が向くのは、「ひざが痛い」「目がかすむ」「足が冷える」など、痛みや異常、不快感があるときだけではないでしょうか。

マインドフルネスの核となるのは、〝いま、ここ〟に存在する自分の身体です。とくに意識したいのが呼吸。24時間たえずおこなわれている営みを、あらためて観察してみましょう。

身体の感覚に気づくことが目的ですから、「何秒吸って何秒吐く」などは意識せず、普段どおりに呼吸してください。実施時間も自由ですが、毎日10分間続けると、確実に上達します。

実施中、何らかの考えが浮かび、気がそれることもあるでしょう。そのときはどこに注意がそれたかに気づき、呼吸に再び注意を向けます。考えに〝反応しない〟ことがポイントです。

2 自然に呼吸する

空気が鼻からのど、気管支を通って肺に入るという一連の流れを観察。空気の冷たさや、吸うときと吐くときのおなかの動きにも、注意深く意識を向ける。

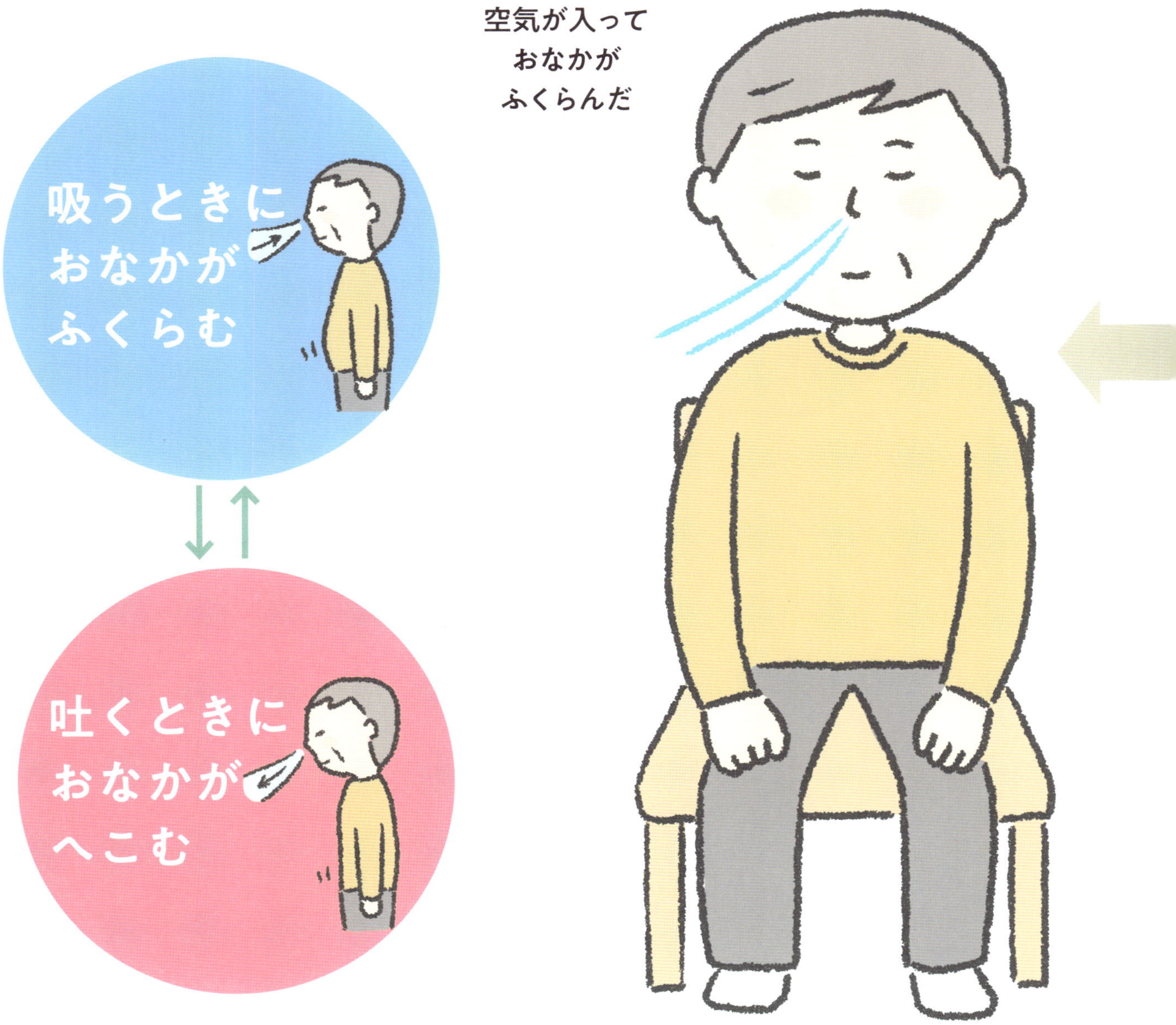
空気が入って
おなかが
ふくらんだ
吸うときに
おなかが
ふくらむ
吐くときに
おなかが
へこむ

さっそく
やって
みよう！

座って瞑想し、心をととのえる

1 足を組んで座り、自然に呼吸する

あぐらで座り、かかとを反対側の太ももの上へ（坐禅《ざぜん》）。手のひらを上に向けた状態で軽く重ねる。目を閉じて、山のように悠然と存在する自分をイメージ。

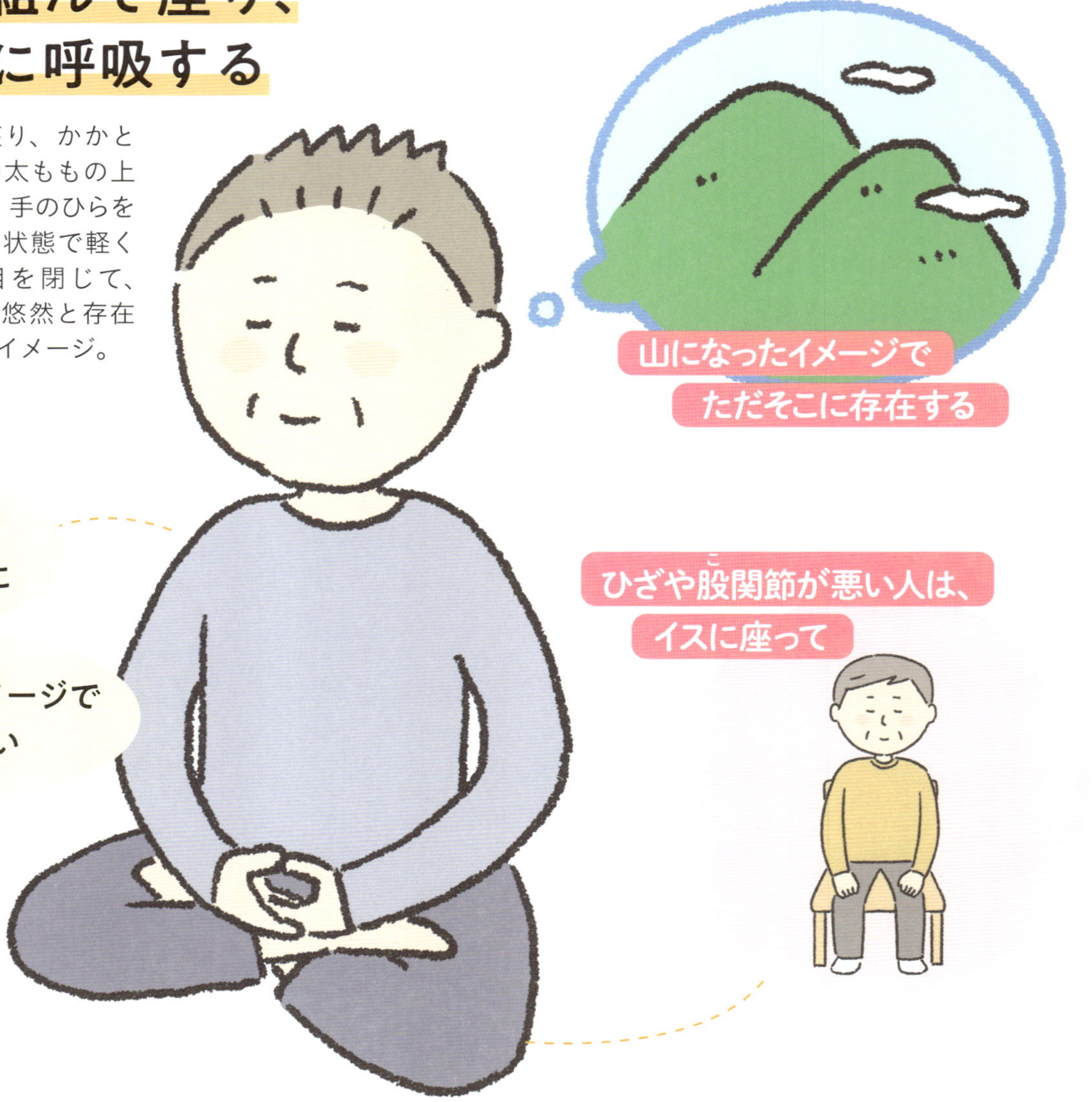

山になったイメージで
ただそこに存在する
ひざや股《こ》関節が悪い人は、
イスに座って

Point

頭から腰までを
なるべく一直線に

威厳《いげん》を示すイメージで
座るといい

宗教的な目的でなく、心の平穏を得るために

マインドフルな呼吸に慣れたら、マインドフルネス瞑想《めいそう》に挑戦。瞑想と聞くとあやしげに感じられるかもしれませんが、マインドフルネスのルーツは仏教の瞑想で、そこに科学的な心理療法を組み合わせたものです。現在ではグローバル企業でも広くとり入れられ、働く人のメンタルヘルスに役立てられています。信仰を問わずにできますし、霊的体験を目的としたものではないので、安心してください。

瞑想にはいくつか種類がありますが、ここでは「山の瞑想」を紹介します。どっしりとそこに存在する山の姿は、せわしなく動き、あれこれ考え続ける人間とはじつに対照的。そのようなイメージで坐禅《ざぜん》をし、〝ただここにいる〟感覚を味わってください。考えや感情が浮かんでも、それらが浮かんでは消えゆくようすを、ただ静かに眺めます。

2 漂いゆく心をただ眺める

呼吸とともに、足にふれる床の感触、温度など、全身の感覚に注意を向ける。心の変化はうつろいゆくものとして、ただ眺める。

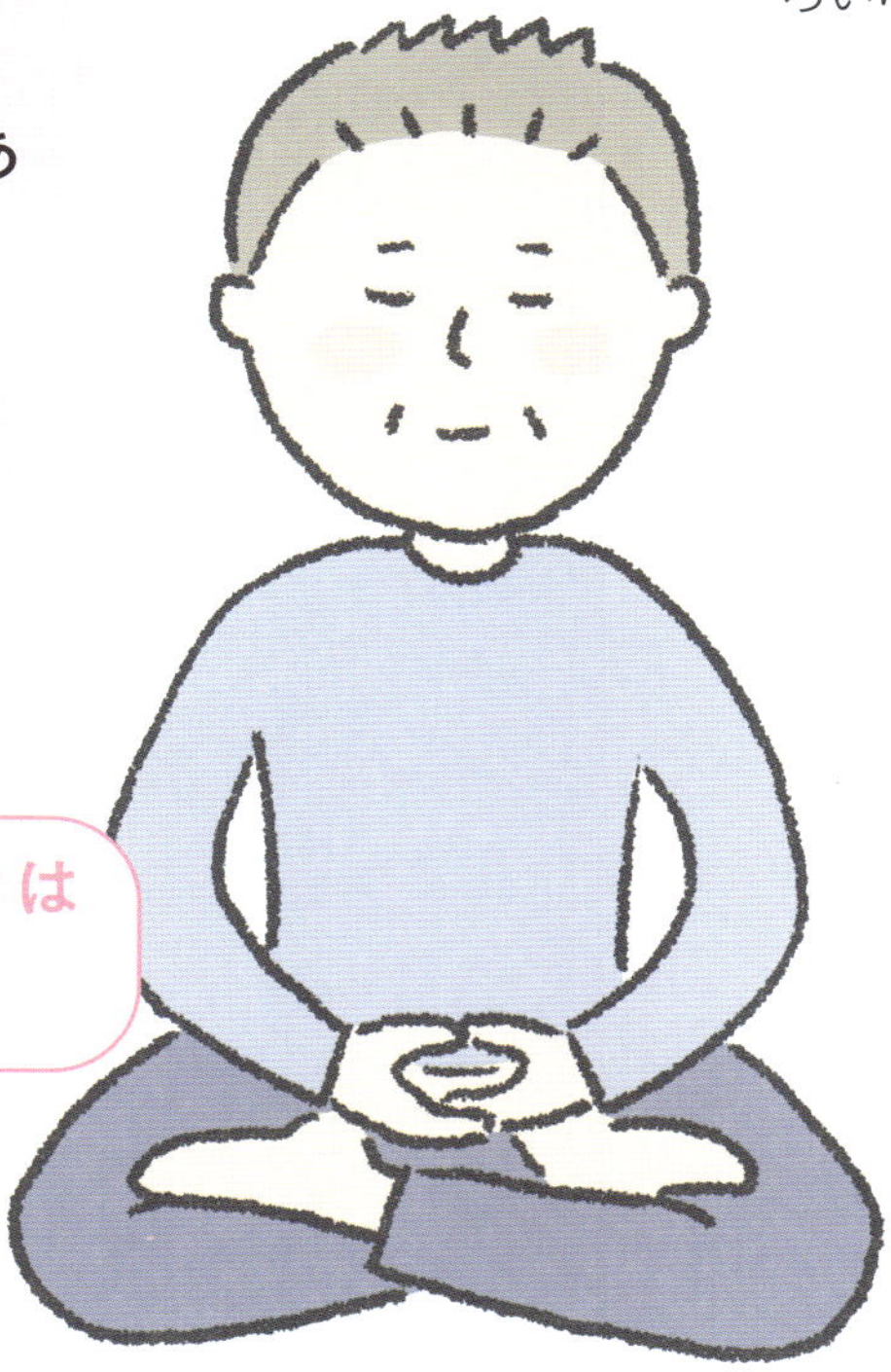

いろんな考えが
浮かんでは
消えていくなあ

考えが浮かぶときに
ゆううつになったり、
不安になったり

**考えにとらわれたときは
呼吸に意識を戻す**

いろんな音が聞こえる。
大きな音、小さな音……

足の先がすこし冷たい。
太ももは温かい

**いま、ここにあるものに
注意を向ける**

3 「もう充分」と感じたら終了

時間に決まりはないが、飽きたときではなく、「ただ存在する時間を十分にもてた」と感じたときに終了。ゆっくり伸びをして、心地よさを感じながら終えてもいい。

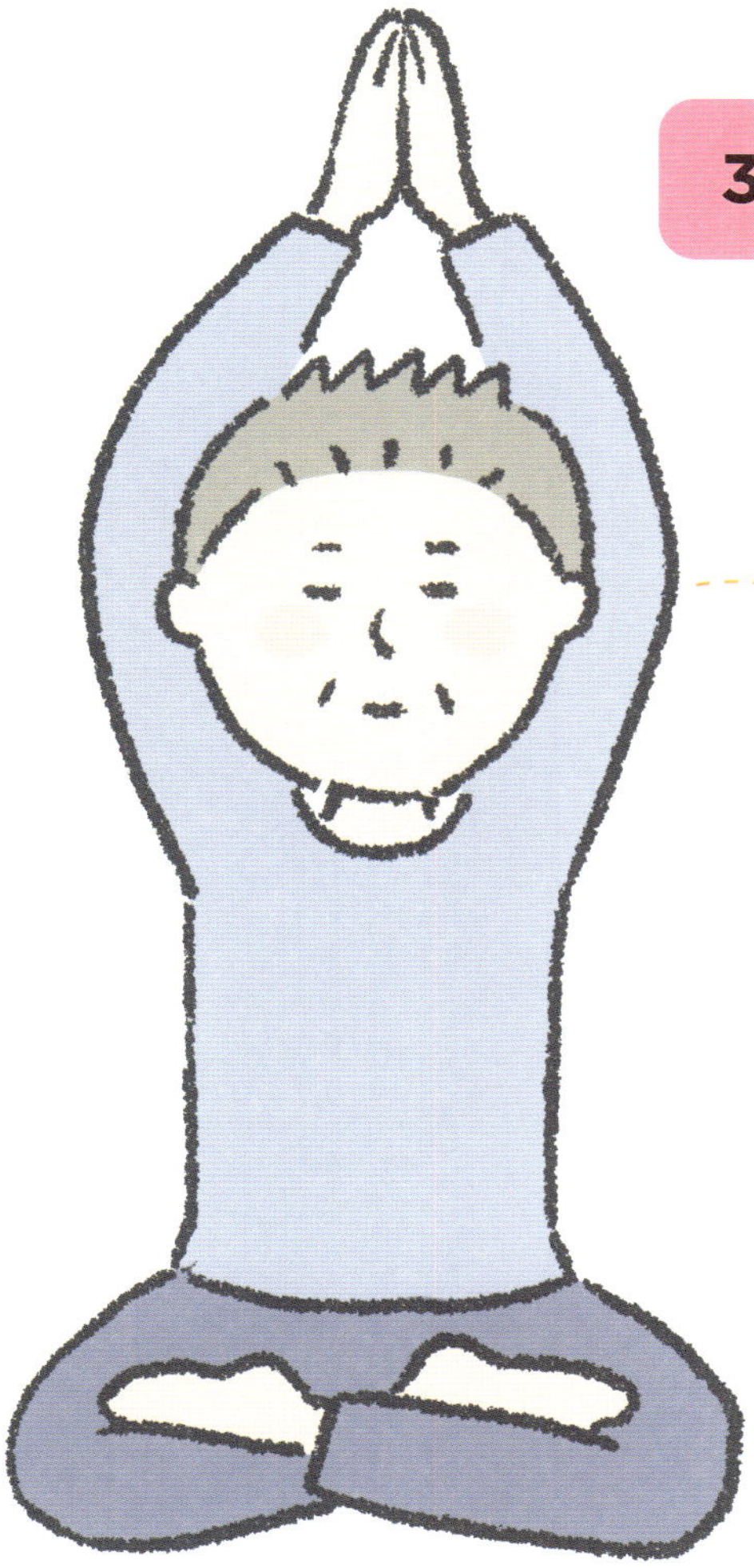

Point

そのまま立ち上がっても、
ゆっくり伸びをしてもいい

**やりかたに正解はない。
マインドフルになれたらOK**

呼吸法や瞑想《めいそう》を始めたばかりのころは、これであっているのかと不安になるもの。けれど健康のための体操などと異なり、型は大事ではない。考えや感情にいちいち反応することなく、ただ〝ここにいる〟体験ができたと感じたら、それが正解。

Lesson10

慈愛と慈悲の瞑想で、おだやかマインドになる！

人間関係に煩《わずら》わされることの多い人には、慈愛《じあい》と慈悲《じひ》の瞑想《めいそう》がとくに役立ちます。
まずは自分を許し、受け入れることがスタートです。

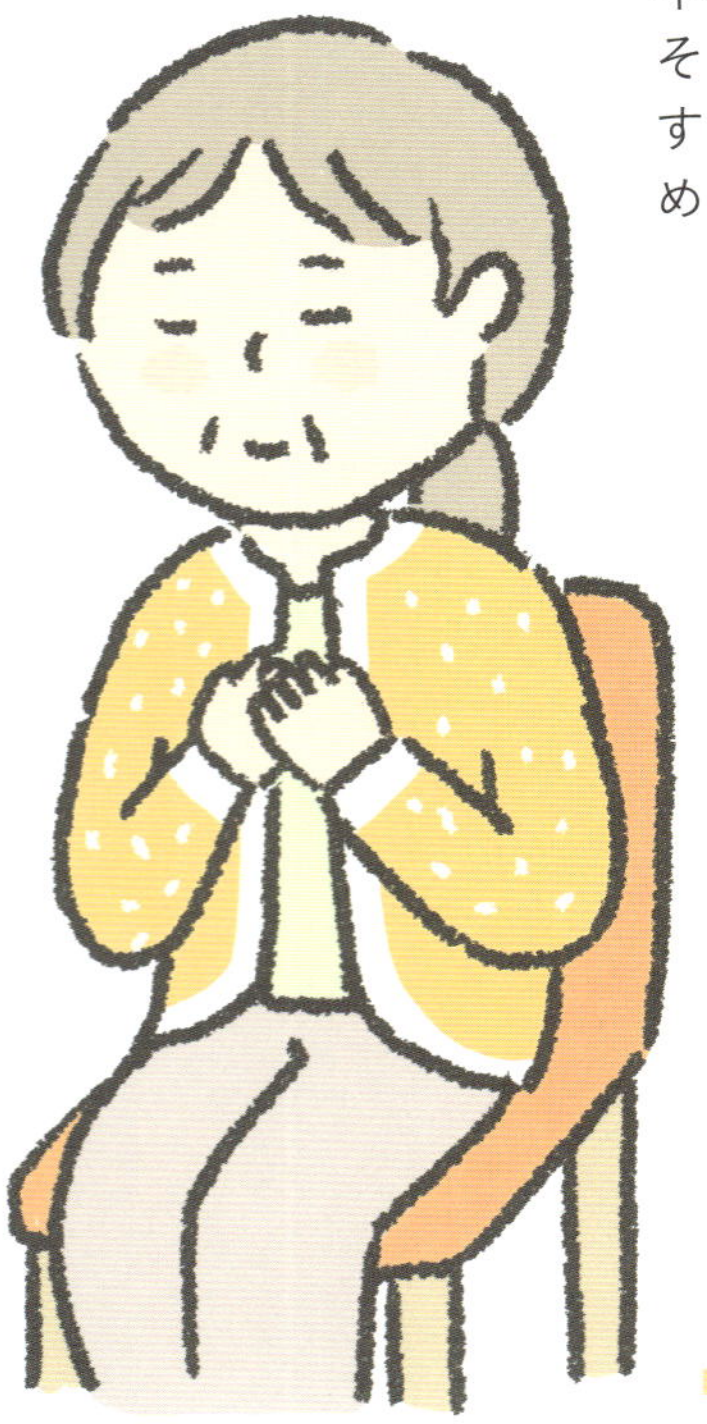

自分も他者も皆、不完全な存在。それを受け入れ、すべての人を慈しめる人に。

自分を慈しめる人は、他人も慈しめる

慈愛《じあい》の瞑想《めいそう》

自分や他人が幸せであることを望む祈り。「博愛」と訳されることもあり、慈愛の瞑想は慈悲の瞑想の一部ともいえる

慈悲《じひ》の瞑想

自分や他人が苦しみから解放されるよう望むのが「慈悲」。苦しみの存在に気づき、それを和らげたいと思うときに生じる

自分を許し、他者を許し、幸せの土台をつくる

自分が大好きじゃなくていい。〝受け入れる〟ことが大事

うつや不安にとくに効果が高いのが、慈愛《じあい》と慈悲《じひ》の瞑想《めいそう》です。私たちは自分の不完全さに注目しがちで、ときに自分をきびしく批判します。そのために落ち込みや不安が強くなり、心おだやかでいられなくなります。まずはありのままの自分をいたわり、やさしくすることが大切。落ち込んでいる自分、傷ついている自分をそっと抱きしめるようなイメージです。

こうして自分を受け入れられてはじめて、他者を受け入れ、許し、いたわることができます。大切な人だけでなく、どうでもいい人、きらいな人も幸せでいられるように願うことが、この瞑想のポイントです。

その効果は神経科学でも実証済み。続けるうちにつらい感情が軽くなり、喜びや愛、誇りなどを感じられるようになります（左ページ参照）。

抑うつや不安、「死んでしまいたい」気持ちにも効く

効果のしくみ

慈愛と慈悲の瞑想によって心のなかの自分いじめがなくなり、自分に対して思いやりをもてる。その結果、うつ症状が軽くなる。

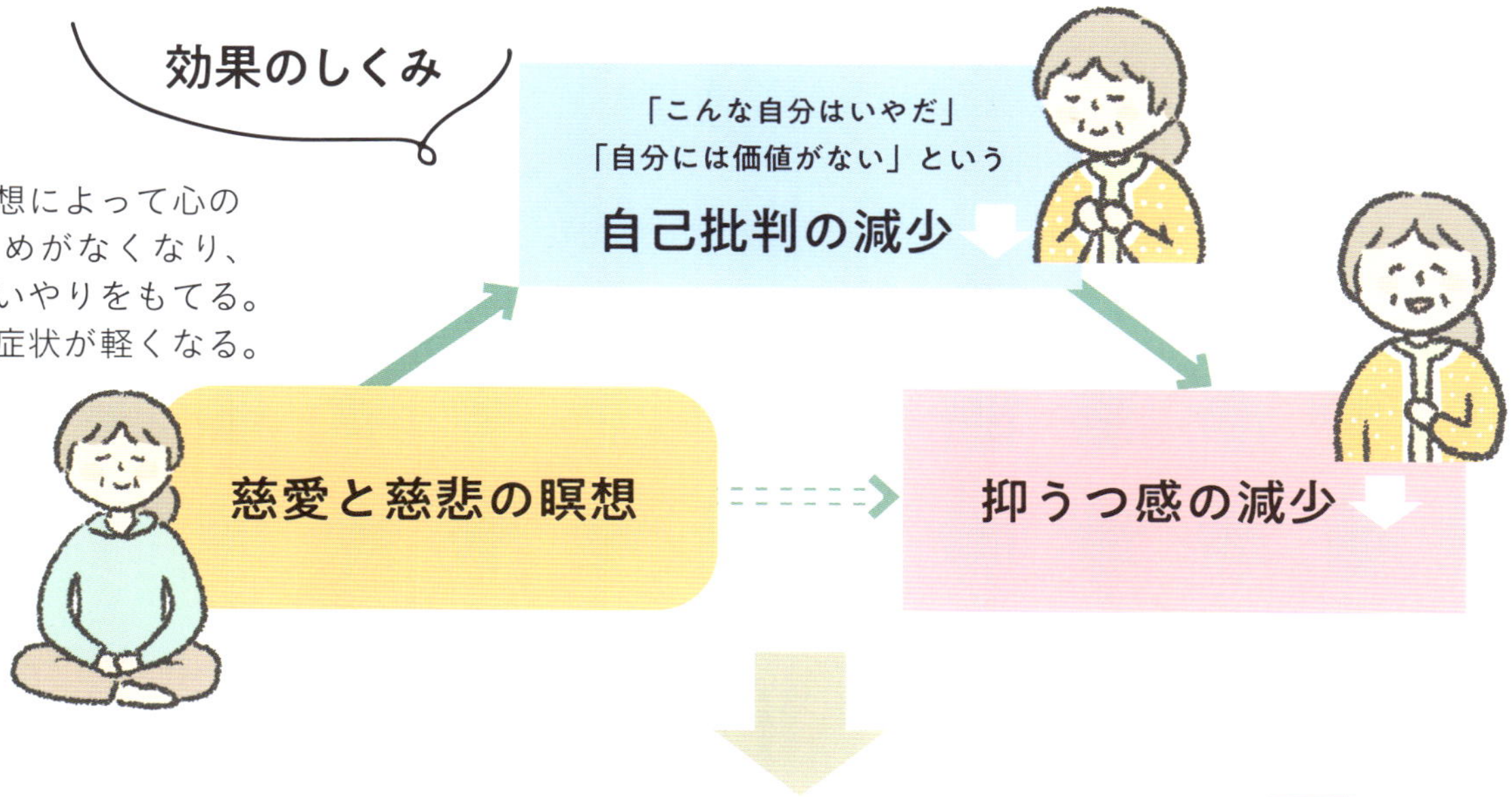

「こんな自分はいやだ」
「自分には価値がない」という
自己批判の減少
慈愛と慈悲の瞑想
抑うつ感の減少

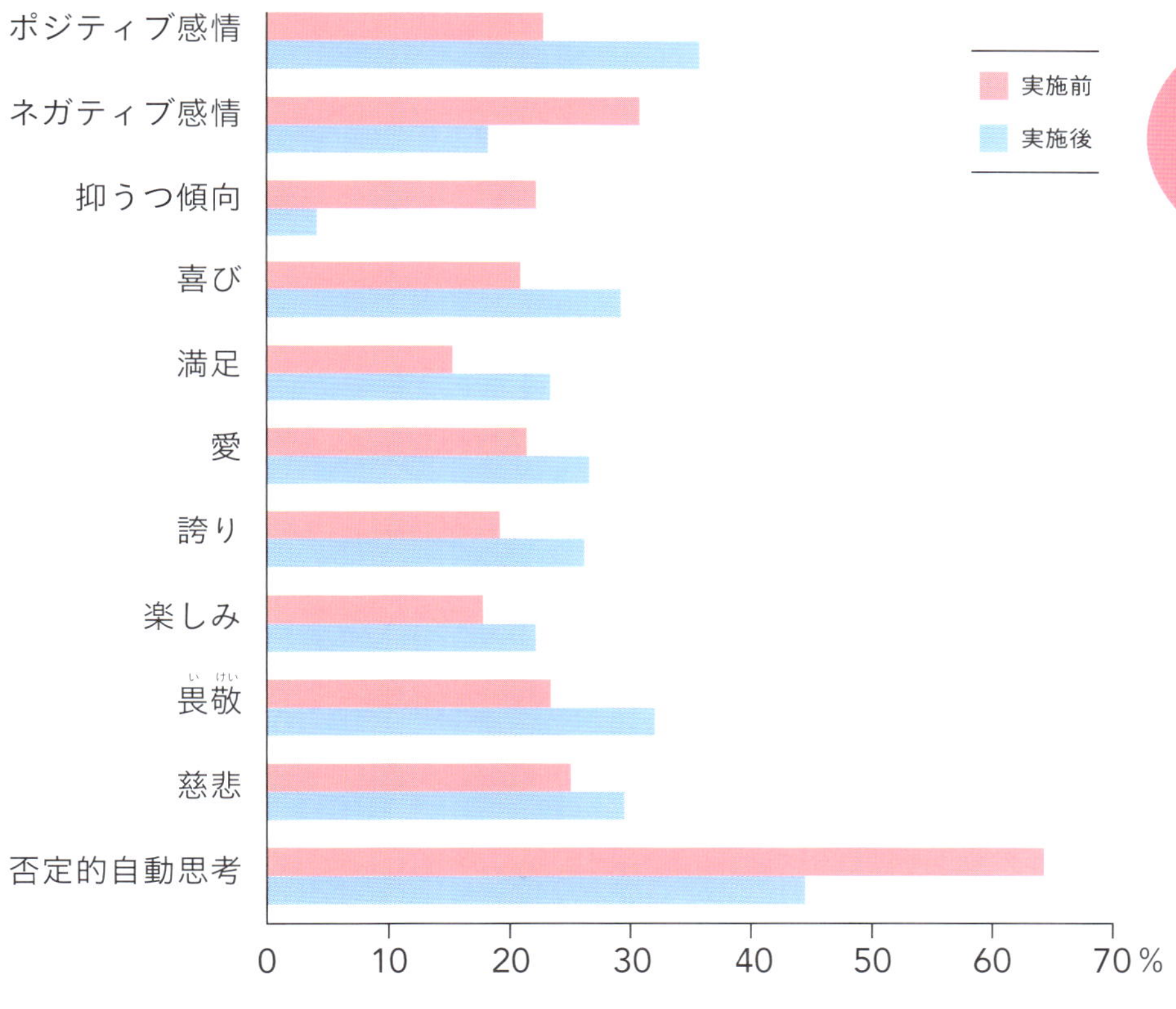

ポジティブ感情
ネガティブ感情
抑うつ傾向
喜び
満足
愛
誇り
楽しみ
畏《い》敬《けい》
慈悲
否定的自動思考
実施前
実施後
0 10 20 30 40 50 60 70％

気持ちの変化

うつ病のアメリカ人を対象とした研究。計12回のマインドフルネス瞑想プログラムでうつ症状が改善し、ポジティブな感情が増えた。

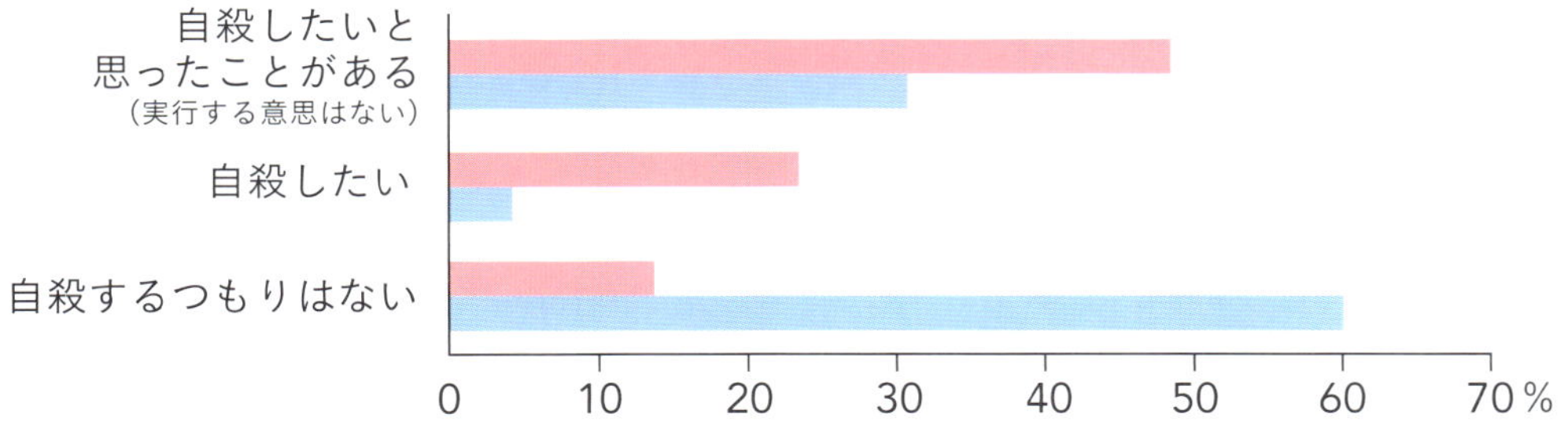

自殺したいと
思ったことがある
（実行する意思はない）
自殺したい
自殺するつもりはない
0 10 20 30 40 50 60 70％

自殺にまつわる気持ちの変化

別の研究では、自殺願望や自殺未遂経験がある人でも、死にたい気持ちが改善した。

（「Compassion-based meditation in African Americans：Self-criticism mediates changes in depression.」Johnson SB et al，Suicide and Life-Threatening Behavior vol.48（2）：160-168，2018／「Loving-kindness meditation to target affect in mood disorders：A proof-of-concept study.」Hofmann SG et al.，Evidence-Based Complementary and Alternative Medicine，269126，2015より作成）

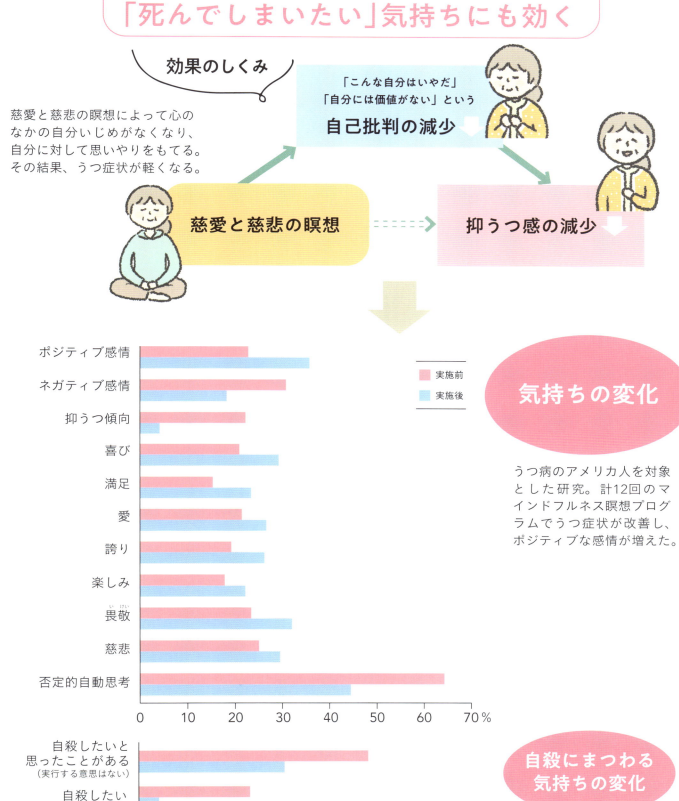

さっそく
やって
みよう！

幸せを願う言葉とともに瞑想する

1 リラックスできる姿勢で呼吸する

坐禅《ざぜん》、あぐら、イスに座るなど、好きな姿勢で呼吸。息を吸うとき、吐くときには左のようなイメージで。

吸うとき

＝

清らかな光が入ってくるイメージ

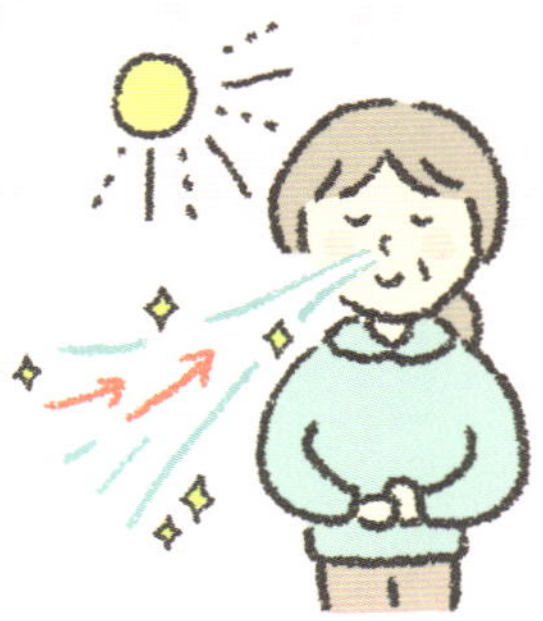

吐くとき

＝

古くていらないものを出すイメージ

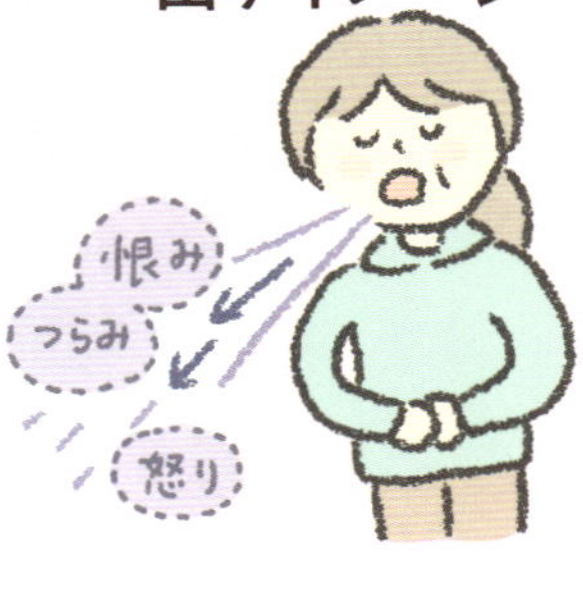
恨み
つらみ
怒り

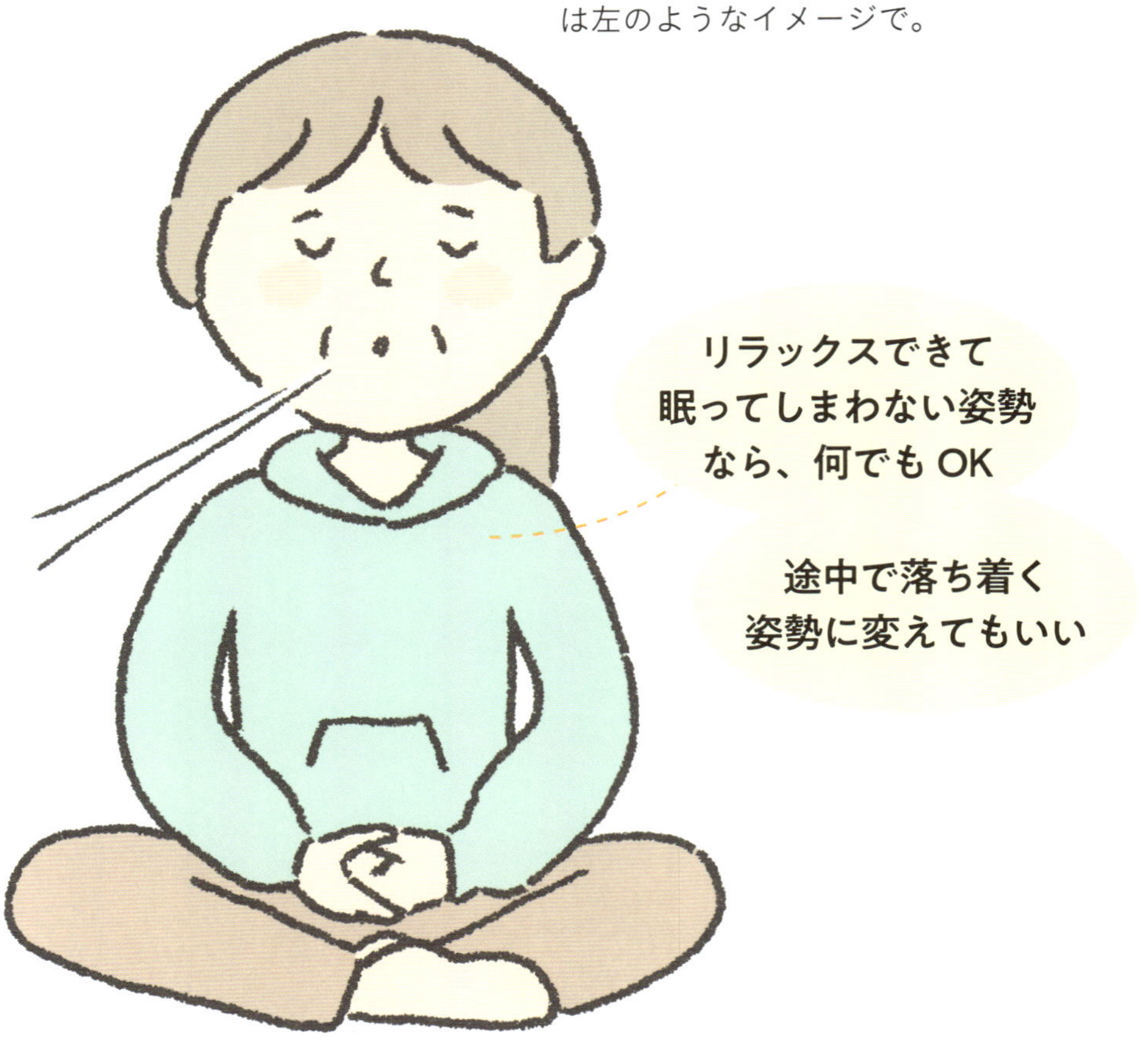
リラックスできて眠ってしまわない姿勢なら、何でもOK
途中で落ち着く姿勢に変えてもいい

言葉を使うぶん、初心者でもとり組みやすい

P48の瞑想《めいそう》で感覚がうまくつかめなかった人にも、慈愛《じあい》と慈《じ》悲《ひ》の瞑想はおすすめです。つらかった過去の経験を思い出したり、誰かの姿を思い浮かべながら、「自分が幸せでありますように」「妻が幸せでありますように」などと順に唱えていくので、手順がわかりやすいのです。

大切なのは、自分や他者の幸せ、苦しみからの解放を心から願うこと。どんな人も、さまざまな苦悩を経験し、生き抜いてきた人間です。自分も他人もそう違わず、それぞれに価値があり、苦しみがあると理解できれば、きらいな人の幸せも心から願えるようになります。実験では、感情や他者への理解・思いやりにかかわる部位が活性化することもわかっています。

ただし、できない人は無理しないこと。また、PTSD*の人は主治医の許可を受けてください。

＊PTSD…心的外傷後ストレス障害。命を脅かすような体験で、強い衝撃を受けた後で生じる心の病気

2 頭のなかで、慈愛《じあい》と慈悲《じひ》の言葉をつぶやく

3つのセリフそれぞれの最初に「自分が」「○○さんが」とつけて、順に唱える。最後は自分への慈愛と慈悲で終える。

「幸せでありますように！」
「悩み苦しみがなくなりますように！」
「健康でありますように！」

I
自分に

II
もっとも身近な人、
親しい人、
好きな人に

III
好きでもきらい
でもない人に

IV
きらいな人に

V
生きとし生ける
ものに

VI
もう一度、自分に

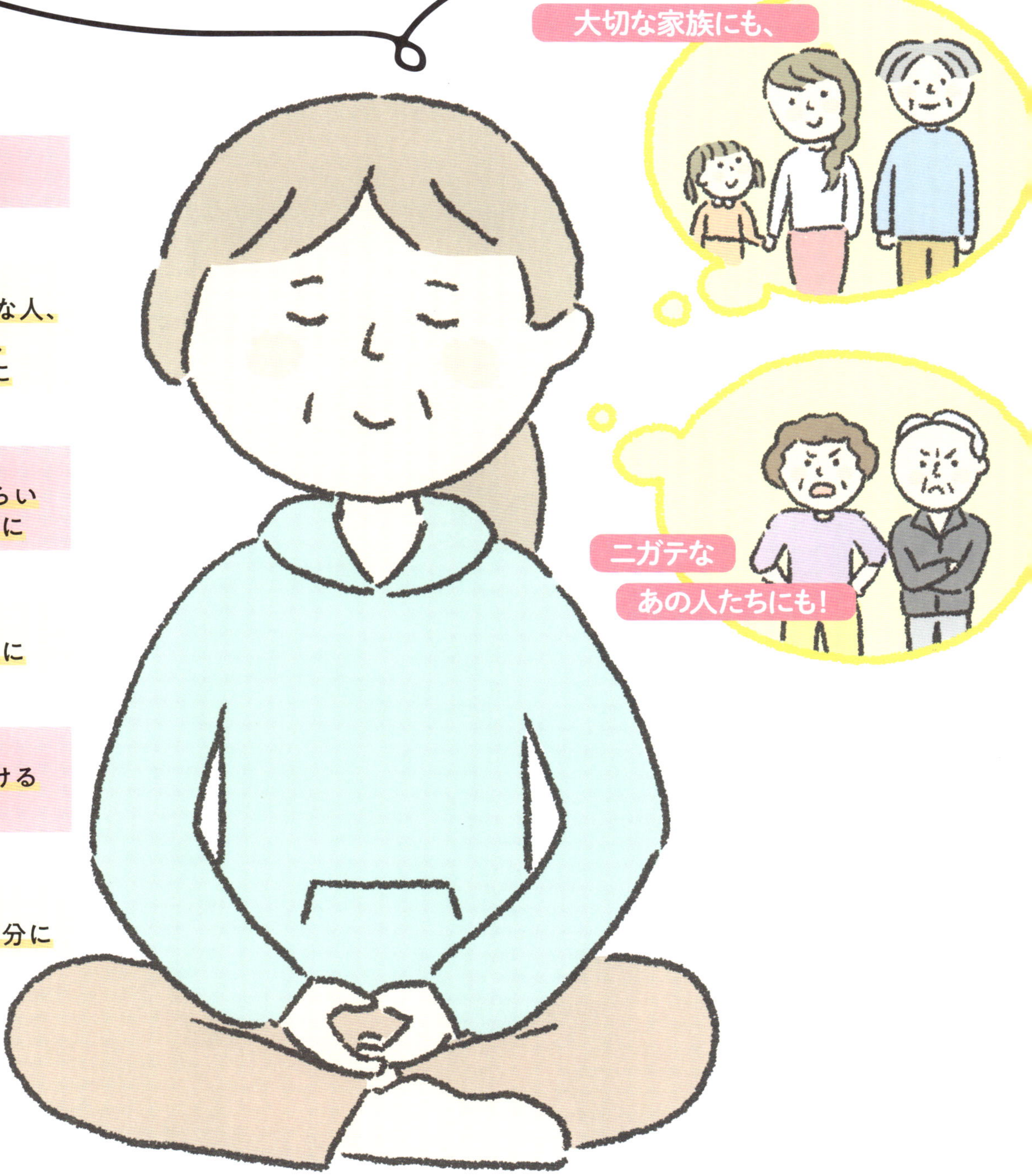
大切な家族にも、
ニガテな
あの人たちにも!

Lesson11

日差しや風を感じながら、歩く瞑想を

瞑想《めいそう》はいわば〝心の集中〟ですから、自宅以外の場所でもできます。
用事がないと外に出ない人こそ、ぜひお試しを。気分がよくなり、心身がスッキリします。

さっそくやってみよう！

瞑想のために外に出て、歩いてみよう

1 落ち着ける場所で、歩いてみよう

人通りの多い場所より、落ち着ける静かな場所で。目に映る景色、身体の感覚に注意を向けながらゆったり歩く。

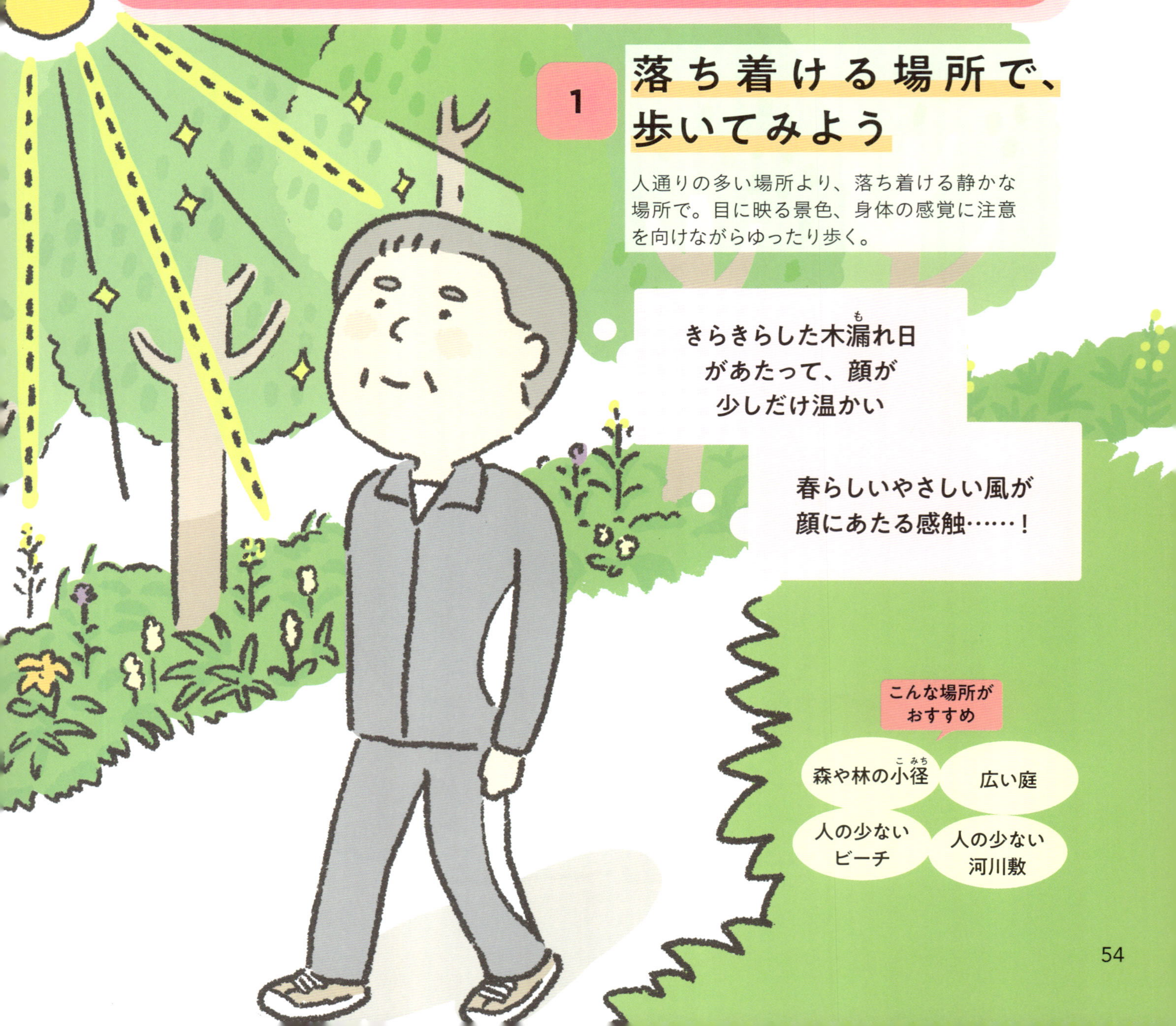

きらきらした木漏《も》れ日があたって、顔が少しだけ温かい
春らしいやさしい風が顔にあたる感触……！

こんな場所がおすすめ

- 森や林の小《こ》径《みち》
- 広い庭
- 人の少ないビーチ
- 人の少ない河川敷

目的地に着くためでなく、歩くために足を動かす

仕事の打ち合わせへと急ぐ人、スマホを見ながら歩く若者。現代人の歩きかたは、マインドレスネスの典型といえます。皆、頭のなかにある別のことに心を奪われているのです。

目的地へと急ぐときはそれでもいいのですが、時間があるときは、歩きながらの瞑想《めいそう》を試してみましょう。

歩行者とぶつかったり、心がざわついたりしないよう、人が少なく落ち着ける場所が理想的。足の一部が地面から離れ、地面を蹴って前へと踏み出す。この1つ1つの動きに意識を向けながら歩きます。

うまくできないときは、「右」「左」と頭のなかでつぶやきながら、左右の足の動きをざっと観察するだけでもかまいません。慣れてくると、よりこまかく観察でき、肌にあたる風の感覚なども味わえるようになります。

2 足の感覚を確かめながら歩く

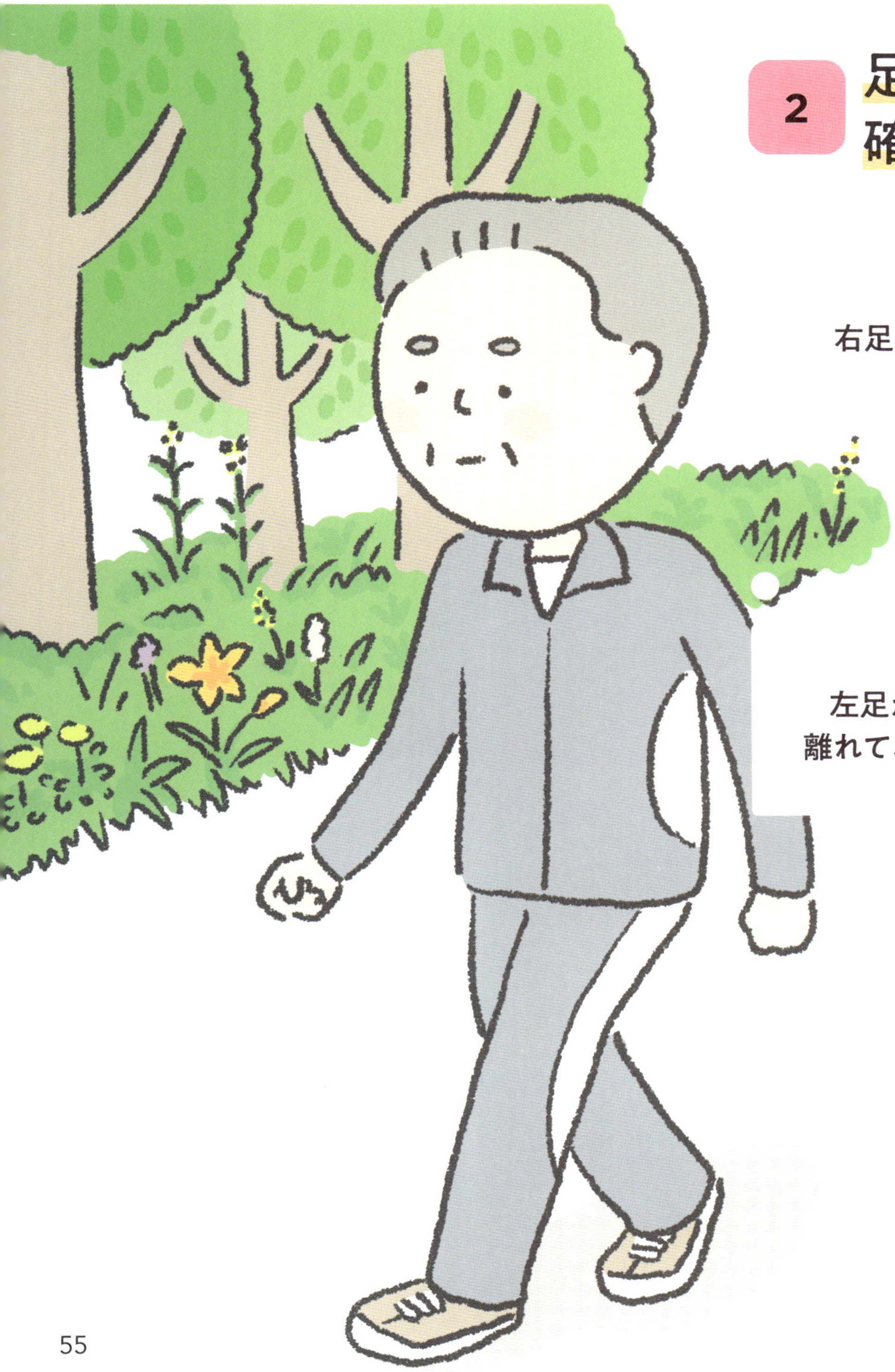
右足が地面に着いた
足の裏全体で地面を踏みしめている
左足が地面から離れて、大きく前へ
足の裏全体に圧がかかるのを感じる

右足と左足を順に踏み出す動き、地面を踏みしめる感覚に注意を向ける。慣れるまではなるべくゆっくり歩いたほうが、1つずつの動きを観察しやすい。

Column

足腰の痛みをほうっておくと、心まで不健康に！

足腰や股《こ》関節の痛みを放置していると、歩く瞑想《めいそう》ができないばかりか、心身がどんどん不健康に。まずは受診して治療を受けましょう。

歩く力は、生きる力に直結している

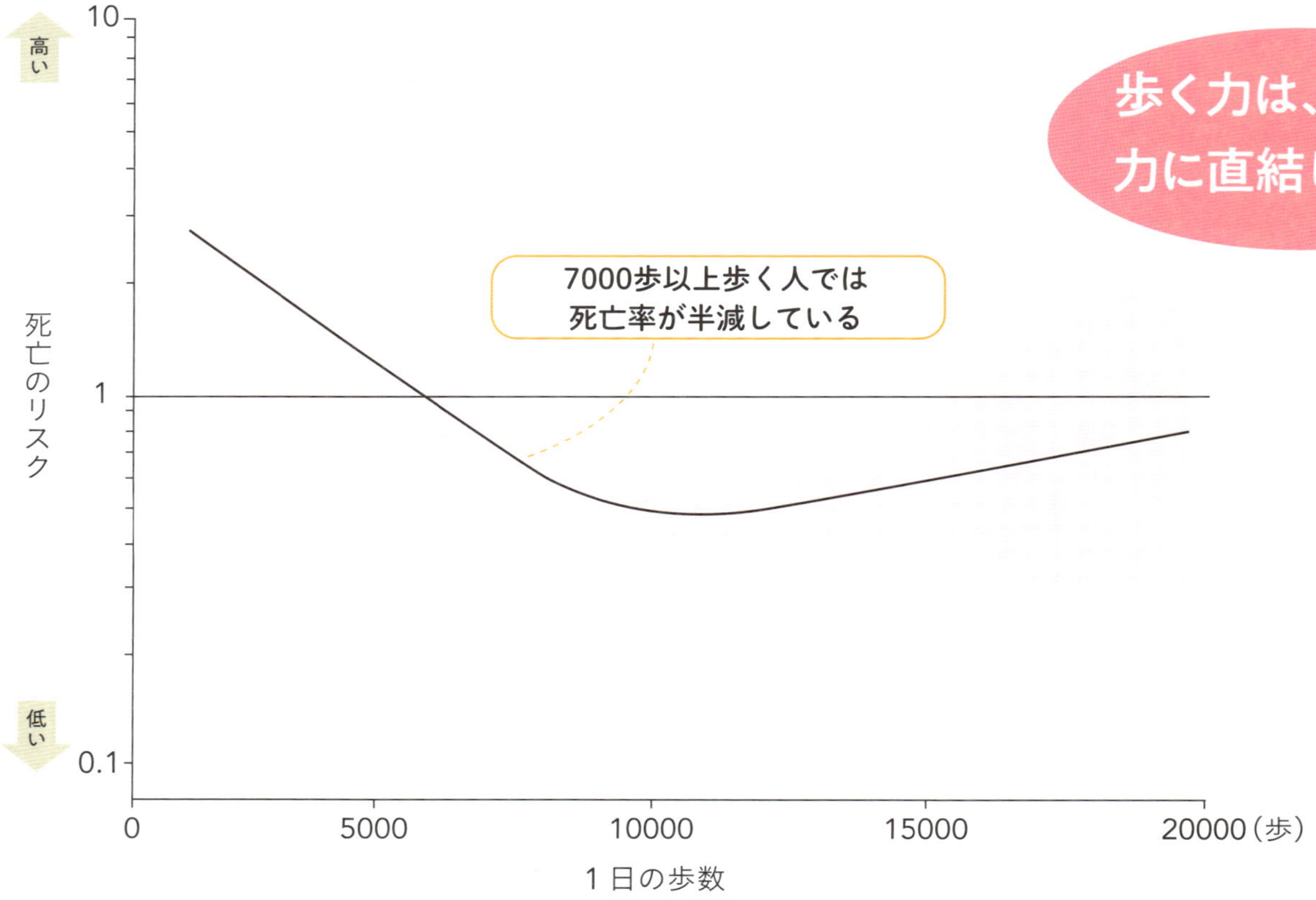

（「Steps per day and all-cause mortality in middle-aged adults in the coronary artery risk development in young adults study.」Paluch AE et al., JAMA Network Open vol.4（9）：e2124516, 2021より引用）

歩行数が少ない人ほど死亡率が高い。健康のためには1日7000歩以上を目標に歩くようにしたい。

痛みで歩行がつらいなら、治療でできるだけ改善を

心の健康と身体の健康は密接につながっています。ストレスで食欲が低下したり、身体をこわすことはよくありますし、心のつらさで身体の痛みが強まることもわかっています。とくにシニアでは、心だけのうつ病は少なく、身体症状をともなう場合が多いのです。シニアライフを心おだやかに過ごすには、身体の健康も欠かせません。

そのために大切なのが、歩くこと。毎日の歩行数と死亡率を調べた研究では、歩行数が少ない人は死亡率が高いとわかっています（上図参照）。歩行は全身の筋肉を使う有酸素運動であり、全身の衰えや病気を防いでくれます。認知症予防にも歩行が有効と実証されています。

「歩く瞑想《めいそう》をしようにも、足腰が痛い」という人は、整形外科で積極的に治療し、歩き続けられる身体をめざしましょう。

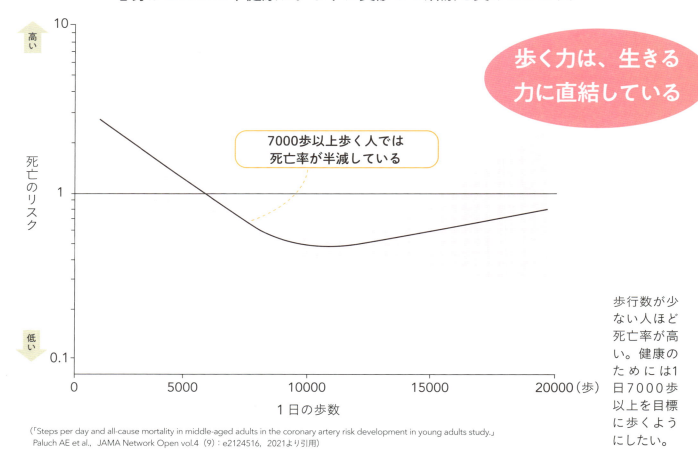

慢性的な痛みで うつや不安が強くなる

慢性的な身体の痛みがあると、自分を否定したり、将来を悲観するようなものの見かたになりやすい。

ちょっと歩くと
これだ

医者なんか行っても
どうにもならん

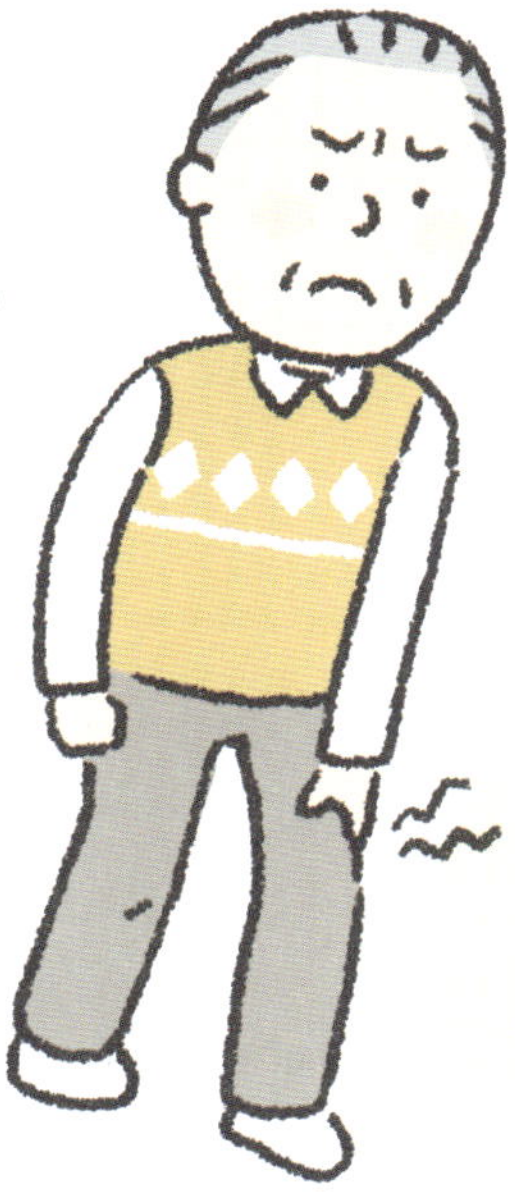

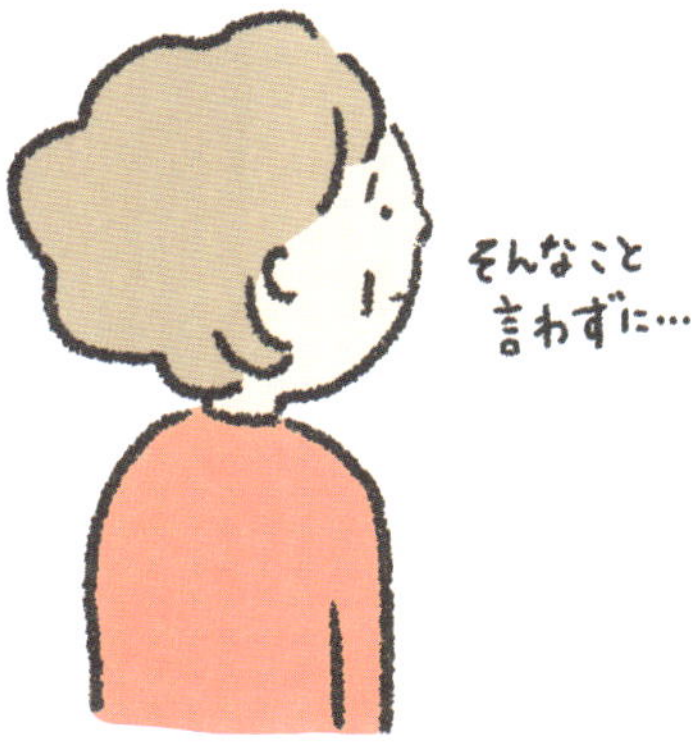

破局的なものの見かた

反すう

「今日もひざが痛くて、いやになる。これじゃあ何もできない」

無力感

「歳のせいなんだし、どうせ何やったってよくはならない」

拡大視

「もう寿命だな。これ以上長生きしたっていいことなんかない」

心と生活への影響

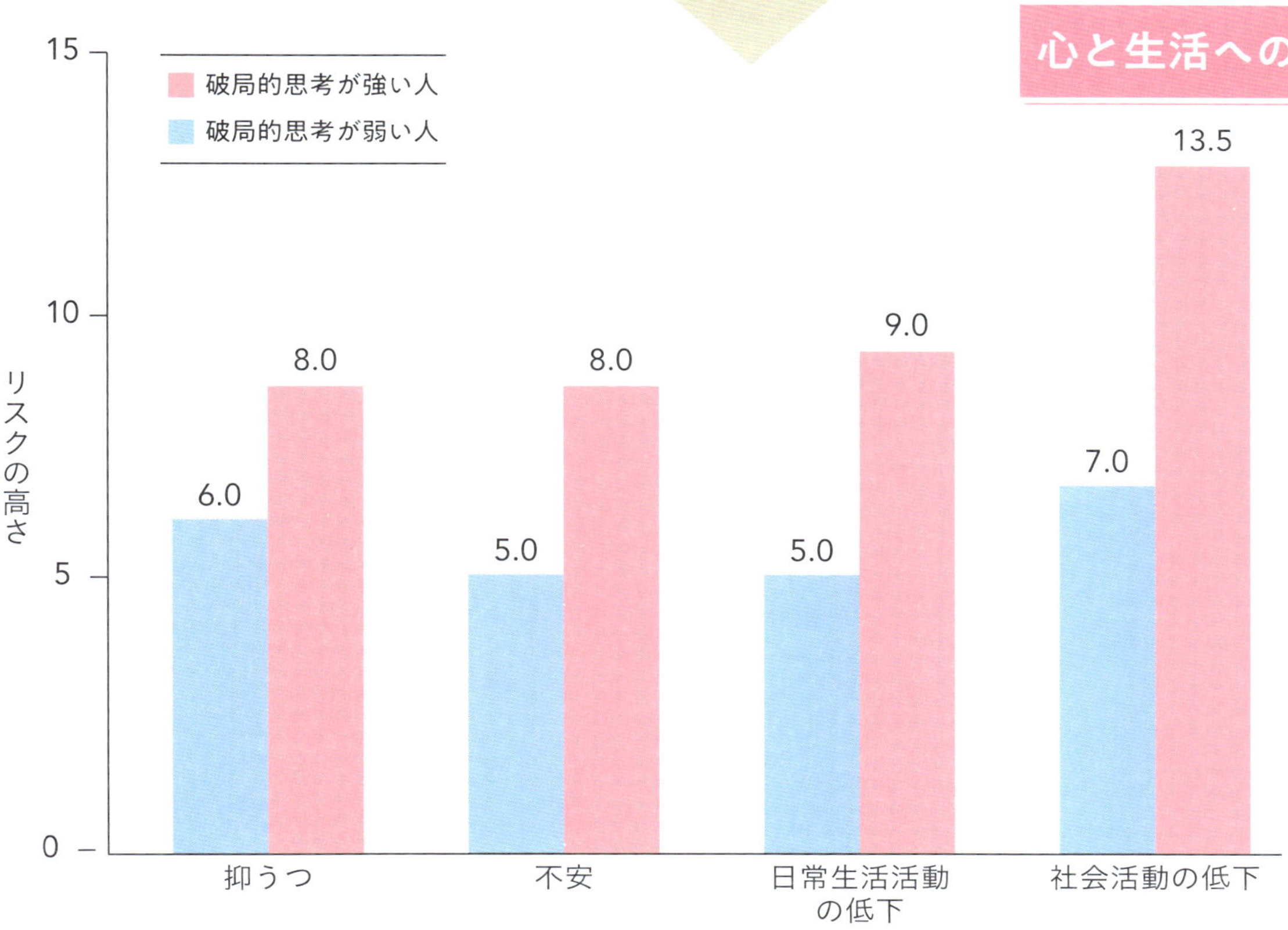

（「痛みの破局的思考の重症度が，痛みの強度や感情，生活障害に与える影響―地域在住高齢者による検討―」清本憲太ほか，作業療法の実践と科学 vol.3（3）：65-73，2021より作成）

結果としてうつや不安感に悩まされやすく、心身の健康に重要な日常生活活動（移動や家事など）、社会活動の機会も減る。

Lesson12

瞑想&マッサージで気分よく眠りにつこう

歳をとると睡眠サイクルが変わったり、排尿《はいにょう》障害が起きやすく、ぐっすり眠るのが困難に。
不眠に悩む人は、寝る前の瞑想《めいそう》やマッサージを習慣にしましょう。

「眠らなきゃ」と思うほど、不眠がひどくなる

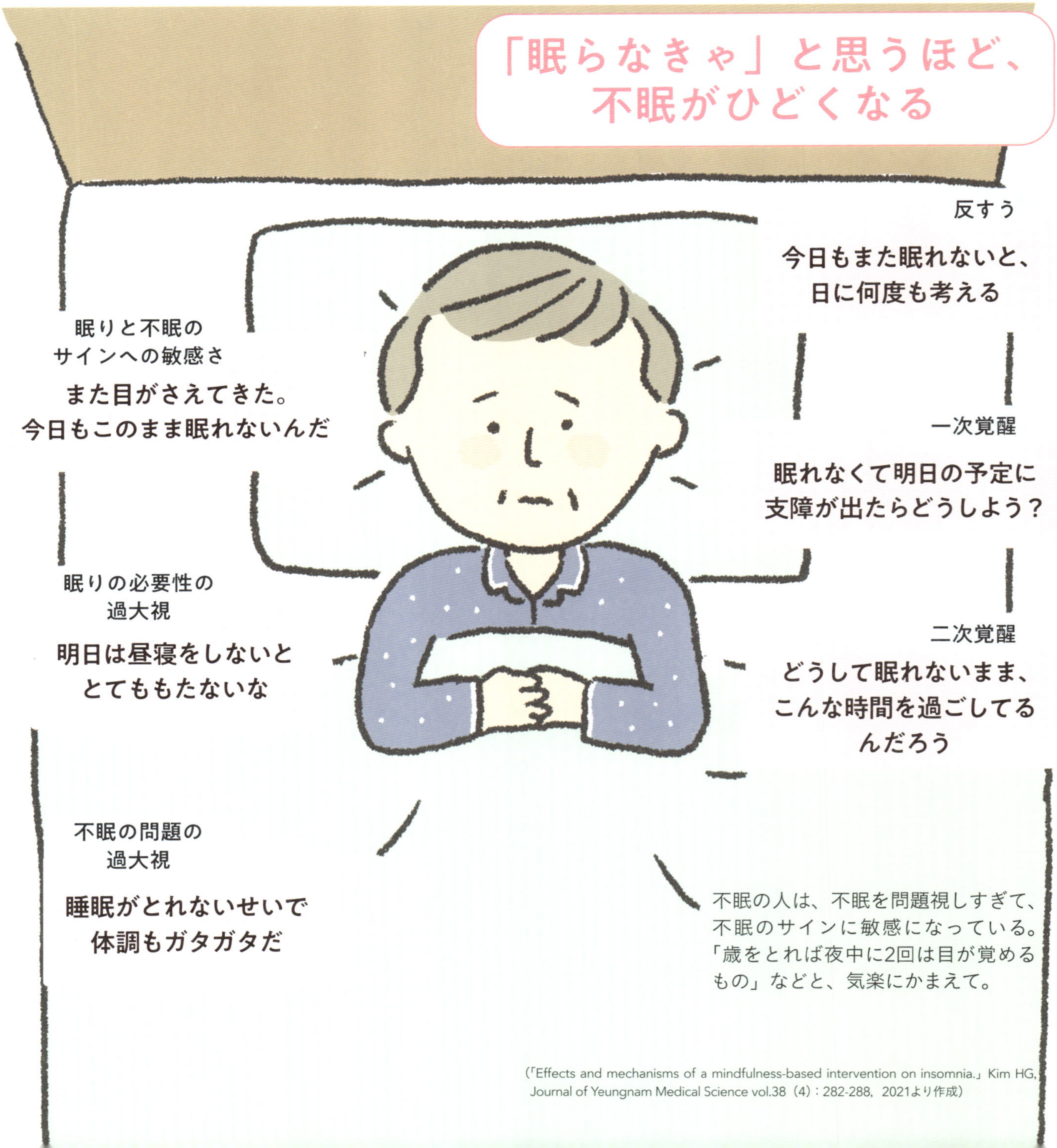
眠りと不眠のサインへの敏感さ
また目がさえてきた。今日もこのまま眠れないんだ
眠りの必要性の過大視
明日は昼寝をしないととてももたないな
不眠の問題の過大視
睡眠がとれないせいで体調もガタガタだ
反すう
今日もまた眠れないと、日に何度も考える
一次覚醒
眠れなくて明日の予定に支障が出たらどうしよう？
二次覚醒
どうして眠れないまま、こんな時間を過ごしてるんだろう

不眠の人は、不眠を問題視しすぎて、不眠のサインに敏感になっている。「歳をとれば夜中に2回は目が覚めるもの」などと、気楽にかまえて。

（「Effects and mechanisms of a mindfulness-based intervention on insomnia.」Kim HG, Journal of Yeungnam Medical Science vol.38（4）：282-288，2021より作成）

不眠に悩むシニアは多く、床上時間の長さも問題

シニアの不眠は深刻で、60歳以上の人の約3割が何らかの不眠症状に悩まされています。

問題は、不眠そのものでなく、不眠に思い悩むこと。「今日も眠れないかもしれない」「不眠のせいで調子が悪い」と考えると、ますます眠れなくなります。個人差はあるものの、必要な睡眠時間は年齢とともに変わります。70歳以上なら6時間程度で身体が回復しますし、長時間眠れなくなるのが普通なのです。

早く床につくのも、不眠感が強まる大きな原因です。眠気をはっきり感じてから、布団に入るようにしてください。23、24時までは頑張って起きているというのも有効な方法です。

不眠への不安が頭をよぎるなら、マインドフルネス瞑想《めいそう》を。入浴などをすませてから瞑想し、手足が温かくなるなどの身体の変化に注意を向けましょう。

さっそくやってみよう！

眠りへのとらわれにも、瞑想が効く

手足がポカポカしている
マインドフルネスの効果は実証済み！

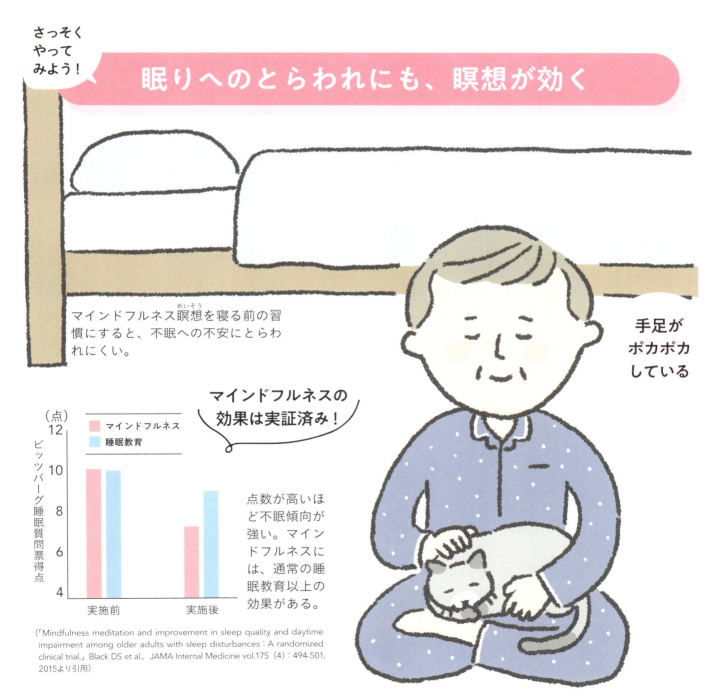

マインドフルネス瞑想《めいそう》を寝る前の習慣にすると、不眠への不安にとらわれにくい。

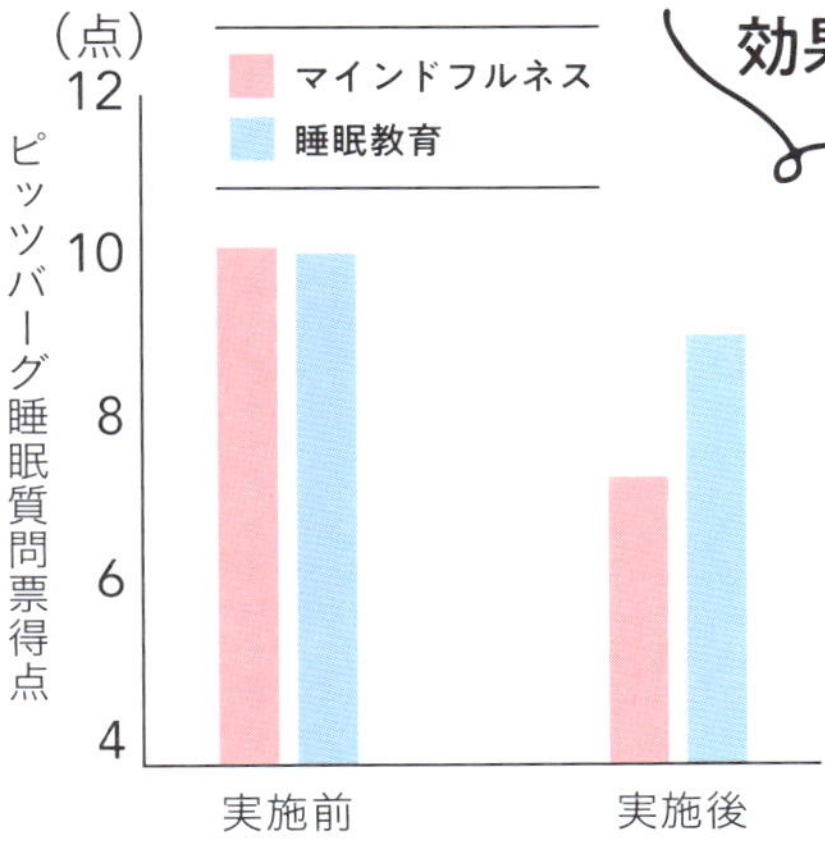
(点)
12
10
8
6
4
ピッツバーグ睡眠質問票得点
マインドフルネス
睡眠教育
実施前
実施後

点数が高いほど不眠傾向が強い。マインドフルネスには、通常の睡眠教育以上の効果がある。

(「Mindfulness meditation and improvement in sleep quality and daytime impairment among older adults with sleep disturbances : A randomized clinical trial.」Black DS et al., JAMA Internal Medicine vol.175 (4) : 494-501, 2015より引用)

さっそくやってみよう！

やさしくふれると、幸せホルモンが増える

背中をなでるとオキシトシンが増えることが、実験で証明されている。回数などの決まりはなく、相手が心地よく感じるやりかたで。

どの部位でもいいが、背中はとくに効果的

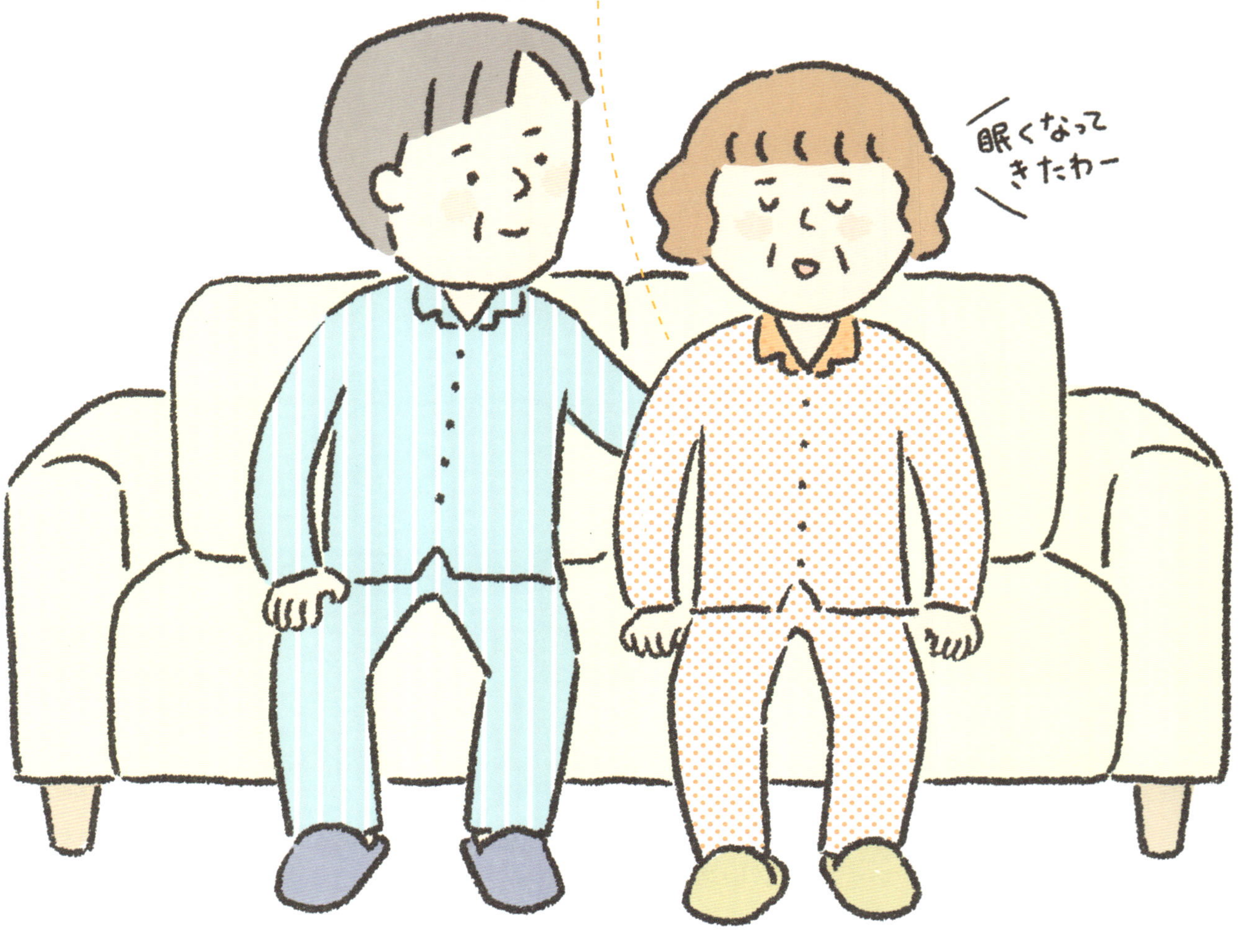

パートナーがいる人はタッチングも快眠に効く

寝る前の習慣としてもう1つおすすめなのが、身体にふれたり（タッチング）、マッサージしてもらうこと。背中などをやさしくなでる行為は親子関係でも重要で、それだけで安心感が得られます。最新の神経科学では、幸せホルモンや愛情ホルモンとして知られる「オキシトシン」が分泌されることもわかっています。日本の夫婦はスキンシップが少なめですが、日常的に身体にふれ、いたわりあえる関係をめざしましょう。「心の健康にいいらしいよ」と言えば、たがいに抵抗なくできます。

マッサージはとくに寝つきをよくする効果が高く、オキシトシンも増えます。おすすめは、リンパの流れをよくする「スウェーデン式マッサージ」。ストレスに強くなる、免疫機能が高まるなど、心身への効果が実証されています。

さっそく
やって
みよう！

スウェーデン式マッサージで免疫力を高める

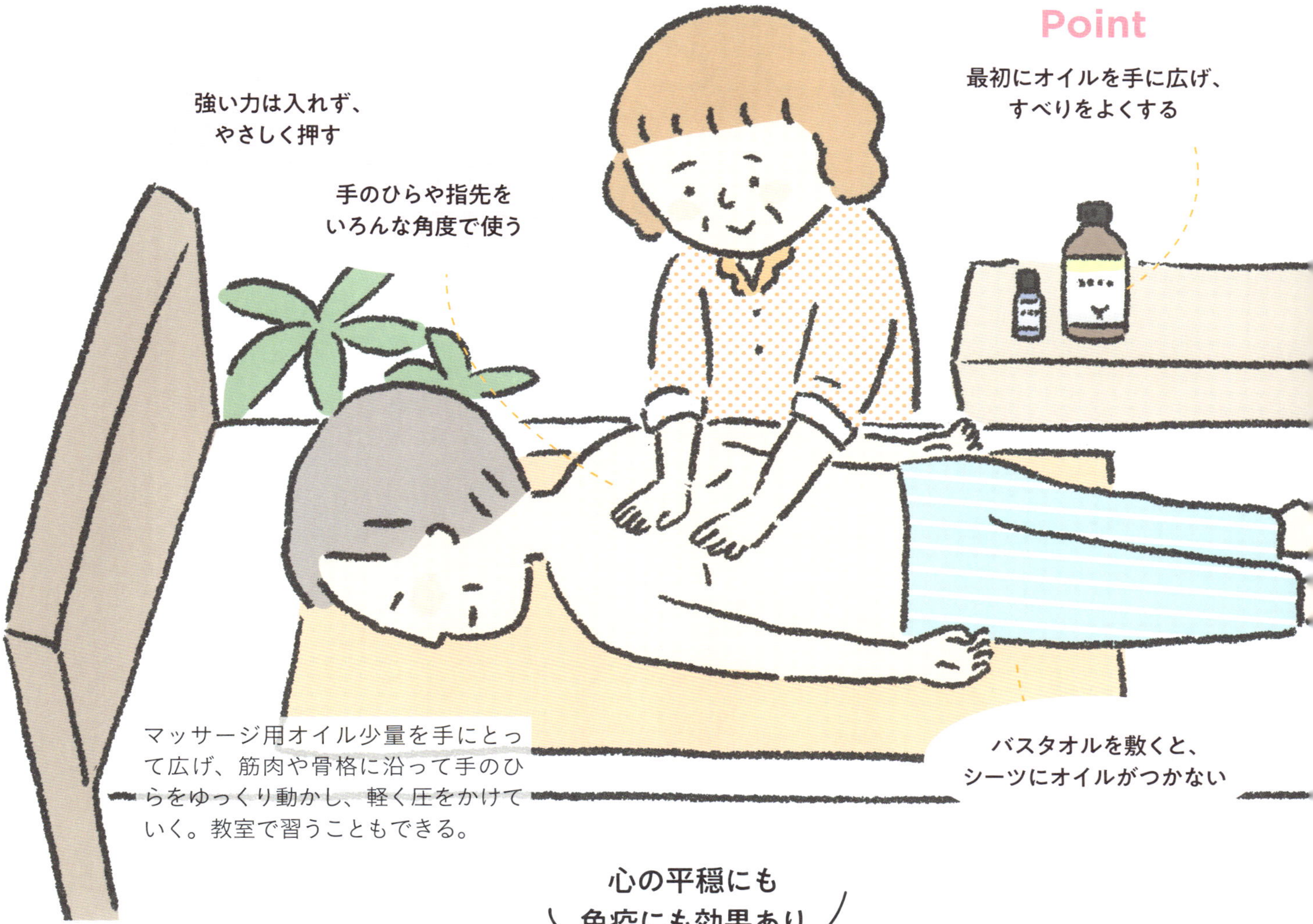
Point
最初にオイルを手に広げ、
すべりをよくする
強い力は入れず、
やさしく押す
手のひらや指先を
いろんな角度で使う
バスタオルを敷くと、
シーツにオイルがつかない

マッサージ用オイル少量を手にとって広げ、筋肉や骨格に沿って手のひらをゆっくり動かし、軽く圧をかけていく。教室で習うこともできる。

心の平穏にも
免疫にも効果あり

	BEFORE	AFTER
オキシトシン（幸せホルモン）	平均 188.39pg/mL	204.61pg/mL
コルチゾール（ストレスホルモン）	平均 29.75μg/dL	18.62μg/dL
免疫細胞（リンパ球）	平均 199万2036個/mL	235万357個/mL

53名の成人を対象としたアメリカの研究でも、マッサージ後の心身の変化が実証された。

（「A preliminary study of the effects of a single session of Swedish massage on hypothalamic-pituitary-adrenal and immune function in normal individuals.」Rapaport MH ,Schettler P & Bresee C, Journal of Alternative and Complementary Medicine vol.16（10）: 1079-1088, 2010より作成）

抵抗がある人は、
手のマッサージだけでもOK

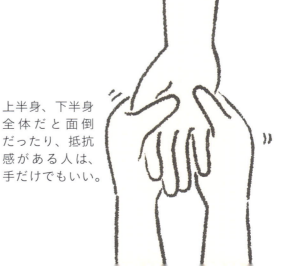

上半身、下半身全体だと面倒だったり、抵抗感がある人は、手だけでもいい。

Lesson13

鏡の前でにっこり。人は笑うと幸せになる

ゆううつなときは眉間にシワが寄り、しかめ面になるものです。
そんなときこそ意識的に表情を変えてみて。気持ちが自然と上を向きます。

うつ病の人への実験

18～65歳のうつ病の男女30人を対象とした実験。美容治療で使う「ボトックス注射」で眉間のシワをなくし、気分の変化を調べた。

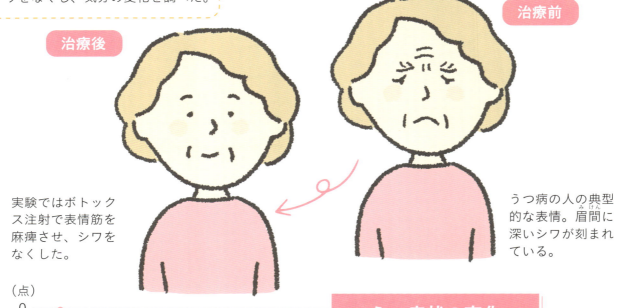

表情を変えるだけで、うつ症状がよくなった！

治療前

治療後

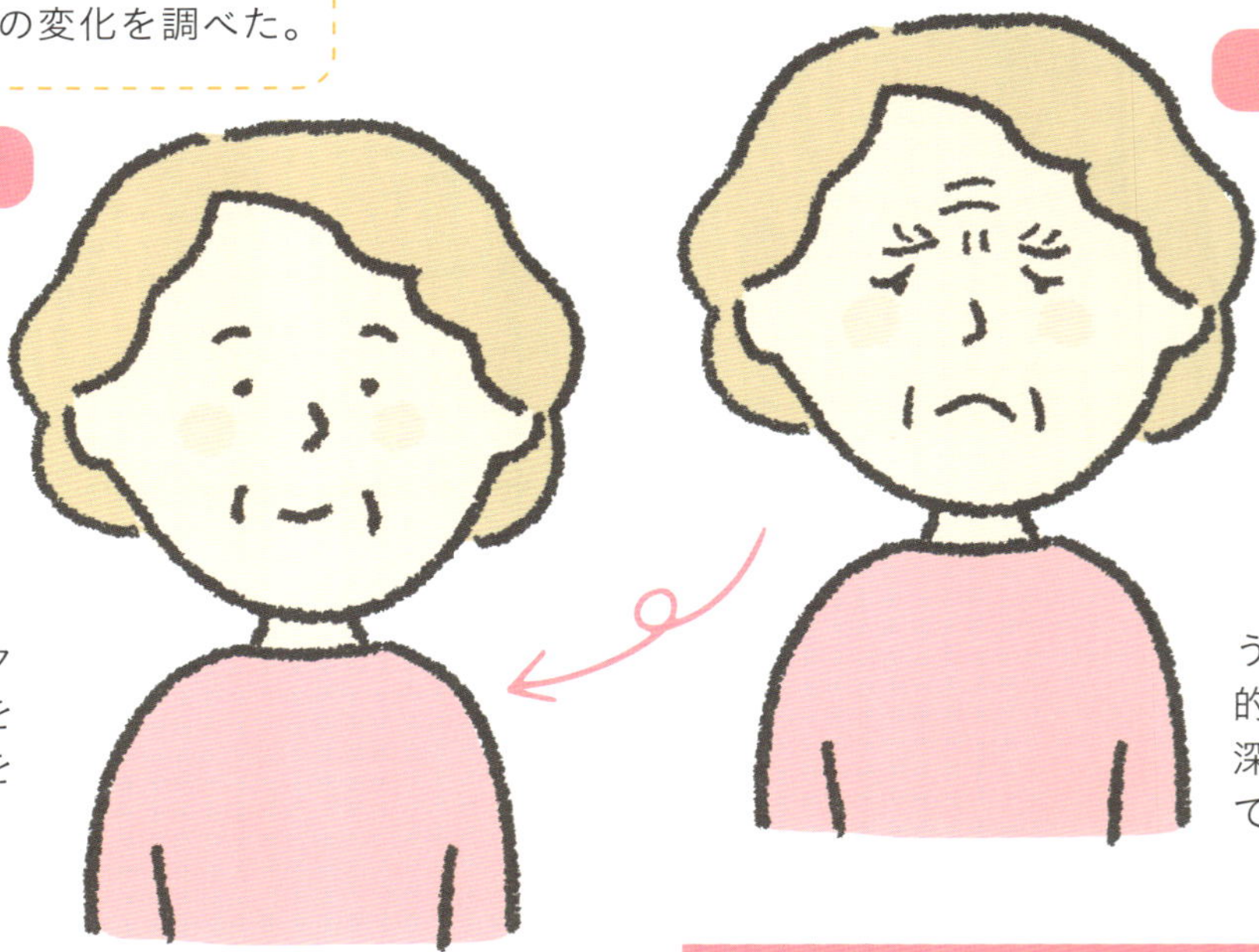

実験ではボトックス注射で表情筋を麻痺させ、シワをなくした。

うつ病の人の典型的な表情。眉間《みけん》に深いシワが刻まれている。

うつ症状の変化

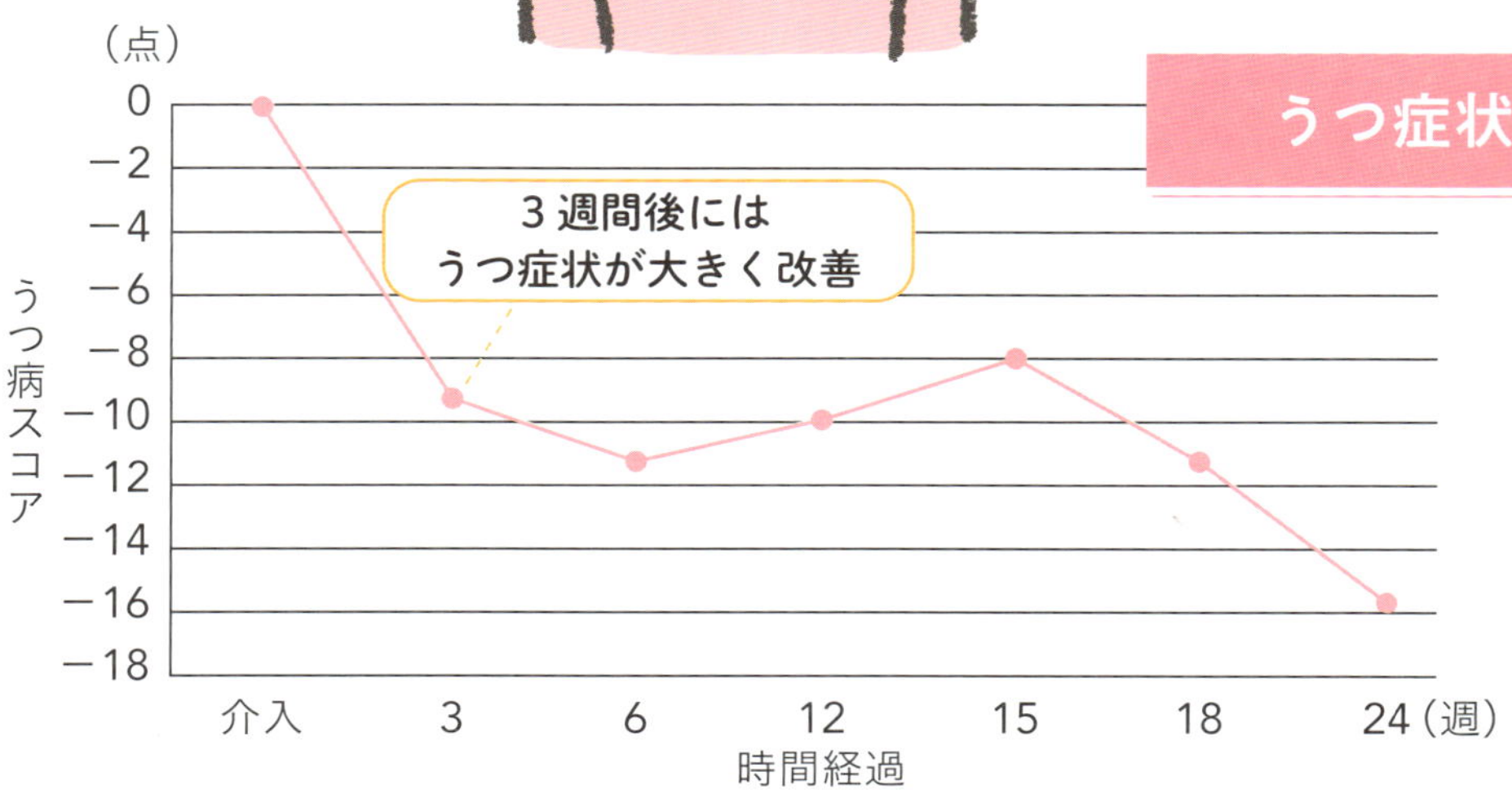

（「Treatment of major depressive disorder using botulinum toxin A：A 24-week randomized, double-blind, placebo-controlled study.」Magid M et al., The Journal of Clinical Psychiatry vol.75 (8)：837-844, 2014より引用）

シワ治療の3週間後には、うつ症状が大きく改善。その効果は半年間も続いていた。治療でシワをなくさなくても、表情を変えることは有効といえる。

トイレに鏡を設置。出る前に笑顔の練習を

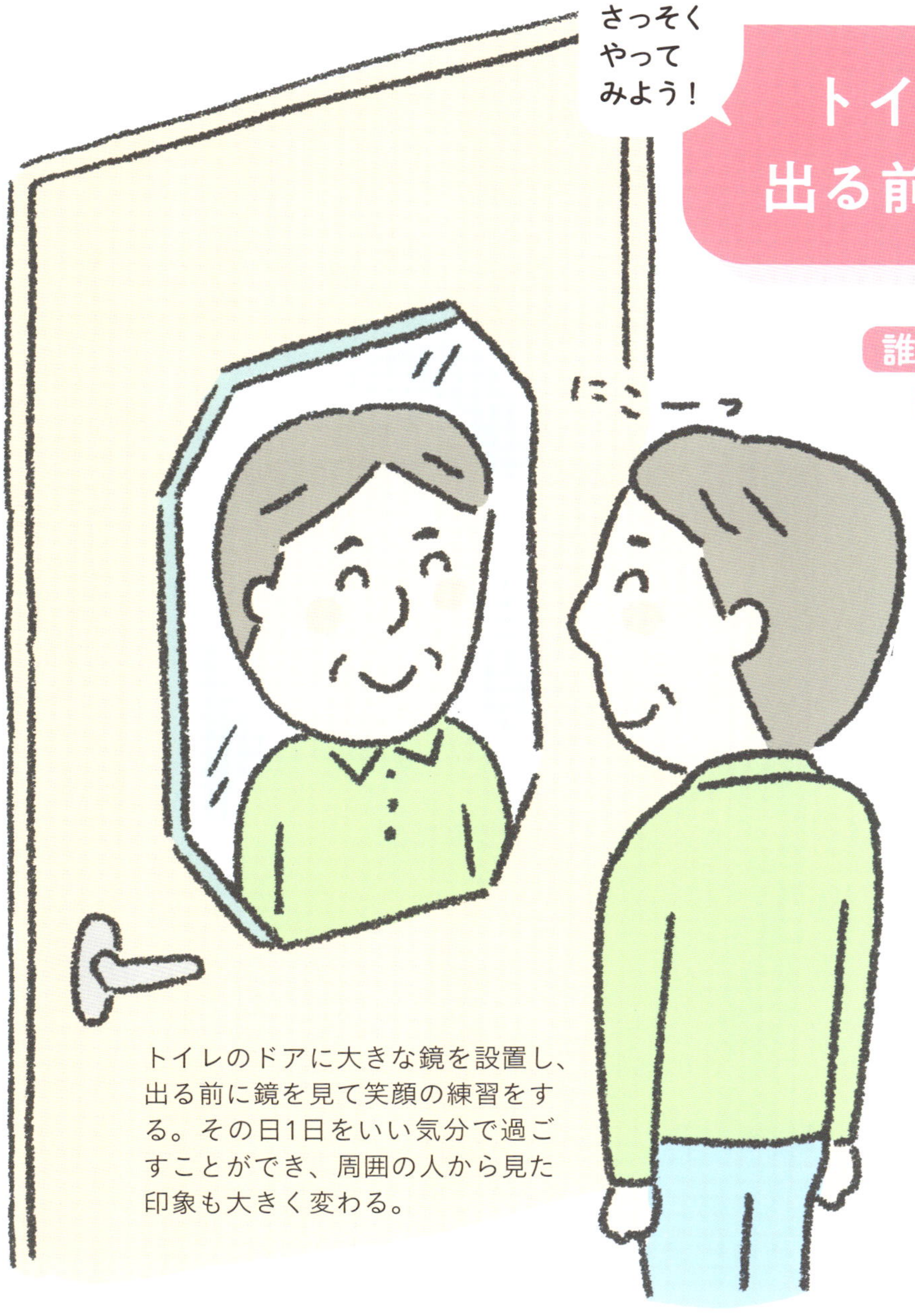
さっそくやってみよう！
にこーっ

トイレのドアに大きな鏡を設置し、出る前に鏡を見て笑顔の練習をする。その日1日をいい気分で過ごすことができ、周囲の人から見た印象も大きく変わる。

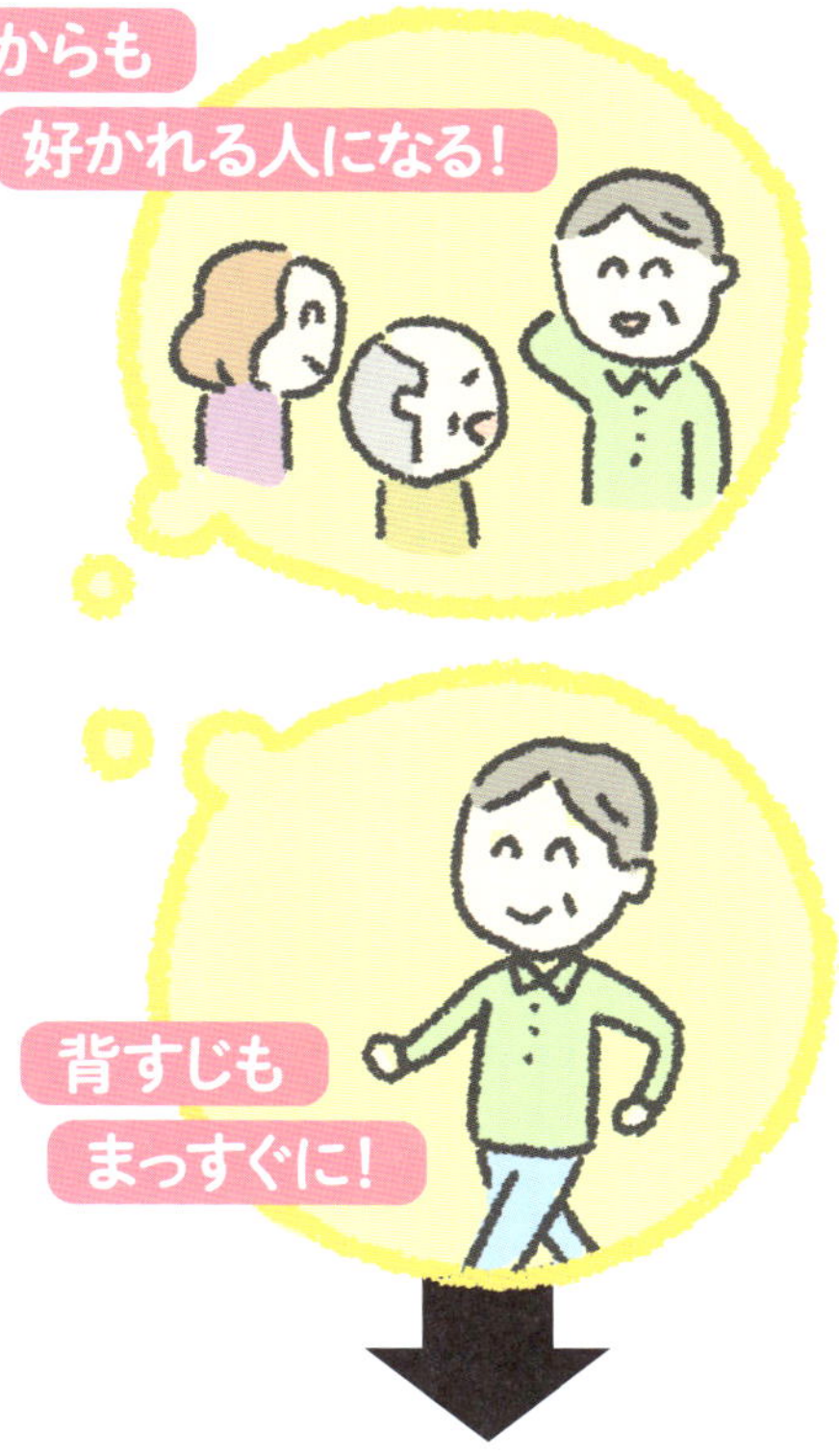
誰からも
好かれる人になる！
背すじも
まっすぐに！

なりたい自分を想像しながら、にっこり笑う

最高の笑顔が幸せをよび、人間関係のストレスも減る

気分がさえないと、表情も暗くなりますね。ニコニコ笑う気にはとてもなれないでしょう。

でも、人は幸せだから笑うのではなく、笑うと幸せになるというのが、心理学的な正解。しかめ面でいると気分はさらに落ち込みますし、歯を食いしばっていればイライラしてきます。意識的に笑顔で過ごせば、気持ちが上を向くのです！

気持ちが晴れないときほど、毎日笑顔をつくる練習を。人間関係が自然とよくなり、ストレスも減ります。誰からも好かれる自分をイメージしながら、最高の笑顔をつくってください。

1日1回は、声を上げて大笑いすることも大切。笑うとストレスホルモン「コルチゾール」が減り、幸せなホルモン「エンドルフィン」が増えます。毎日をいい気分で過ごせるうえ、寿命も延びるとわかっています。

Lesson14

誰かの幸せを祈る。それだけで自分も幸せに！

祈ることは、特別な宗教的行為ではありません。信仰がとくにない人でも大丈夫。
「自分も他人も幸せに」と祈ることで、ネガティブな感情が自然と減ります。

祈りの言葉「マントラ」で心身が健康になる

マントラやマントラ瞑想《めいそう》についての世界の研究から、心のつらさ、身体の不調への効果があきらかに。

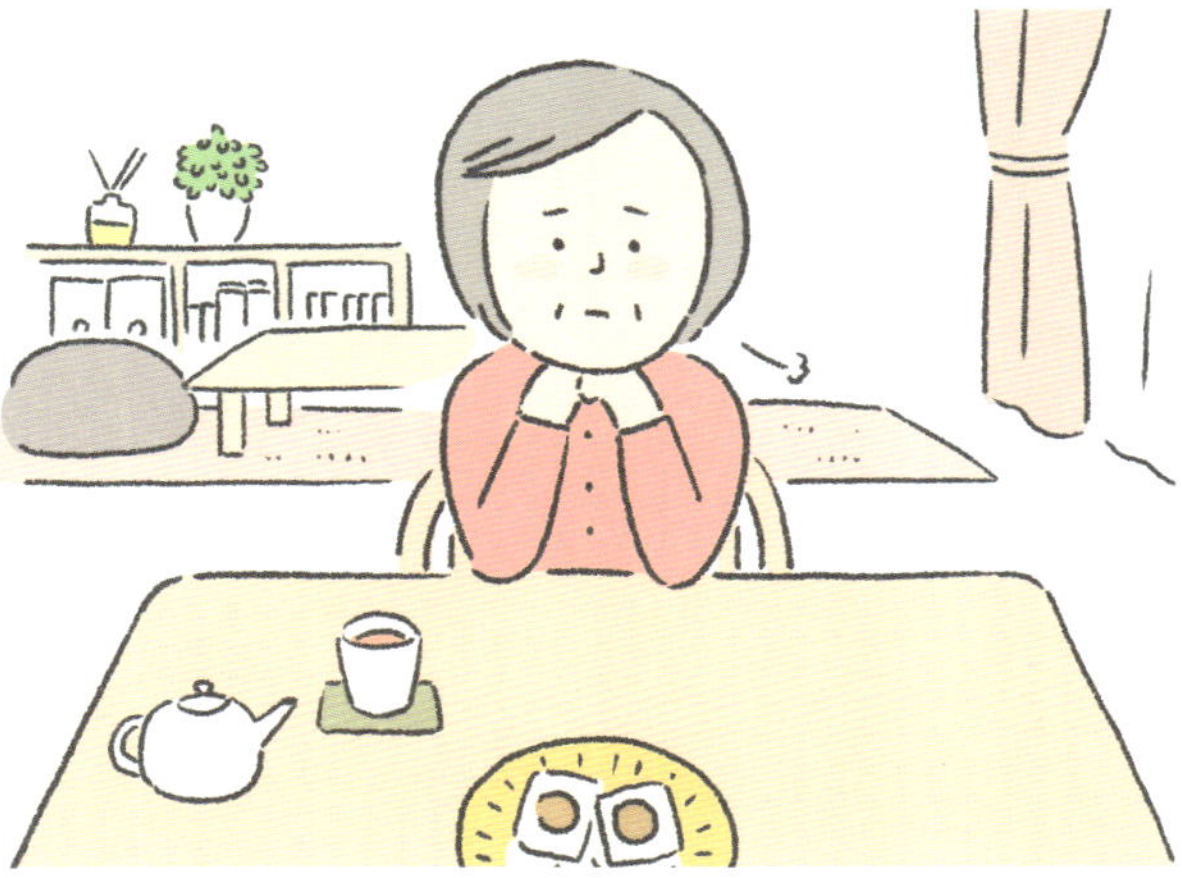

うつ病で入院中の123名を対象としたドイツの研究。毎日のマントラ瞑想で、症状が大幅に軽くなった。

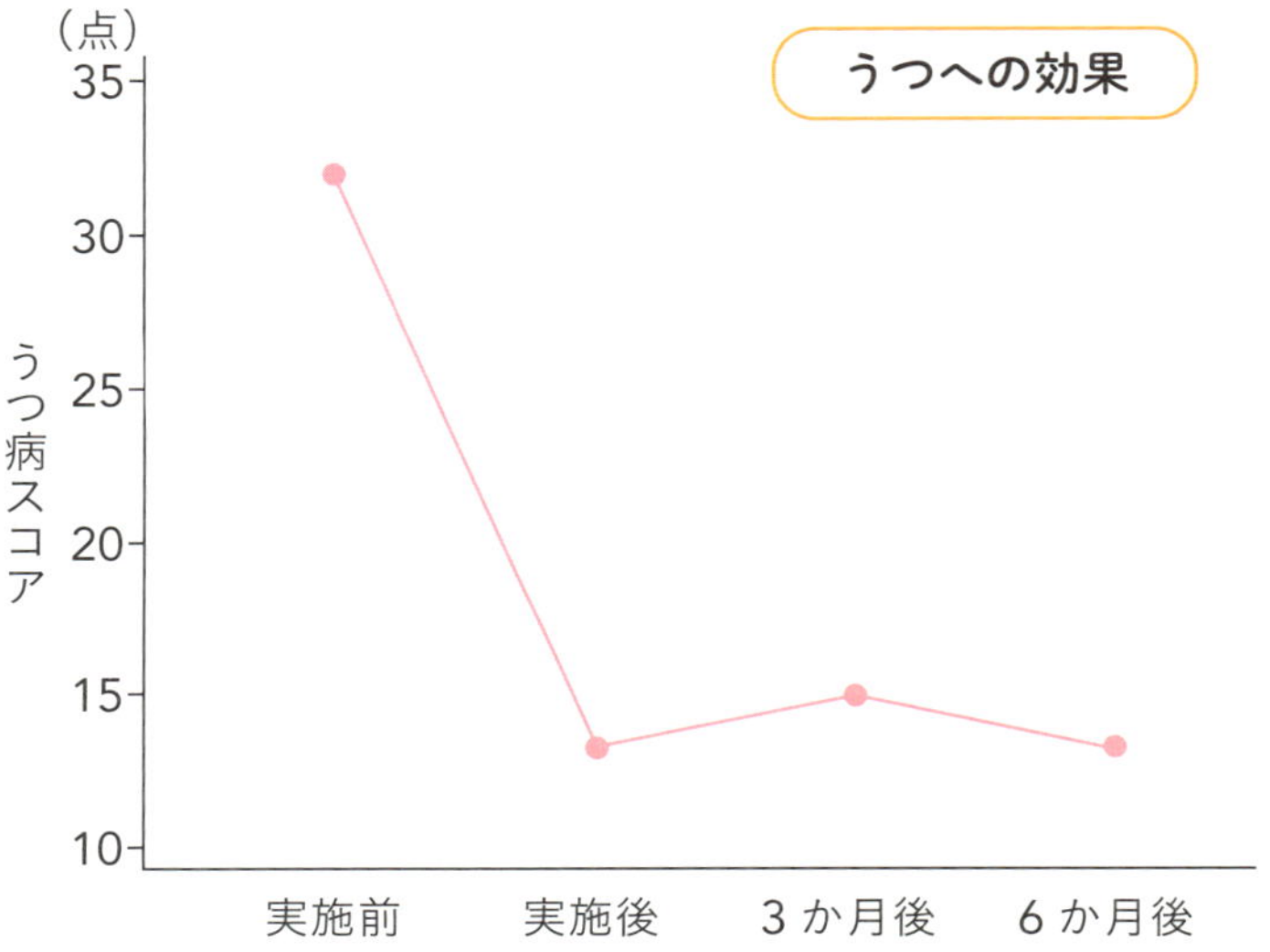

そのほかの効果

睡眠の質がよくなる

PTSD（心的外傷後ストレス障害 →P52）の人で効果が認められている。

不安が小さくなる

人前で話すといった特定の状況への不安や、日常的に抱く不安が軽くなる。

ストレスが弱まる

ストレス反応が大幅に軽減。心拍数低下など、身体的な変化も認められる。

高血圧が改善する

健康教育以上に効果があり、毎日続けると3～4mmHg程度の低下が期待できる。

免疫力がアップする

免疫機能を支える白血球数やリンパ球数が増えたり、活性化したりする。

QOL（生活の質）が高まる

日々の暮らしの楽しみが増えたり満足度が高まったりして、QOLが高まる。

（「Mantra meditation as adjunctive therapy in major depression：A randomized controlled trial.」Bringmann HC et al., Journal of Affective Disorders Reports vol.6：100232, 2021／「Effectiveness of mantra-based meditation on mental health：A systematic review and meta-analysis.」Álvarez-Pérez Y et al., International Journal of Environmental Research and Public Health vol.19（6）：3380, 2022／「Scientific evidence of health benefits by practicing mantra meditation：Narrative review.」Tseng AA, International Journal of Yoga vol.15（2）：89-95, 2022より作成）

さっそく
やって
みよう！

大きな声でマントラを唱える

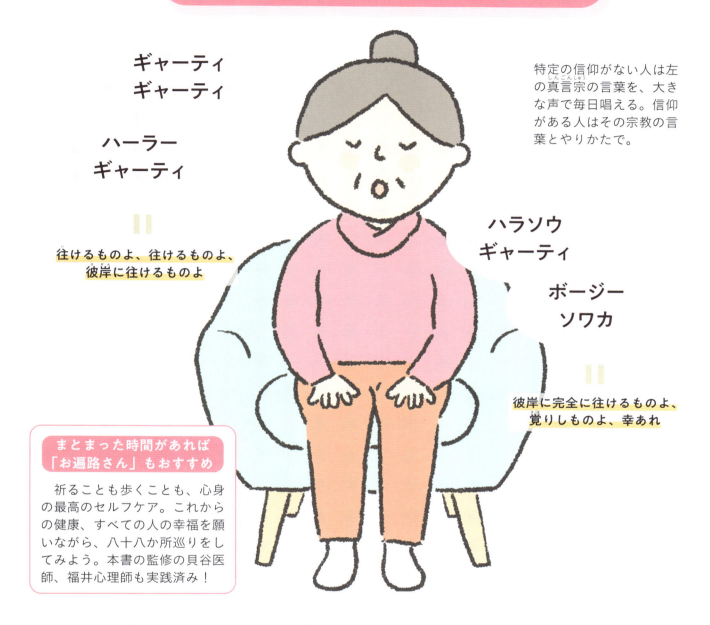

ギャーティ
ギャーティ

ハーラー
ギャーティ

往《い》けるものよ、往けるものよ、
彼岸《ひがん》に往けるものよ

ハラソウ
ギャーティ

ボージー
ソワカ

彼岸に完全に往けるものよ、
覚《さと》りしものよ、幸あれ

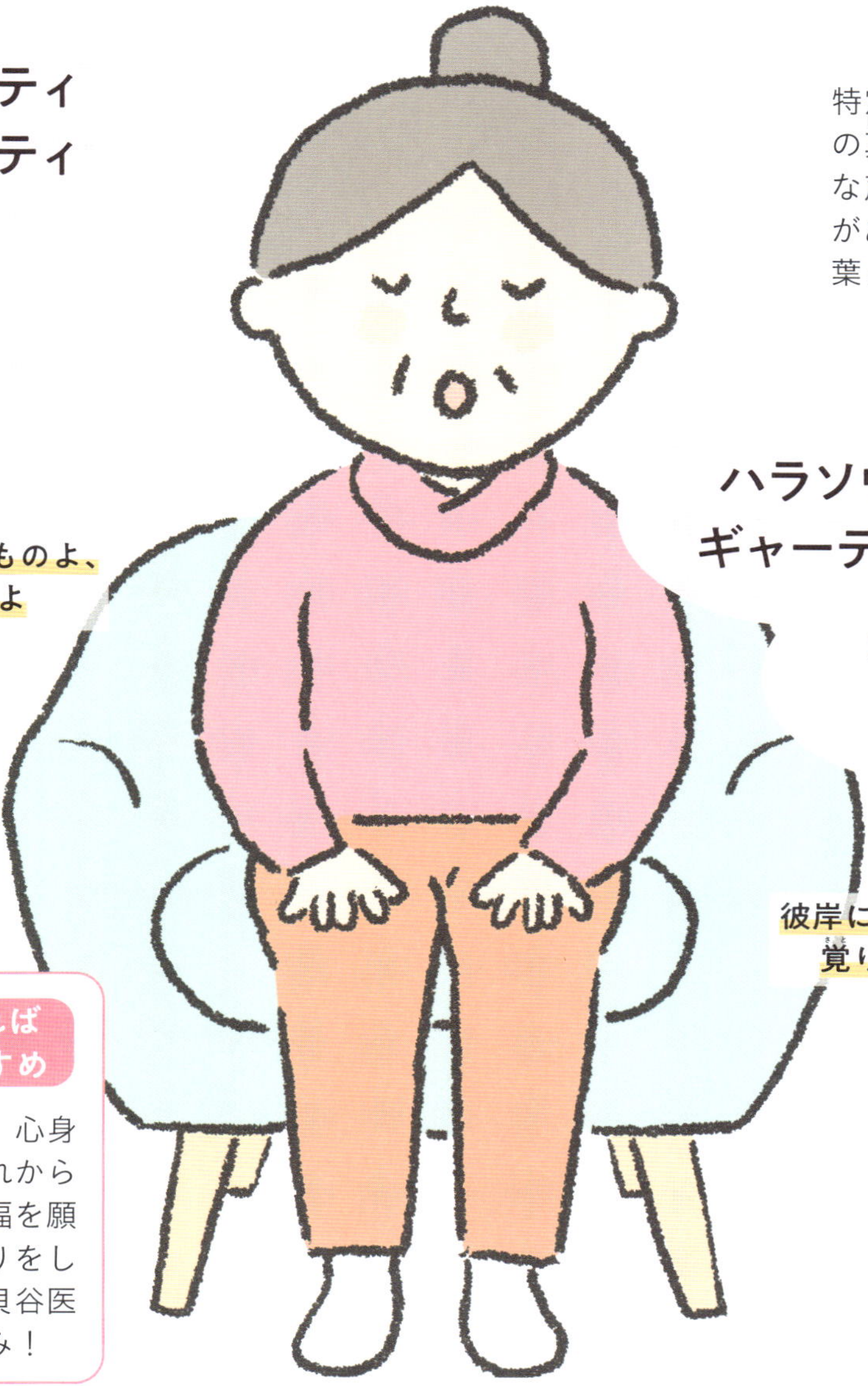

特定の信仰がない人は左の真言宗《しんごんしゅう》の言葉を、大きな声で毎日唱える。信仰がある人はその宗教の言葉とやりかたで。

まとまった時間があれば「お遍路さん」もおすすめ

祈ることも歩くことも、心身の最高のセルフケア。これからの健康、すべての人の幸福を願いながら、八十八か所巡りをしてみよう。本書の監修の貝谷医師、福井心理師も実践済み！

祈りの効果は神経科学でも実証されている

祈りは神聖なもの、生きていること、幸せを神に感謝する行為です。仏教やキリスト教を信じる人だけでなく、特定の信仰をもたない人にも意味のある行為。信仰がないからやらないなんて、あまりにもったいない！　健康法と思って、1日1回、祈りの言葉を唱えてみてください。

左上の「ギャーティ ギャーティ」は般若心経の一部ですが、これを大きな声で唱えるだけでも効果があります。意味がよくわからなくてもかまいません。身近な人の幸せ、すべての人の幸せを願いながら唱えることで、自身の心の平穏も得られます。

その効用は神経科学でも実証済みです（右図参照）。悩みと距離を置くことができたり、自分を批判せずにすむようになり、ネガティブな感情が減っていくとされています。その結果、心身が健康になるのです。

効率主義はもう十分。自分らしくゆっくり生きよう

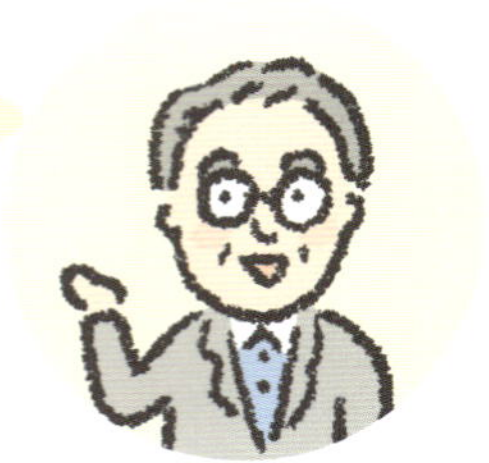

世の中の効率主義、自己責任論をうのみにしない

歳をとると、そんなに速くは動けません。レジでの支払い1つとっても、時間がかかるもの。一方で、社会の動きは加速しています。働く人たちはつねに時間を惜しみ、足早に動いています。そんな姿を見ると、「自分は社会の厄介者と思われているのでは」と感じてしまうこともあります。

でも本当に問題なのは、効率を重視しすぎる社会の側。人はそもそも、利潤や効率のための存在ではありません。自分のペースで動き、いまの自分にできることをすればいいんです。社会保障を受けて暮らすのも、誰もがもつ当然の権利。引け目を感じず、福祉や医療を安心して利用してください。

この先の人生に望むことをゆっくり考えてみよう

シニアになるまでは、皆さんも忙しく働いていたはずです。いまこそ、人生の方向性をゆっくり考えるタイミングではないでしょうか。「友人関係を大切にしたい」「趣味や余暇を充実させたい」など、人生の価値について考えてみてください。下の7つの価値それぞれについて、具体的に考えましょう。

これは心理療法でも使う手法です。うつ病や不安症になると、「病気のせいで何もできない」「この病気さえなければ」と考えるもの。けれど実際は順序が逆で、人生の価値に沿って生きることで、うつや不安が軽くなるのです。これは身体の障害についてもいえること。「痛みや障害のせいで何もできない」と、可能性を閉ざしていないでしょうか？ いまのこの身体で何ができるか、どう生きたいかをいま一度考えてみましょう。

人生で大切な7つの価値

- 家族関係（親きょうだい、子、孫など）
- パートナー関係（妻、夫など）
- 仕事（ボランティアなども含む）
- 友人関係
- 教養・成長
- 趣味・娯楽
- 健康

Part3

もう、好きなことしかしたくない！

心がよろこぶ
行動を増やす

家に1日中こもっていると、どうしても気分がふさぎます。
ちょっとした外出や散歩でもいいので、気分がよくなる
行動を増やしましょう。新しいことに挑戦したり、
ラジオ番組などで教養を高めることも、心身の健康につながります。

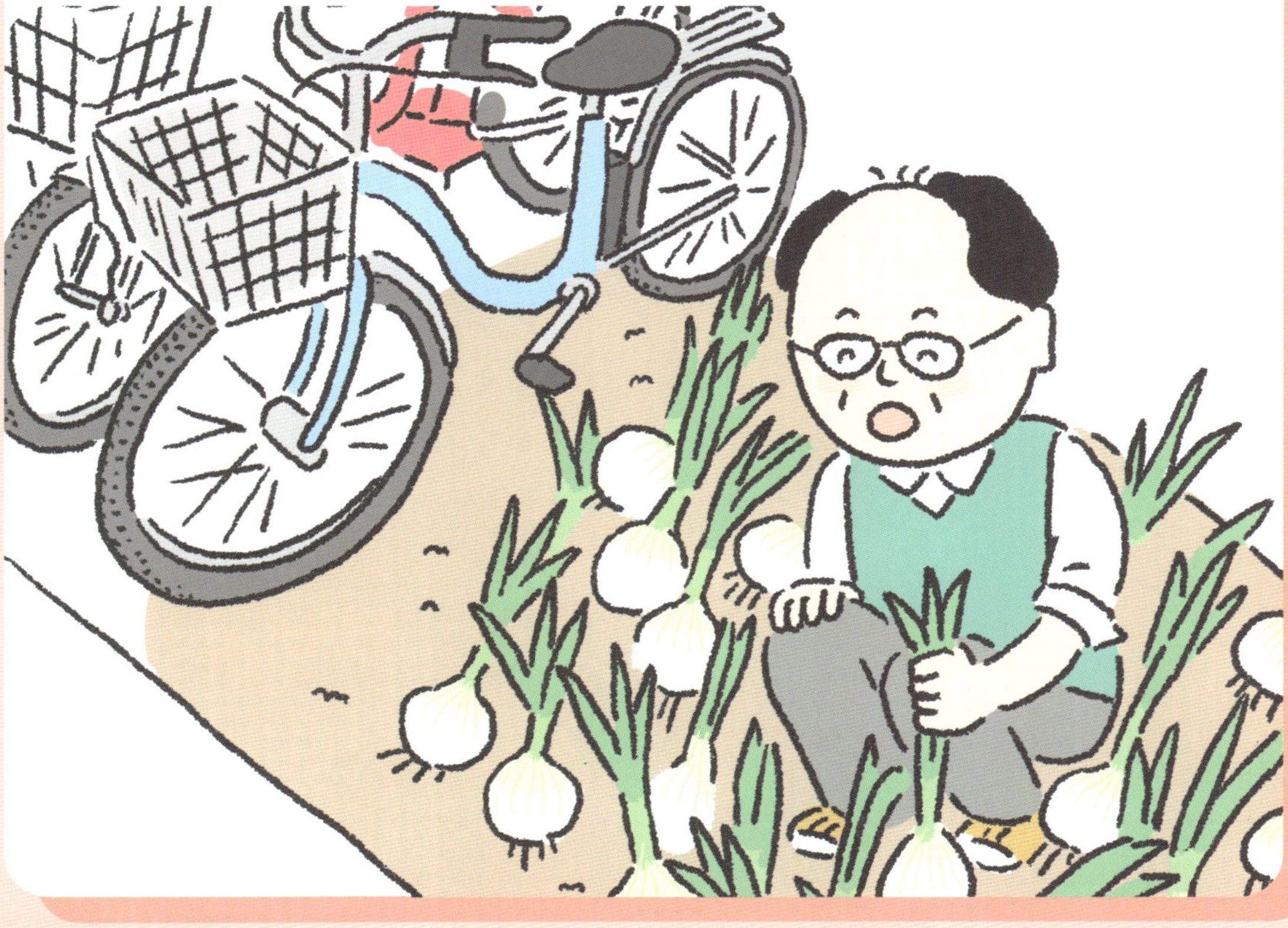

Lesson15

1週間分の〝きぶん日記〟をつけてみよう

ゆううつだからとじっとしていても、自然と楽しい気分になることはありません。

「きぶん日記」を1週間分つけてみると、気分がよくなる行動のヒントが見えてきます。

日々の行動と、気分の関係に気づく

時間帯別の行動とともに、いやな気分の強さを数値で記録。1日の終わりに記入し、1週間続ける。

3月13日（木）		3月14日（金）		3月15日（土）		3月16日（日）	
就寝		目覚めてトイレ	30	目覚めてトイレ	35	目覚めてトイレ	30
↓		もう一度寝る	30	もう一度寝る	35	もう一度寝る	30
起床、朝食のしたく	30	↓		起床、朝食のしたく	30	起床、朝食のしたく	35
朝食（残りもの、ごはん）	30	起床、朝食（パン）	35	朝食（残りもの、ごはん）	30	朝食（残りもの、ごはん）	35
新聞	30	新聞	35	新聞	35	新聞	35
洗たく	35	片づけ、そうじ	30	片づけ、そうじ	30	ネット	60
読書	25	読書	30	娘と孫が来る	25	歩いて図書館へ	35
休憩	30	休憩	30	（おしゃべり）	10	↓	25
友だちとカフェで昼食	10	移動、昼食	30	（昼食）	10	パン屋で昼食、読書	20
↓	10	シニアサロン（カラオケ）	15	（孫と公園）	10	↓	20
ヨガ教室	10	↓	10	（孫と公園）	10	ネットで映画	20
スーパーで買いもの	10	移動	15	（休憩）	15	↓	20
ネット	40	テレビ	15	（おしゃべり）	15	そのままうたた寝	30
夕食のしたく	30	テレビ、夕食のしたく	20	（夕食のしたく）	20	夕食のしたく	40
夕食（刺身、あえものなど）	30	夕食（かぼちゃの煮ものなど）	20	（夕食）	15	夕食（1人鍋）	40
テレビ	40	テレビ	40	うたた寝	20	読書	40
↓	40	↓	40	入浴	25	YouTube	60
入浴	30	入浴	30	就寝	25	就寝	50
就寝	30	就寝	35				
↓		↓		↓		↓	

ゆううつな毎日と思っても気分がいいときはある

気分がよくないときは、何もする気が起きないもの。一方で、〝何もしないから気分がよくない〟という逆の関係もあります。つまり、気分をよくできるかどうかは、毎日の過ごしかたしだい。**ゆううつさに悩む人は、毎日の行動パターンを少しずつ変えていきましょう。そのために役立つのが「きぶん日記」です。**

日記上部の「悩まされている気分」の欄に、ゆううつや不安など、いまのつらい気分を書きます。そして毎日の行動とともに、そのときの気分を数値で記入。考えられるかぎりもっともつらいときを100として、0～100の数値で書き留めます。

少し面倒に感じられるかもしれませんが、この作業を1週間続けましょう。**どんな行動のときにつらい気分が強くなったり、弱くなったりするかが、ひと目でわかります。**

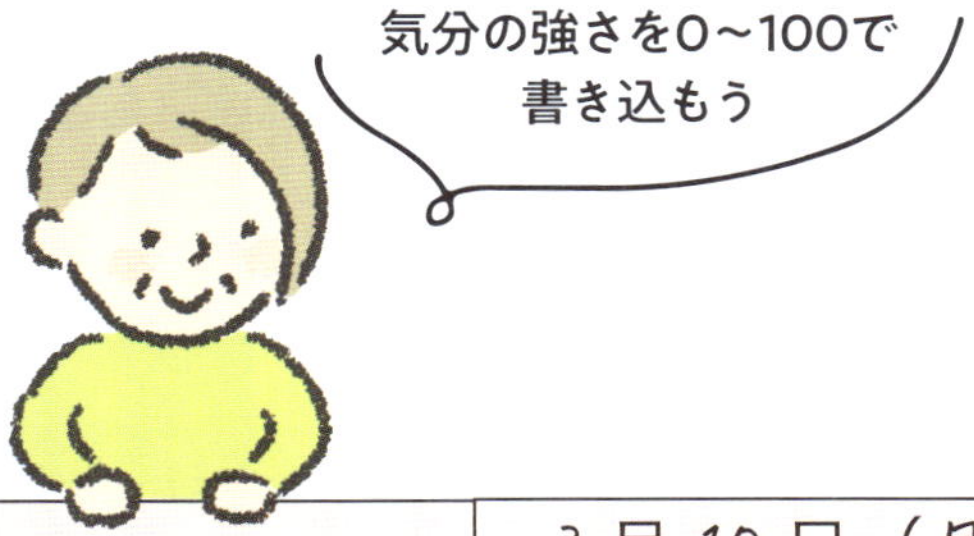

悩まされている気分：ゆううつ

	3月10日（月）	3月11日（火）	3月12日（水）
4：00～5：00	目覚めてトイレ 50	目覚めてトイレ 40	目覚めてトイレ 30
5：00～6：00	もう一度寝る 40	もう一度寝る 40	もう一度寝る 30
6：00～7：00	起床、朝食のしたく 40	起床 40	起床 30
7：00～8：00	朝食（残りもの、ごはん） 35	朝食（パン）、新聞 40	朝食（煮もの、ごはん） 30
8：00～9：00	新聞 40	かかりつけ医受診 35	テレビ 50
9：00～10：00	洗たく 40	↓ 30	↓ 60
10：00～11：00	テレビ 50	↓ 30	庭仕事 40
11：00～12：00	↓ 60	本屋に寄る 20	↓ 30
12：00～13：00	昼食（うどん） 55	昼食（天津丼） 20	昼食（煮もの、お茶漬け） 30
13：00～14：00	片づけ、そうじ 50	読書 20	昼寝 40
14：00～15：00	昼寝 55	↓ 30	↓
15：00～16：00	YouTube 60	庭仕事 25	何もせずぼんやり 50
16：00～17：00	↓ 60	↓ 15	↓ 60
17：00～18：00	テレビ 40	テレビ、夕食のしたく 25	テレビ、夕食のしたく 60
18：00～19：00	夕食（冷凍していたいなり寿しなど） 60	夕食（鶏と大根の煮ものなど） 30	夕食（ひき肉のレタス包みなど） 50
19：00～20：00	ネットで映画 50	読書 30	テレビ 60
20：00～21：00	↓ 45	↓ 30	ネット 65
21：00～22：00	入浴 40	入浴、ひざの体操 25	姉と電話 35
22：00～23：00	就寝 45	就寝 25	入浴、ひざの体操 30
23：00～0：00	↓	↓	就寝 30

さっそく
やって
みよう！

今日から１週間の、行動と気分を記録する

先延ばしせず、今日からスタート！　その日に書けなかったり、うっかり忘れてしまったときは、翌日に記入。

月　日（　）	月　日（　）	月　日（　）	月　日（　）

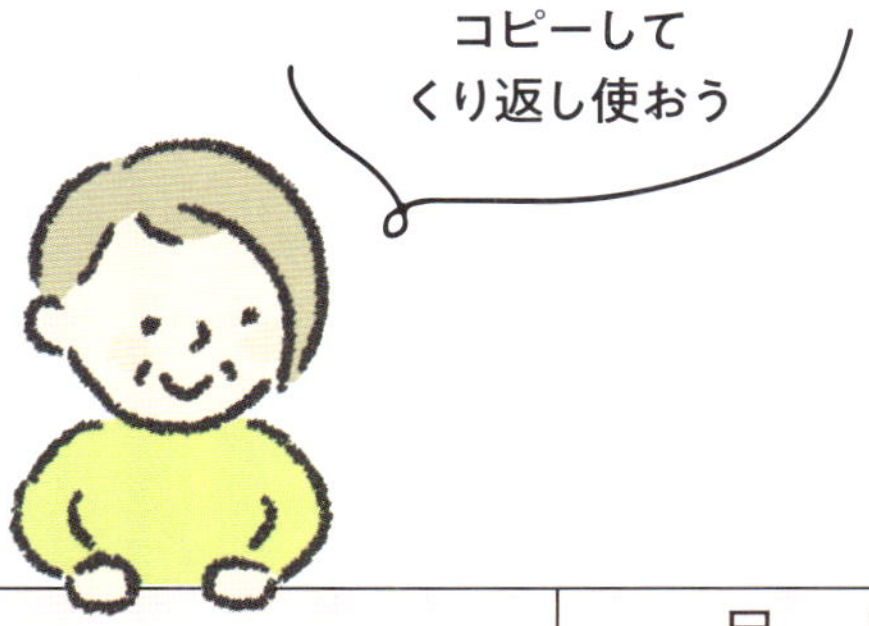

悩まされている気分：

	月　日（　）	月　日（　）	月　日（　）
4：00～5：00			
5：00～6：00			
6：00～7：00			
7：00～8：00			
8：00～9：00			
9：00～10：00			
10：00～11：00			
11：00～12：00			
12：00～13：00			
13：00～14：00			
14：00～15：00			
15：00～16：00			
16：00～17：00			
17：00～18：00			
18：00～19：00			
19：00～20：00			
20：00～21：00			
21：00～22：00			
22：00～23：00			
23：00～0：00			

Lesson16

楽しめた行動を、次週の予定に組み込む

1週間分のきぶん日記から、気分がよかった行動はどれかをチェック。
次の1週間でその行動を増やすと、つらい気分が確実に軽くなっていきます。

「外に出るのも人に会うのも面倒」と思っている人は多いが、数値で見ると、結果として気分がよくなっていることが多い。

気分よくできていた行動は、どれ？

3月11日（火）

「本屋に寄る」 20　「読書」 20

家で本を読んでいると気が滅入ることもあるけど、本屋はいい刺激になって楽しかった

3月13日（木）

「友だちとカフェで昼食」 10　「ヨガ教室」 10
「スーパーで買いもの」 10

ひさしぶりに友だちと話してスッキリ。外出前は億劫《おっくう》でも、行けば楽しく過ごせている

3月14日（金）

「シニアサロン（カラオケ）」 15

シニアサロンなんてバカみたいと思ってたけど、皆いい人で、大声で歌ったのも楽しかった

外に出て人に会うだけで心の負担が軽くなる

P70で記入した1週間分の日記を見てみましょう。数値が低かった行動はどれでしょうか？ 知り合いに会った、買いものに行ったなど、どんな行動でもかまいません。全体に数値が高い人でも、相対的に数値が低かった行動があるはずです。

その行動を、次の1週間でさらに増やしてください。人に会ったときに気分が軽くなっていたなら、知人に連絡してお茶を飲む予定などを入れ、予定として記入します。

お気に入りの「サードプレイス」をもつことも、気分の改善に役立ちます。自宅でも職場でもない第三の場所のことで、カフェや書店、図書館など、地域の人が訪れる場所ならどこでもOK。日々のストレスから解放されやすく、顔なじみのスタッフと挨拶をかわすだけでも、いい気分転換になります。

1日1つ、気持ちが上向く予定を入れる

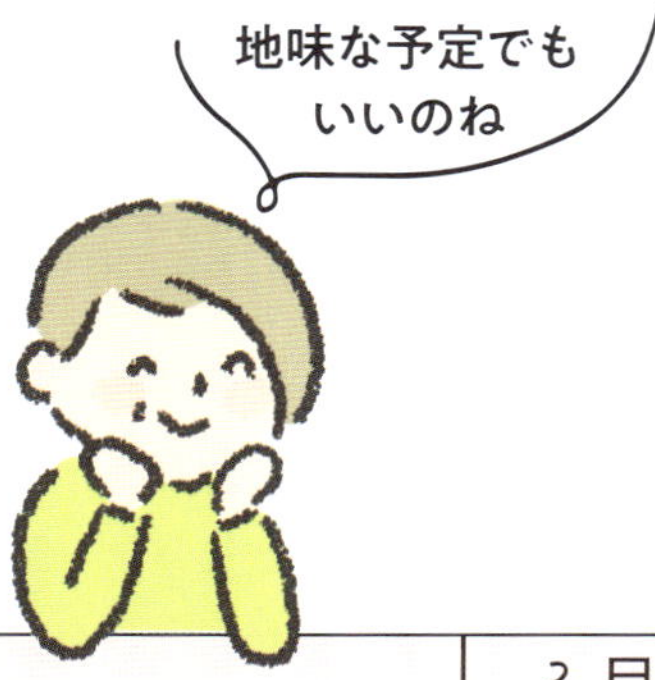
地味な予定でも
いいのね

増やしたい行動を、日時を決めて記入し、実行に移す。

悩まされている気分：ゆううつ

	3月17日（月）	3月18日（火）	3月19日（水）
4：00～5：00			
5：00～6：00			
6：00～7：00			
7：00～8：00			
8：00～9：00			
9：00～10：00			
10：00～11：00			
11：00～12：00			
12：00～13：00		友だちとカフェで昼食	
13：00～14：00			
14：00～15：00	駅前の本屋に行く		シニアサロンに行く
15：00～16：00			
16：00～17：00			スーパーで買いもの
17：00～18：00			
18：00～19：00			
19：00～20：00			
20：00～21：00			
21：00～22：00			
22：00～23：00			
23：00～0：00			

Point
安いベーカリーカフェなど、無理せず継続的に行ける場所で

お気に入りのサードプレイスを見つける

買っても買わなくてもいい。心や頭の刺激になる場所へ！

少ししか買わなくても、季節の食材にふれられる

さっそく
やって
みよう！

日時を決めて、楽しめそうな行動を記入

面倒に思えても、重い腰を上げて実行することで、気分が上向く。
楽しめる行動を、曜日ごとに1つずつ決めていけると完璧。

月　日（　）	月　日（　）	月　日（　）	月　日（　）

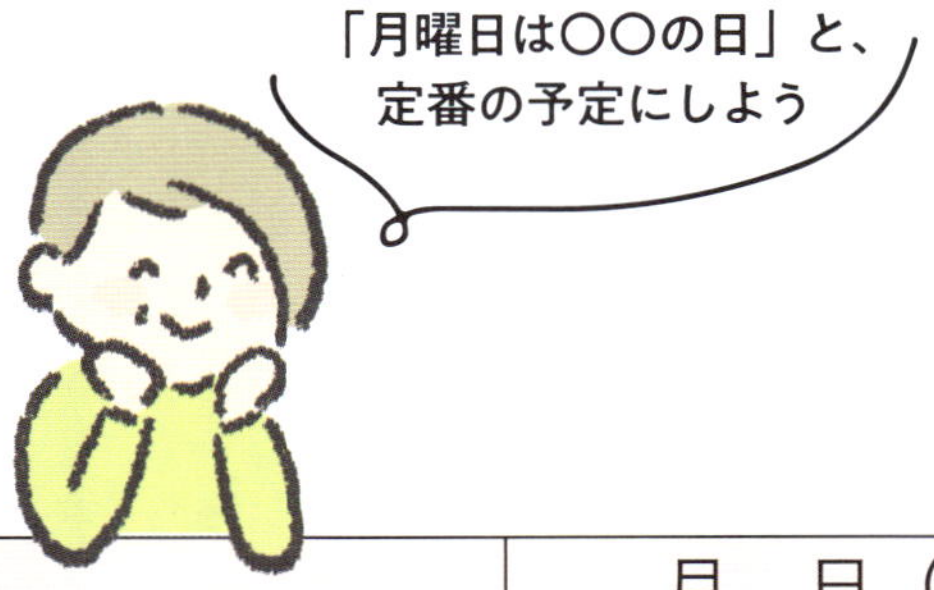

悩まされている気分：

	月　日（　）	月　日（　）	月　日（　）
4：00～5：00			
5：00～6：00			
6：00～7：00			
7：00～8：00			
8：00～9：00			
9：00～10：00			
10：00～11：00			
11：00～12：00			
12：00～13：00			
13：00～14：00			
14：00～15：00			
15：00～16：00			
16：00～17：00			
17：00～18：00			
18：00～19：00			
19：00～20：00			
20：00～21：00			
21：00～22：00			
22：00～23：00			
23：00～0：00			

Lesson17

先延ばしグセは、小さなごほうびで解決！

気分がさえないと、あらゆる行動が億劫《おっくう》になるもの。しかしそのまま先延ばししていては、さらにゆううつな気分に。一歩目を踏み出すための工夫を試してみましょう！

やることがたまるほど、ゆううつさに圧倒される

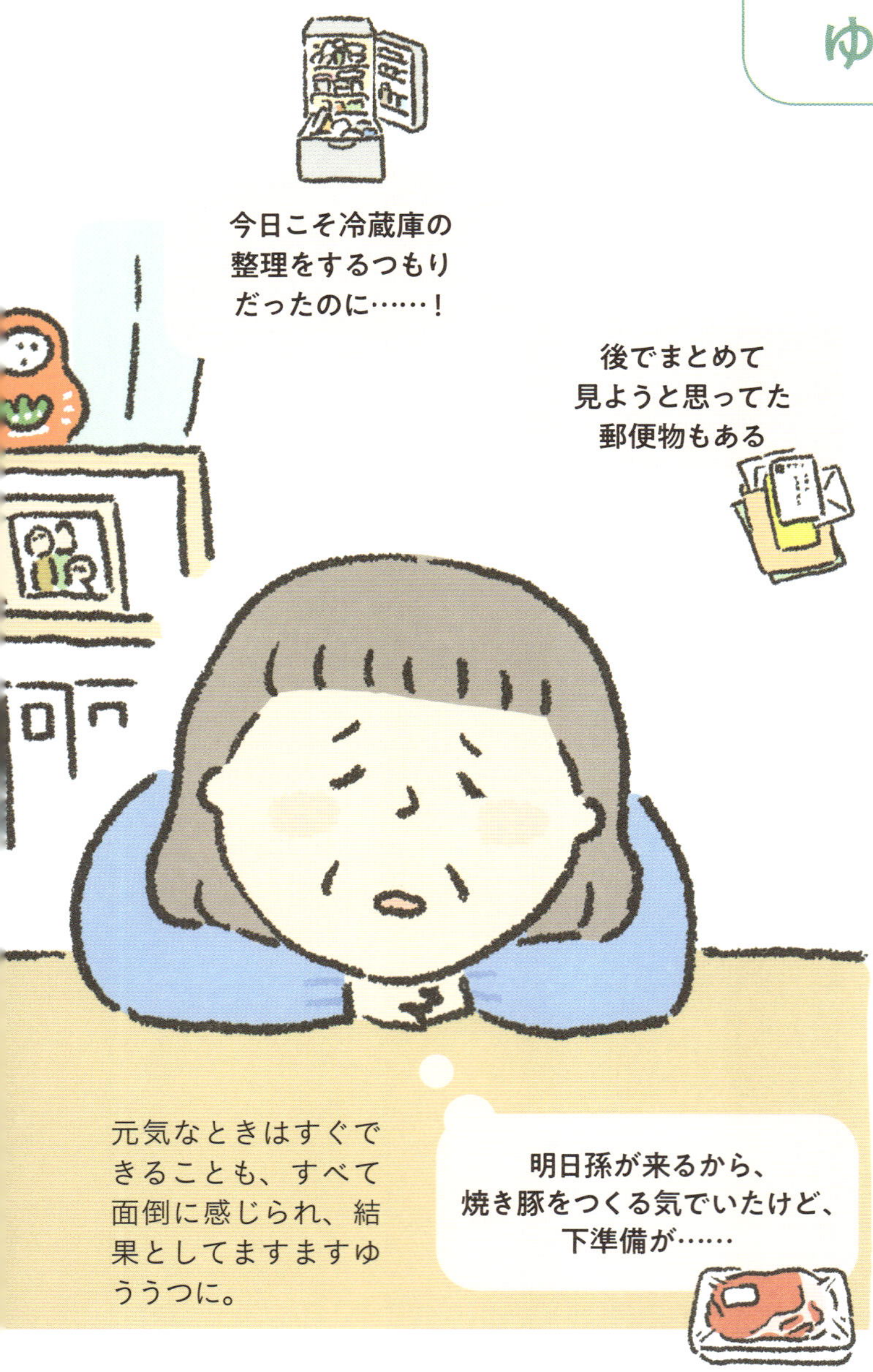
今日こそ冷蔵庫の整理をするつもりだったのに……！
後でまとめて見ようと思ってた郵便物もある
元気なときはすぐできることも、すべて面倒に感じられ、結果としてますますゆううつに。
明日孫が来るから、焼き豚をつくる気でいたけど、下準備が……

身のまわりの簡単なこともすべてが面倒に思える

部屋の掃除や片づけが面倒で、つい先延ばしにしてしまうことはありませんか？　あまりにゆううつだと、入浴すら面倒に感じることも。これはうつ症状に悩む人に強く見られる傾向です。

原因は「ゆううつメガネ」（→P33）。ゆううつな気分にとらわれているせいで、行動の難易度が、実際よりとても高く見えるのです。そのままほうっておくと、気分はますます悪化します。雑事はどんどん積み重なり、つねに心に引っかかった状態に。そして「何1つちゃんとできない。自分はダメだ」と、自分を否定したくなります。

先延ばし行動がある人は、左のシートに記入し、それが自分のメリットになっているかどうかを検討してみましょう。これ以上先延ばしにしても、いいことはないと気づけるはずです。

先延ばしのメリットとデメリット、大きいのはどっち？

メリット＆デメリット比較表

先延ばし行動

冷蔵庫を整理して、賞味期限切れの食品は捨てる

メリット	デメリット
1 このままゴロゴロしていられる	1 古くなった食材がたまっていき、そのうちニオイもし始める
	2 早く使ったほうがいい食材がわからず、買いもののときに困る
	3 「なんでこんなにだらしないんだろう」と、自分がいやになる
	4 いつも心に引っかかっているせいで、気が晴れない
	5 たまにようすを見に来る娘に、認知症を疑われるかもしれない

結論

デメリットのほうがずっと多く、これ以上先延ばししてもいいことはない

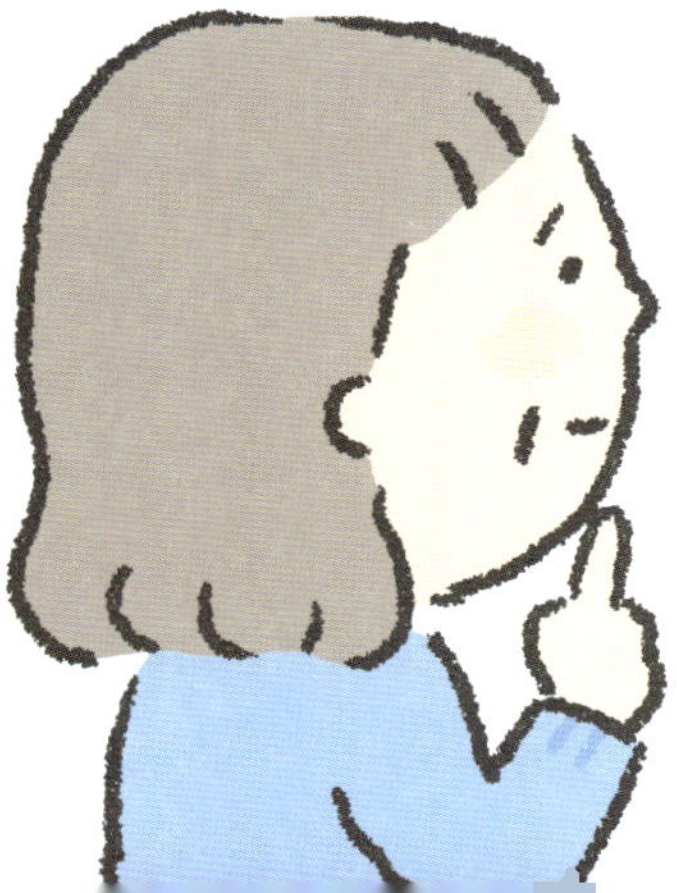

うすうすわかってたけど、
書き出すと、思った以上に
デメリットだらけね

先延ばし行動の欄に、具体的な行動を記入。このまま先延ばしすることのメリットとデメリットを考えられるかぎり書き出し、最後に比較検討する。

さっそく
やって
みよう！

先延ばし行動のメリット＆デメリットを記入

先延ばししている行動と、先延ばしすることのメリット、デメリットを書き出す。すると、自分の利益になる行動かどうかを客観的に判断できる。

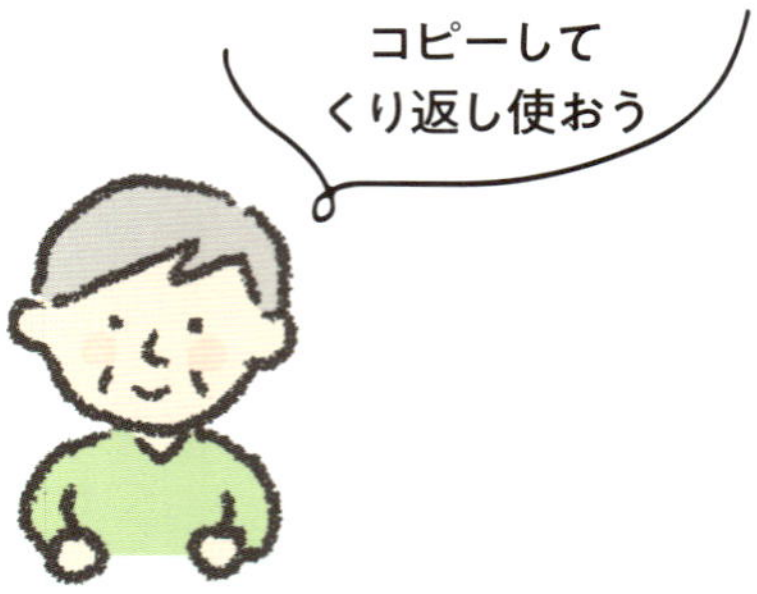

メリット＆デメリット比較表

先延ばし行動

メリット

デメリット

結論

さっそくやってみよう！

非日常的な行動をごほうびにする

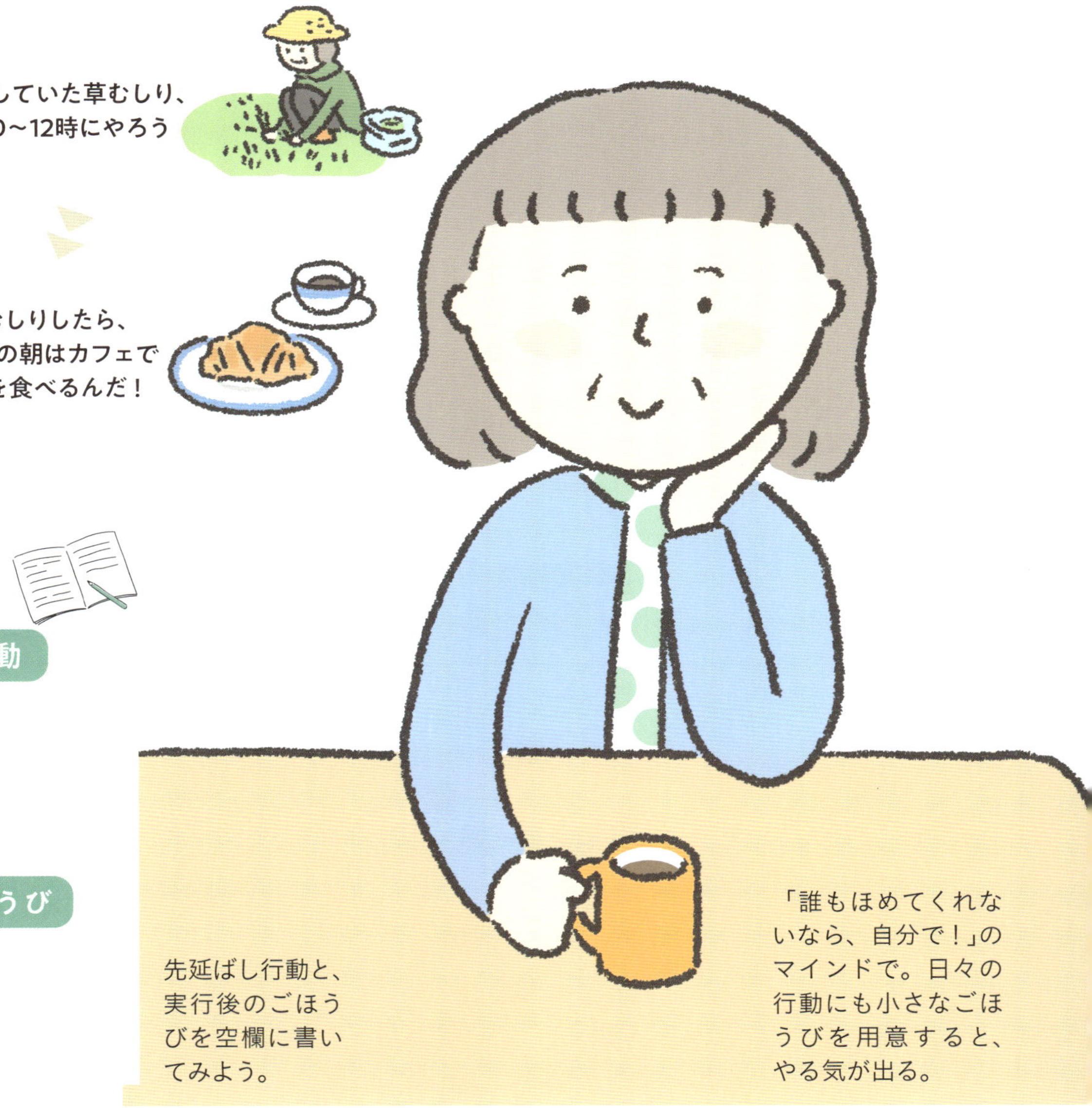
先延ばししていた草むしり、
明日の10～12時にやろう
草むしりしたら、
明後日の朝はカフェで
パンを食べるんだ！

空欄に
書き込んでみよう

先延ばし行動

行動後のごほうび

先延ばし行動と、実行後のごほうびを空欄に書いてみよう。

「誰もほめてくれないなら、自分で！」のマインドで。日々の行動にも小さなごほうびを用意すると、やる気が出る。

いつもと違う楽しい行動をごほうびにして、やる気アップ

先延ばししていてもいいことはないと気づけたら、一歩目を踏み出すことが肝心。日時を決めてさっそく行動しましょう。

ポイントは、行動を細分化して、一度にやる量を減らすこと。たとえば部屋の片づけが面倒な場合。一度にまとめて片づけるとなると、億劫《おっくう》になるのは当然です。「今日はテーブルの上だけ」「明日は食器棚の上の段」と、場所をこまかく区切って進めれば、必ずゴールにたどり着けます。1日15分と決めて、時間で区切る方法もおすすめです。

さらに実行後のごほうびも用意しておきましょう。日常的に食べているおやつ類ではなく、ほんの少し特別感のあるごほうびを。普段外食しない人なら、「朝食はカフェでパンを食べる」なども魅力的なごほうびです。お金をかけずにできる、魅力的なごほうびを考えてみてください。

Lesson18

やってみたかった趣味を、いま始める

趣味は心と身体の健康に直結しています。趣味がない人もあきらめないで。
少しでも興味をもてることがあれば、まずは参加して試してみましょう。

趣味をもつことの、心の健康への効果を調べた世界的調査。趣味がある人は抑うつになりにくく（■マークが左へシフト）、生活満足度が高い（■マークが右へシフト）。

趣味は心を健康にし、生活満足度を高める

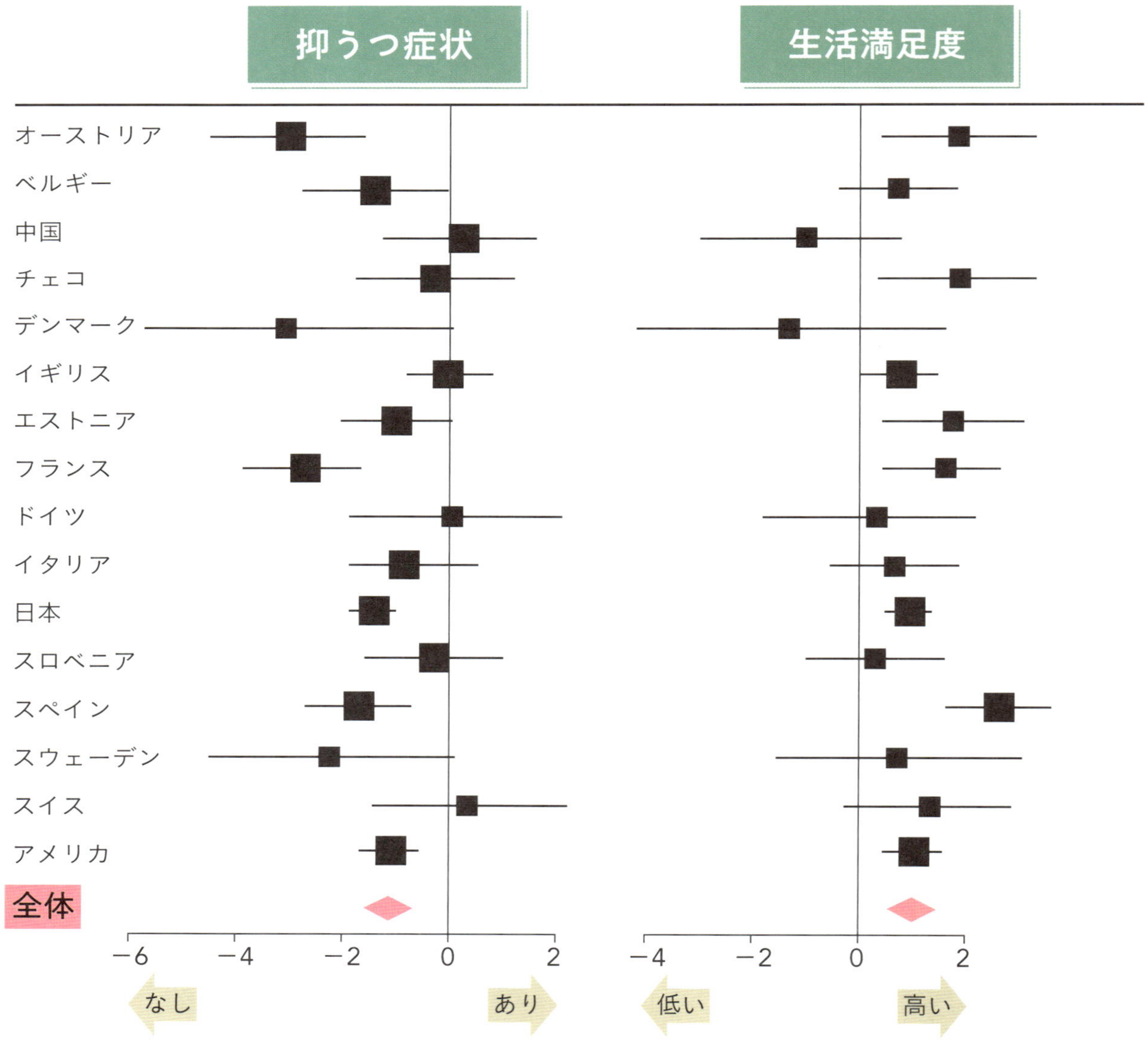

（「Hobby engagement and mental wellbeing among peple age 65 years and older in 16 countries.」
Mak HW et al., Nature Medicine vol.29（9）: 2233-2240, 2023より引用）

さっそくやってみよう！

新たな趣味に挑戦し、世界を広げる

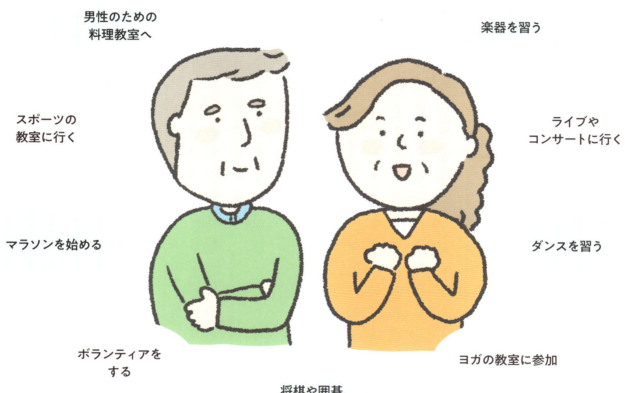

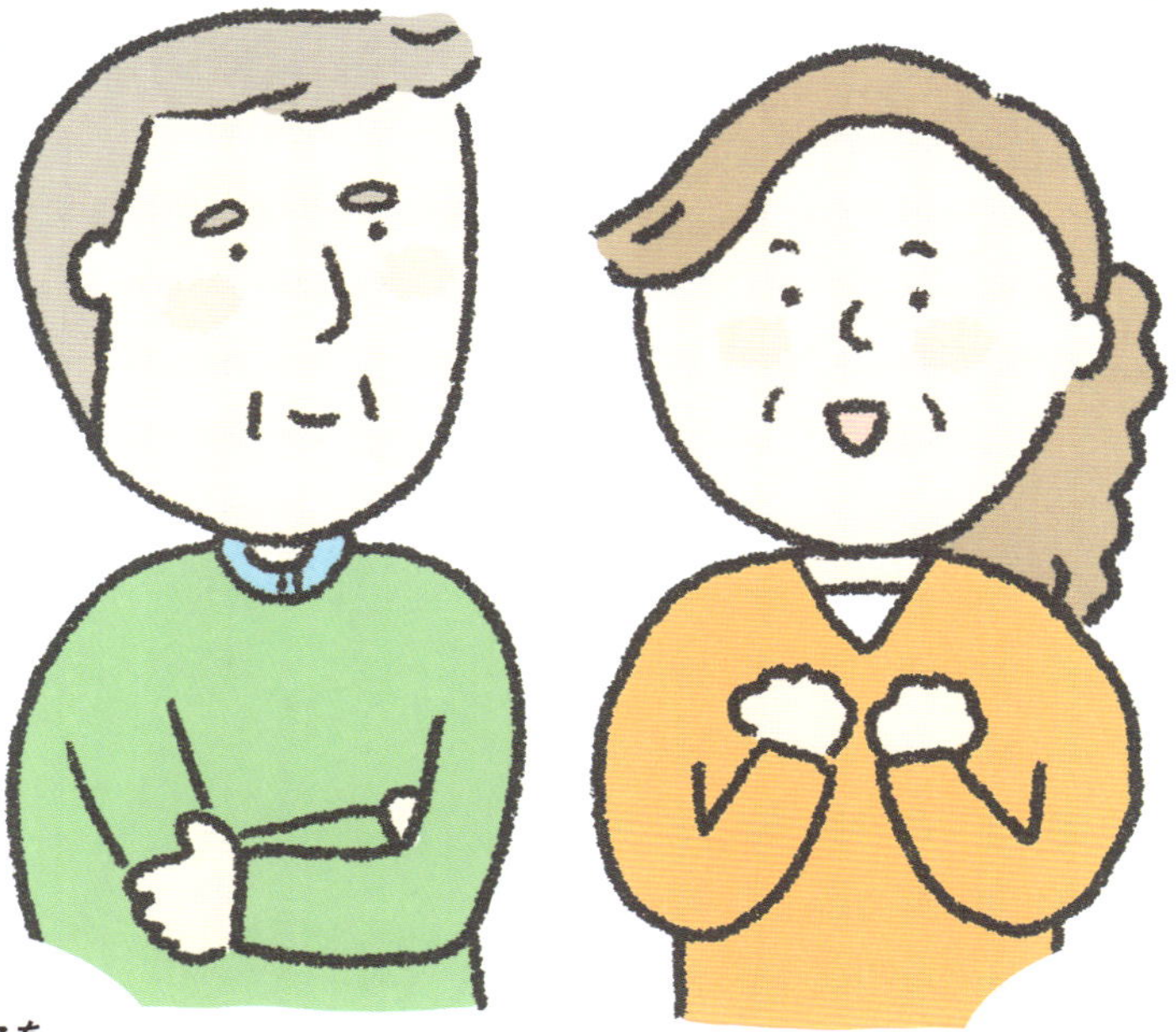
週に1回
映画を見に行く
楽器を習う
ライブや
コンサートに行く
ダンスを習う
ヨガの教室に参加
将棋や囲碁、
麻雀を習う
ボランティアを
する
マラソンを始める
スポーツの
教室に行く
男性のための
料理教室へ

はじめての活動こそ心身のいい刺激に。「伸びしろしかない！」という前向きな姿勢で挑戦を。

趣味に熱中している人ほどうつにならない

仕事や子育てで大忙しの中年期には、「老後こそ好きなことをしてゆっくり過ごしたい」と誰もが思っています。しかしいざシニア期になると、身体も頭も思うように働かないものです。いやになりますね。

でも、この先の人生でいちばん若いのは〝いま〟です。やってみたかった趣味や楽しみがあるなら、いまこそ始めどきです。

シニアの健康に関する国内外の研究でも、楽しめる趣味や余暇活動がある人は、心が健康とわかっています。16か国のシニアを対象とした大規模調査でも、うつになりにくく、生活満足度が高い傾向に（右図参照）。趣味の内容は幅広く、音楽やアート、ダンス、ガーデニングのほか、シニアサロンへの参加やボランティア活動なども含まれます。楽しんで熱中できることなら、何でも効果があるのです。

趣味を週２以上楽しむ人は認知症にもなりにくい！

アメリカの大規模調査では、好きな余暇活動を週2回以上楽しんでいる人は、認知症のリスクが大幅に低いとわかった。

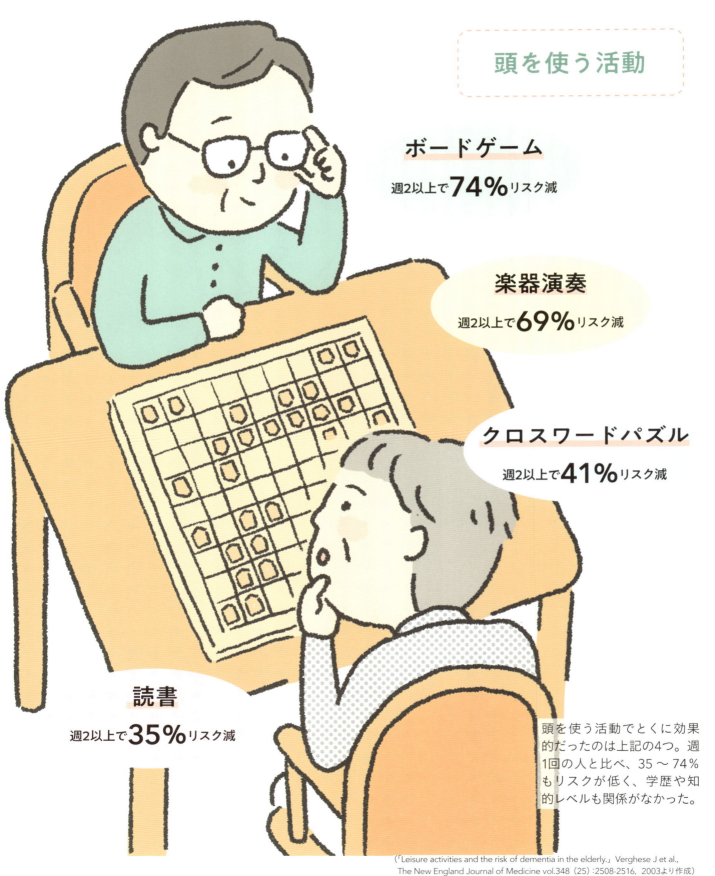

頭を使う活動

ボードゲーム

週2以上で**74%**リスク減

楽器演奏

週2以上で**69%**リスク減

クロスワードパズル

週2以上で**41%**リスク減

読書

週2以上で**35%**リスク減

頭を使う活動でとくに効果的だったのは上記の4つ。週1回の人と比べ、35 ～ 74％もリスクが低く、学歴や知的レベルも関係がなかった。

（「Leisure activities and the risk of dementia in the elderly.」Verghese J et al., The New England Journal of Medicine vol.348（25）:2508-2516, 2003より作成）

楽しめる活動があると認知症もフレイルも防げる

趣味の効果は、心の健康だけにとどまりません。認知症予防にもつながっています。

この関係は、国内外の多くの研究で裏づけられています。日本の中高年3095人を対象とした追跡調査でも、趣味がない人に比べ、趣味がある人の認知症発症率は17％も低いと判明。いくつもの趣味をもつ人では、22％も低い傾向にありました。

趣味の有無は健康寿命にも関係します。楽しめる趣味や余暇活動がないと、フレイル（心身の虚弱）に陥りやすいのです。反対に、ウォーキングや釣りなどの身体活動を習慣とする人は、フレイルの発症率が43％も低い傾向に。シニアサロンやお茶会、将棋など、人とおこなう文化的活動も効果的で、発症率が59％も低下します。自立した生活を送り続けたいなら、夢中になれる活動を見つけましょう。

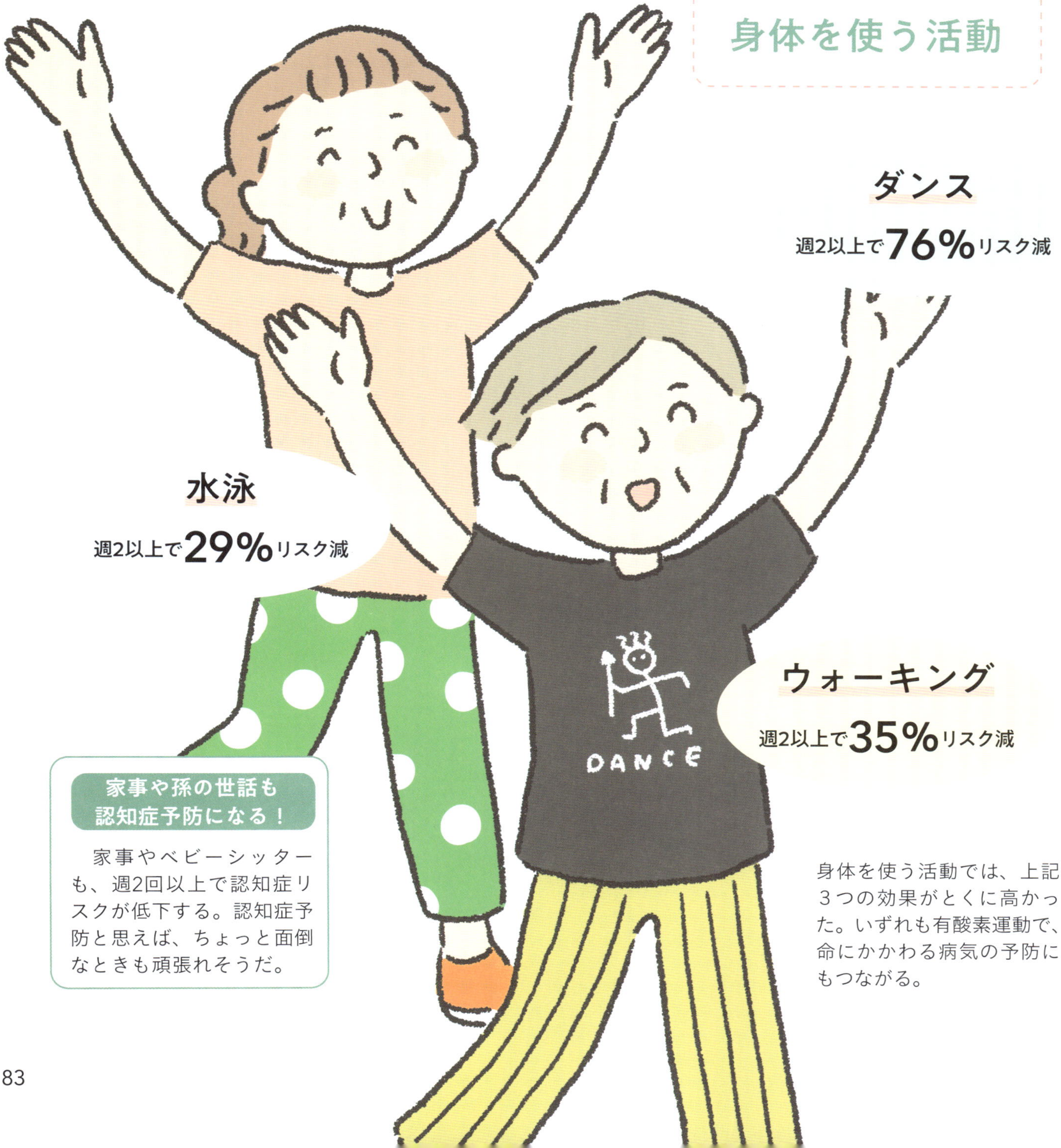
身体を使う活動
ダンス
週2以上で76%リスク減
水泳
週2以上で29%リスク減
ウォーキング
週2以上で35%リスク減
DANCE

家事や孫の世話も認知症予防になる！

家事やベビーシッターも、週2回以上で認知症リスクが低下する。認知症予防と思えば、ちょっと面倒なときも頑張れそうだ。

身体を使う活動では、上記3つの効果がとくに高かった。いずれも有酸素運動で、命にかかわる病気の予防にもつながる。

Lesson19

1人遊び上手になれば、人生はもっと楽しい

誰かと一緒じゃないと外出を楽しめないというのは、思い込みです。
好きな活動で心を元気に保つために、1人での外出や旅行に挑戦してみましょう！

1人でおでかけ

はじめての「ソロ活」に挑戦！

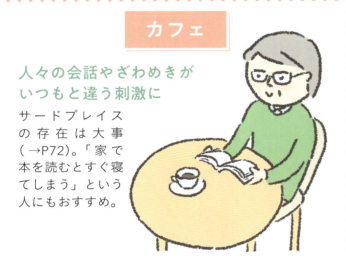

カフェ

人々の会話やざわめきがいつもと違う刺激に

サードプレイスの存在は大事(→P72)。「家で本を読むとすぐ寝てしまう」という人にもおすすめ。

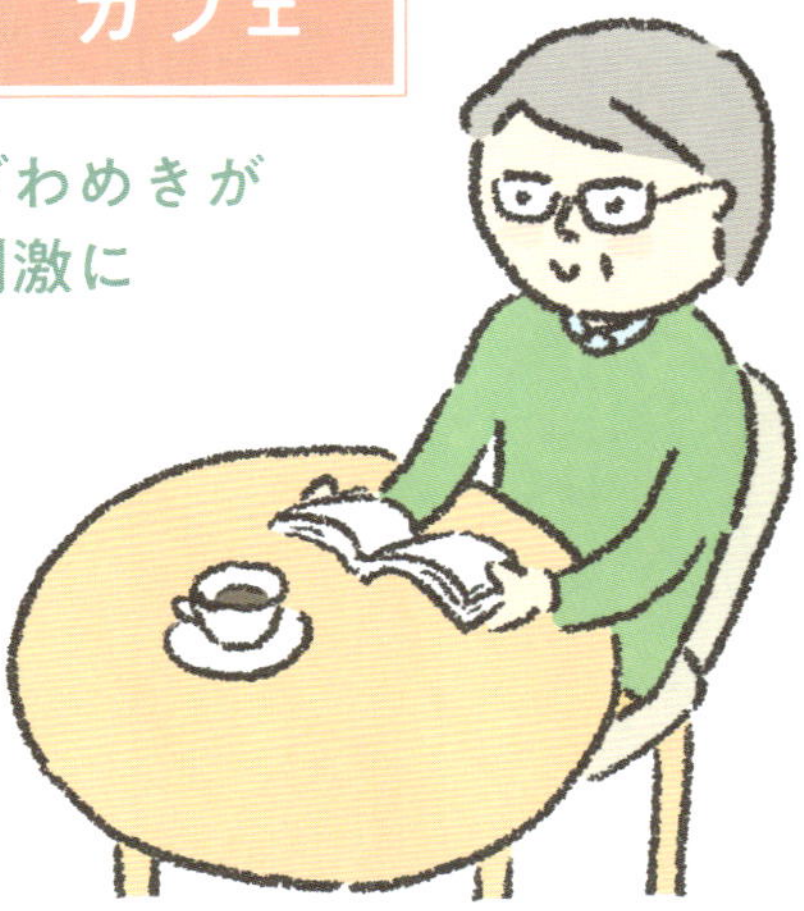

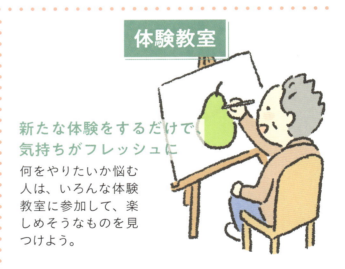

体験教室

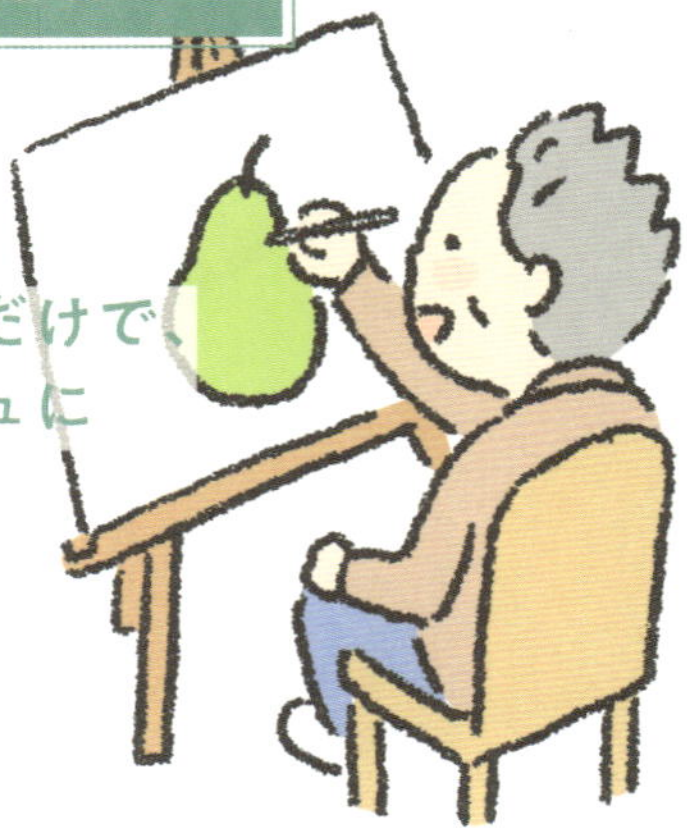

新たな体験をするだけで気持ちがフレッシュに

何をやりたいか悩む人は、いろんな体験教室に参加して、楽しめそうなものを見つけよう。

美術館

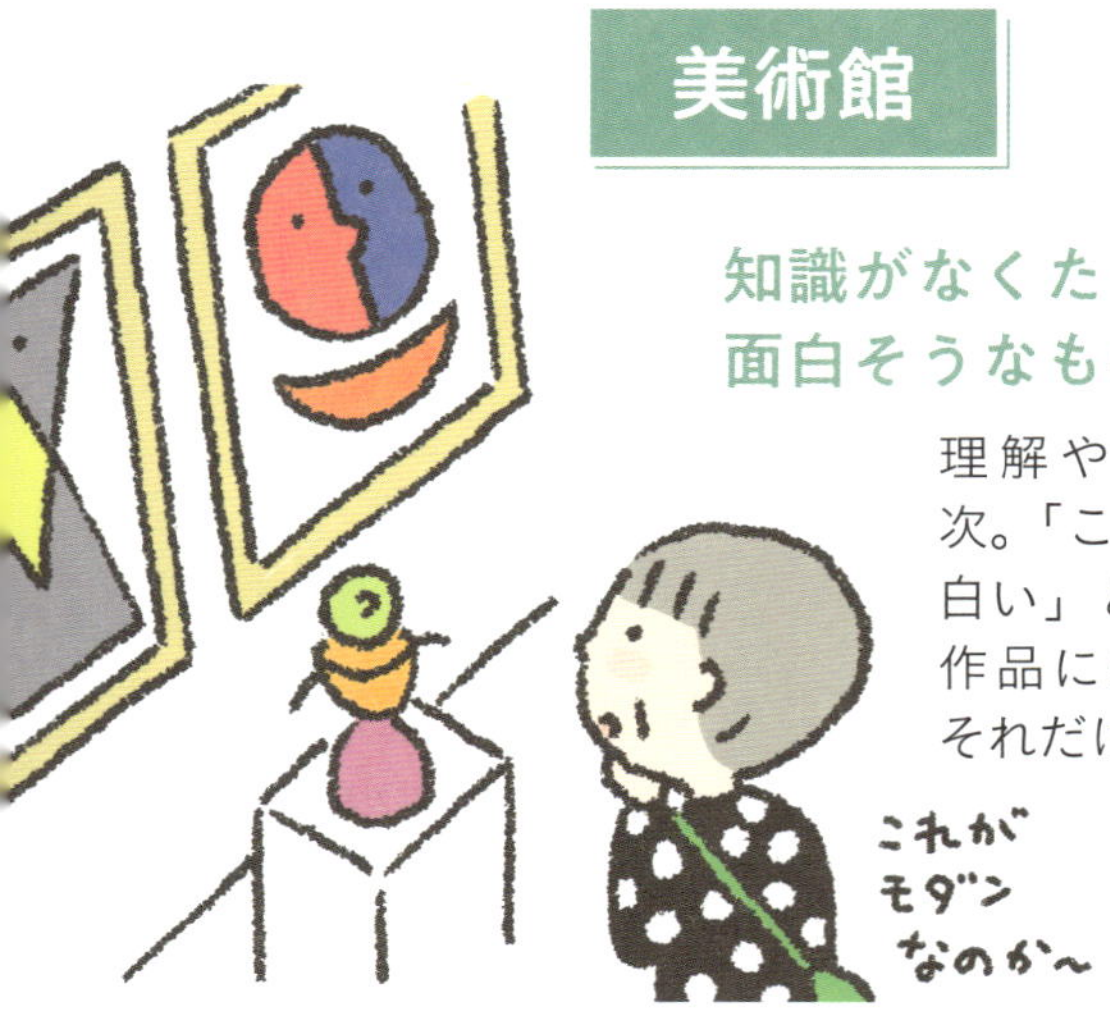

知識がなくたっていい。面白そうなものにふれる

理解や解釈は二の次。「これ好き」「面白い」と感じられる作品に出合えれば、それだけで楽しい。

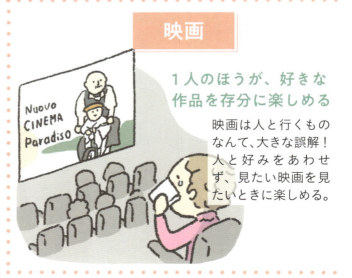

映画

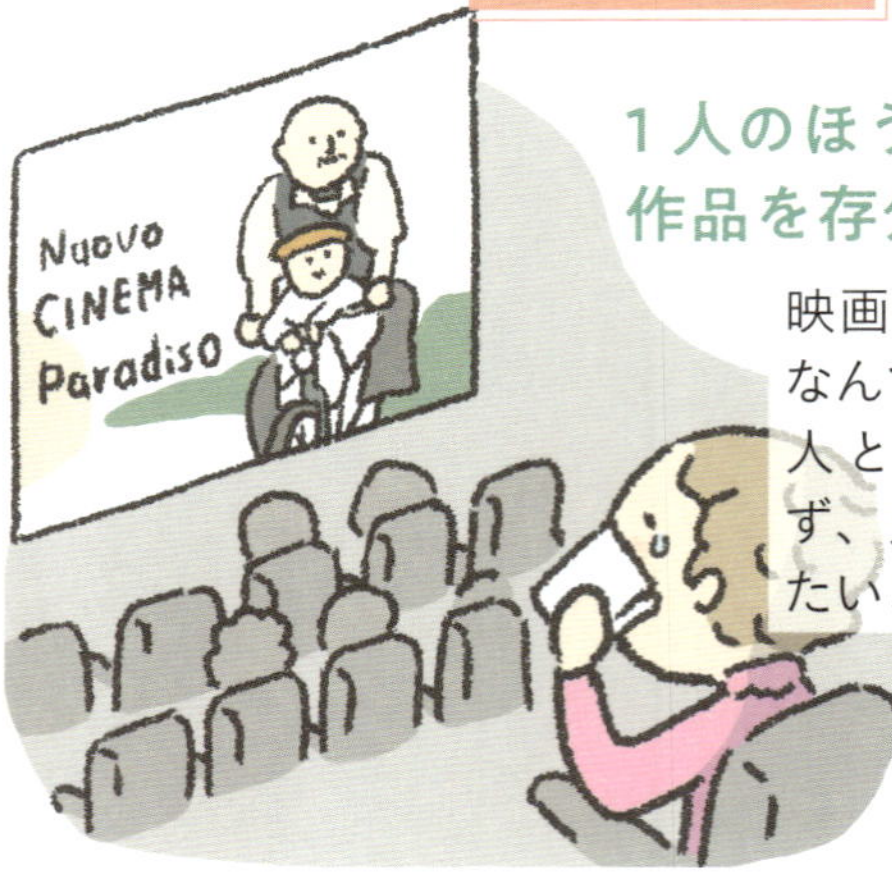

1人のほうが、好きな作品を存分に楽しめる

映画は人と行くものなんて、大きな誤解！人と好みをあわせず、見たい映画を見たいときに楽しめる。

自分で自分を楽しませる。これが幸せなシニアの原則

世代が上になるほど、夫婦や家族での外出が常識で、1人行動に不慣れな人が多いようです。

けれど、時代は変わりました。若者も中高年も、好きな活動を存分に楽しむために、1人で出かける人が増えています。これが「ソロ活」で、「ソロ（単独）」と「活動」の造語です。

夫婦であっても、趣味や推しの対象が一致するとはかぎらず、たいていはどちらかにあわせているもの。「まだ終わらないのか」とせかされた経験のある人もいるのでは？　ソロ活なら、そんなストレスもありません。

「年寄りが1人で遊びに行くなんてはずかしい」というのも、思い込みです。好きな活動を楽しむシニアは、若年者から見ても魅力的。パートナーがいる人もいない人も、自分で自分を楽しませ、心を元気に保つために、ソロ活に挑戦してみましょう。

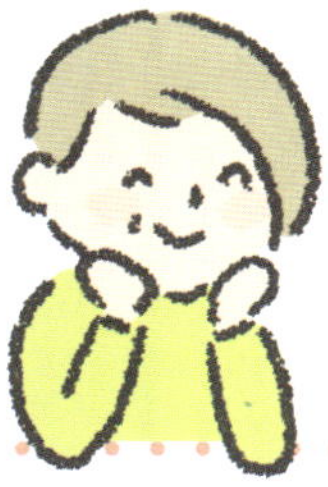

若者や中年にも人気の「ソロ活」。1人でできない活動なんてない。

舞台／歌舞伎

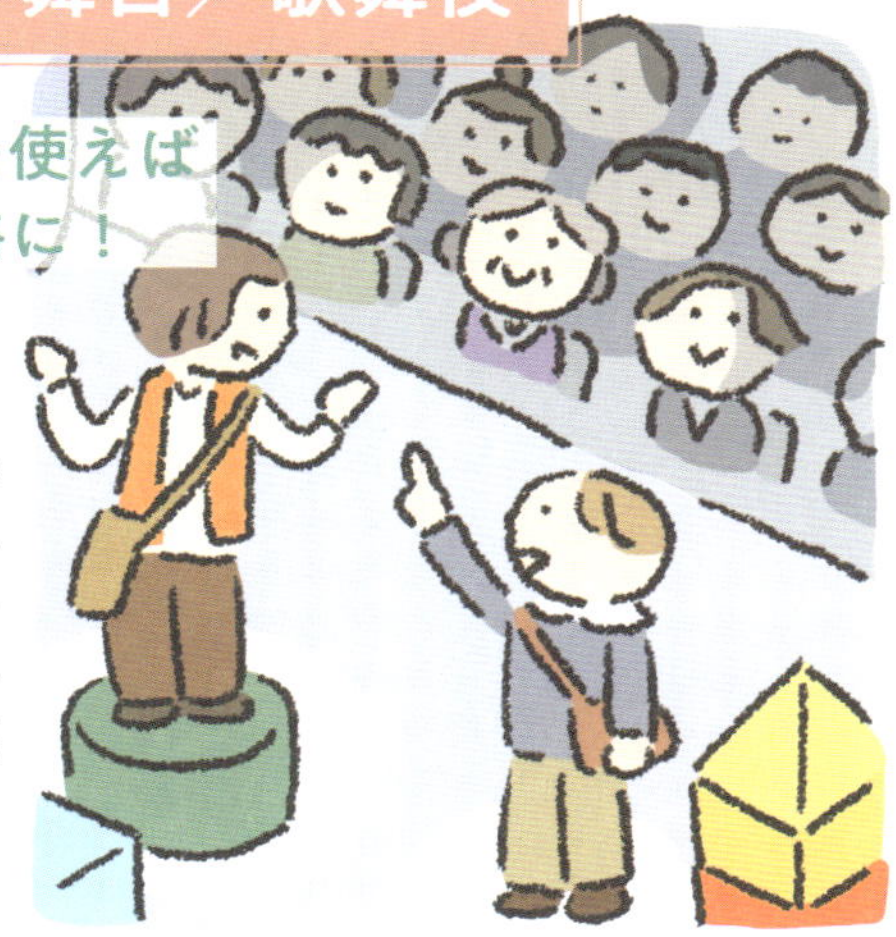

シニア割引を使えばお手ごろ価格に！

敷居が高く感じられる歌舞伎は、イヤホンで意味を解説してくれるサービスもある。一般より手ごろな価格で楽しめるのもいい。

ライブ／コンサート

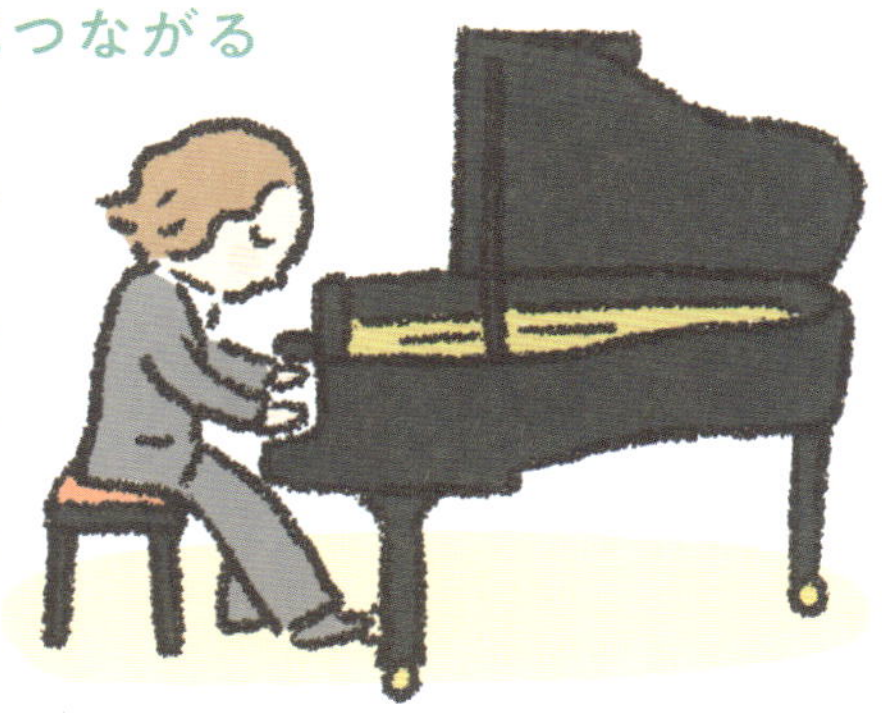

心のときめきも認知症予防につながる

好きなミュージシャンをYouTubeなどで見つけたら、生の音と空間を楽しみに出かけよう。忘れがたい体験になるはず。

カラオケ

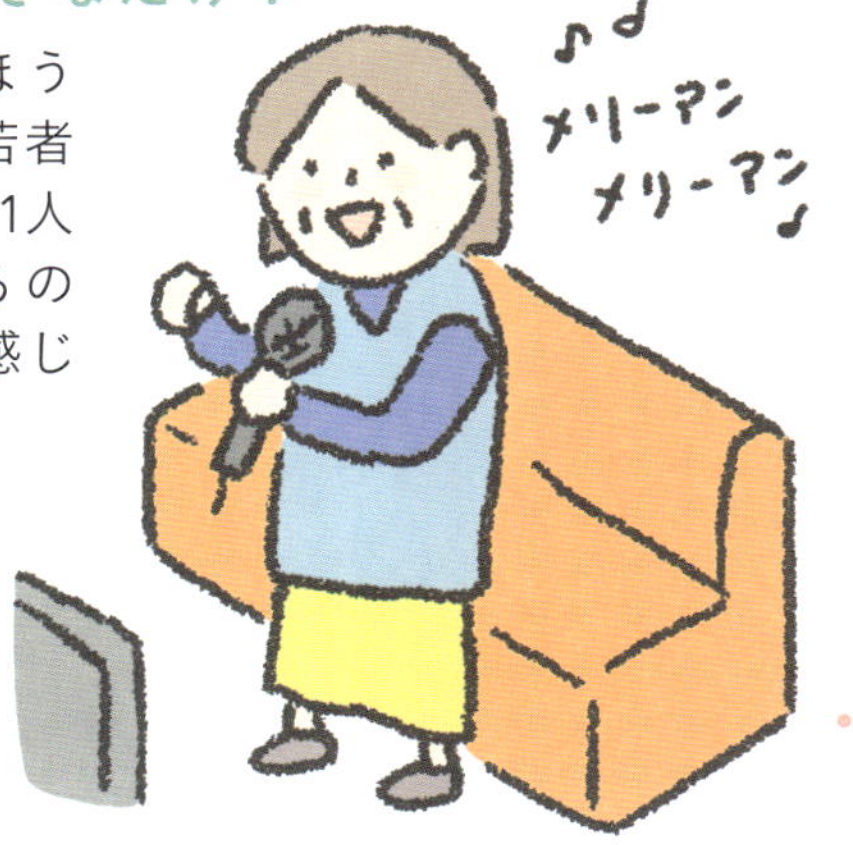

1人カラオケはいまや常識。好きな歌を好きなだけ！

いまは「1人のほうが気楽」という若者が増え、店側も1人客に慣れているので、はずかしく感じることはない。

テーマパーク

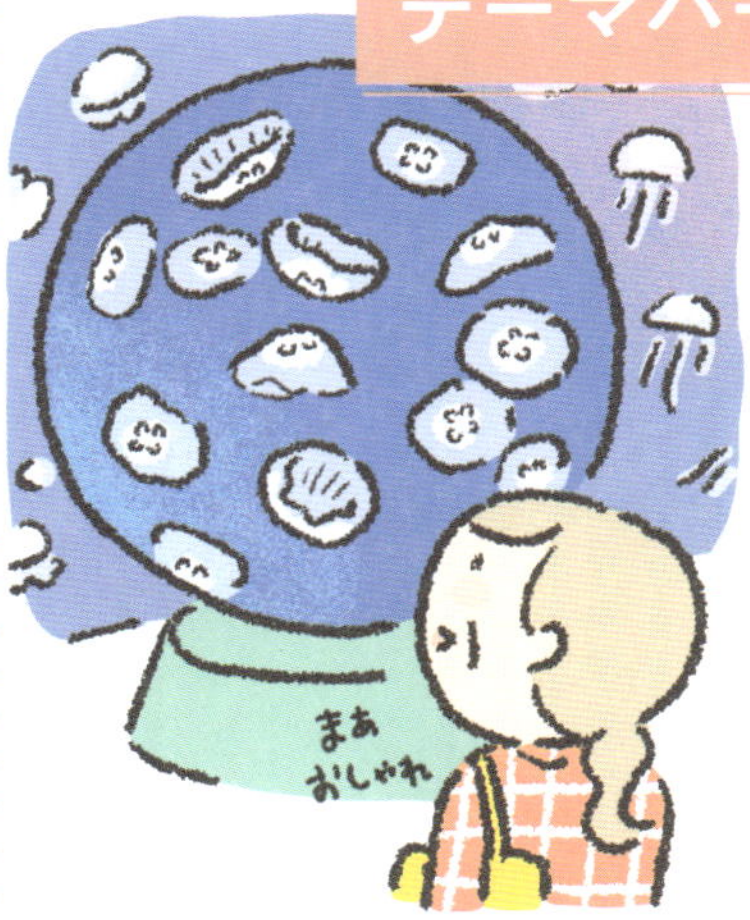

アクアリウムなど大人向けの施設もいっぱい

夫婦で行こうとすると、趣味があわず、かえって面倒なことも。誰にもせかされず、好きな展示を存分に味わって。

遠出にチャレンジ

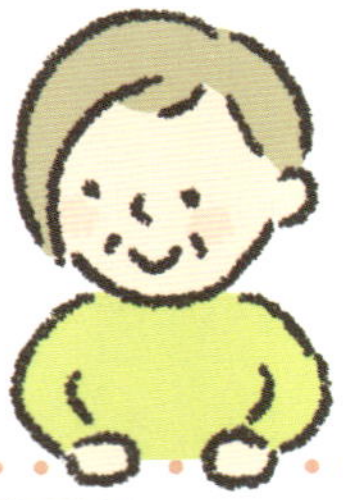

「1人じゃはずかしい」と思うときは、〝と思った〞技法を使って！（→P37）

寺社めぐり

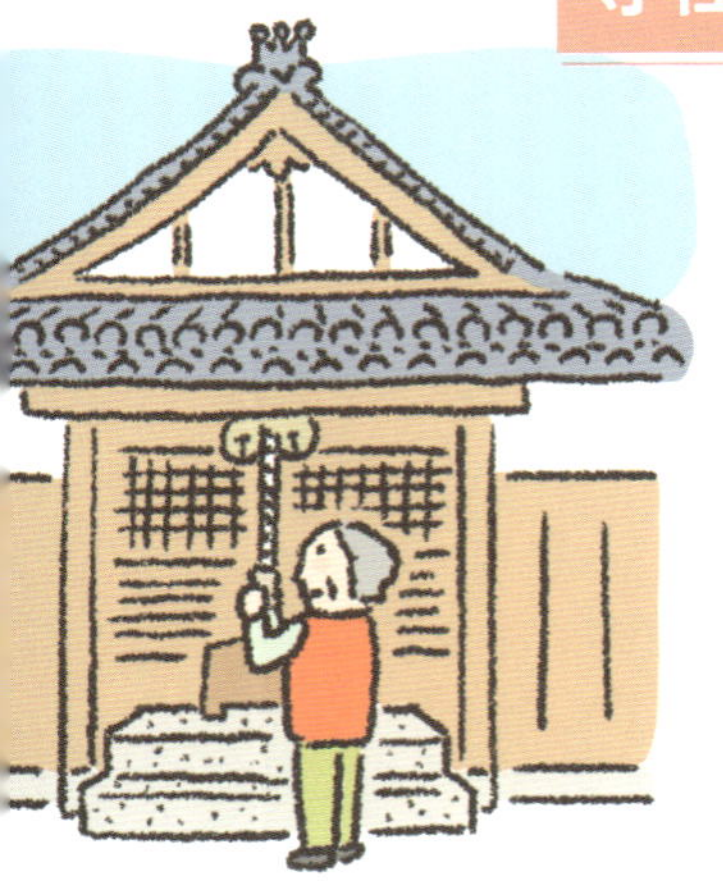

近隣にも、訪れたことのない寺社がいっぱい

京都などの名所もいいが、行ったことのない近隣の寺社もおすすめ。歴史や建築にふれるほか、境内を歩くだけでも楽しい。

俳句

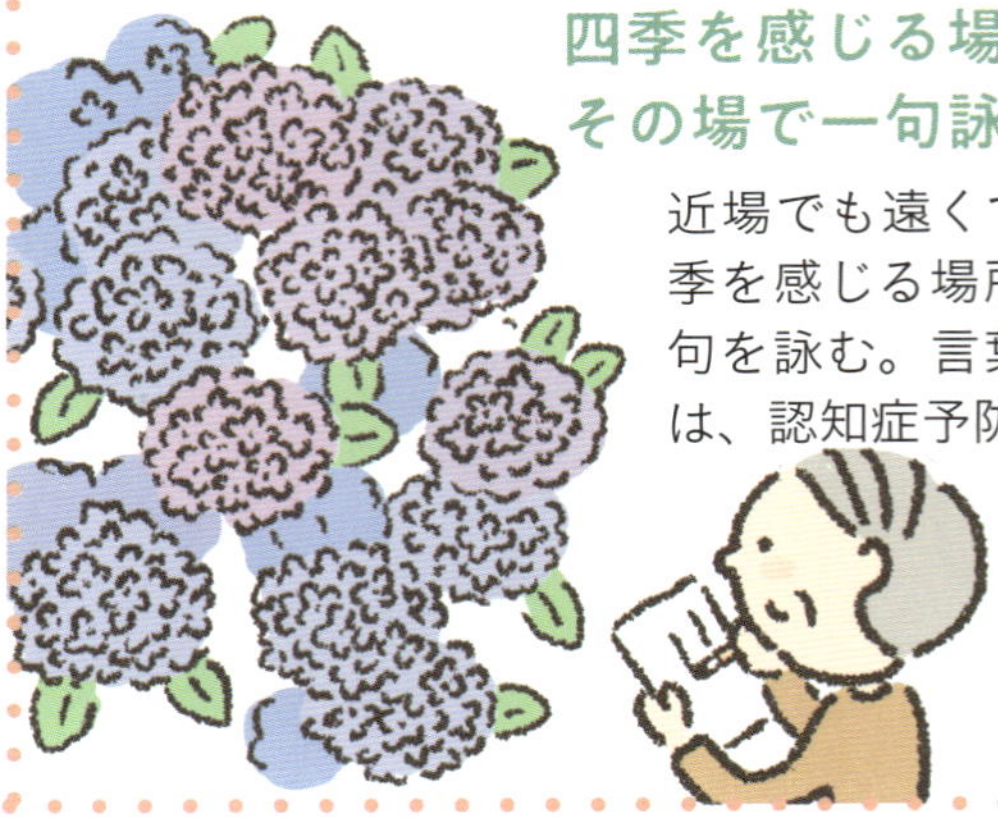

四季を感じる場所に行き、その場で一句詠む

近場でも遠くでもいい。四季を感じる場所を訪れ、俳句を詠む。言葉を使う趣味は、認知症予防にも効果的。

バスツアー

おひとり様どうしで話がはずむこともある

紅葉狩り、果物狩りなどテーマが豊富で、価格が手ごろなのも魅力。最近はおひとり様限定ツアーも増えている。

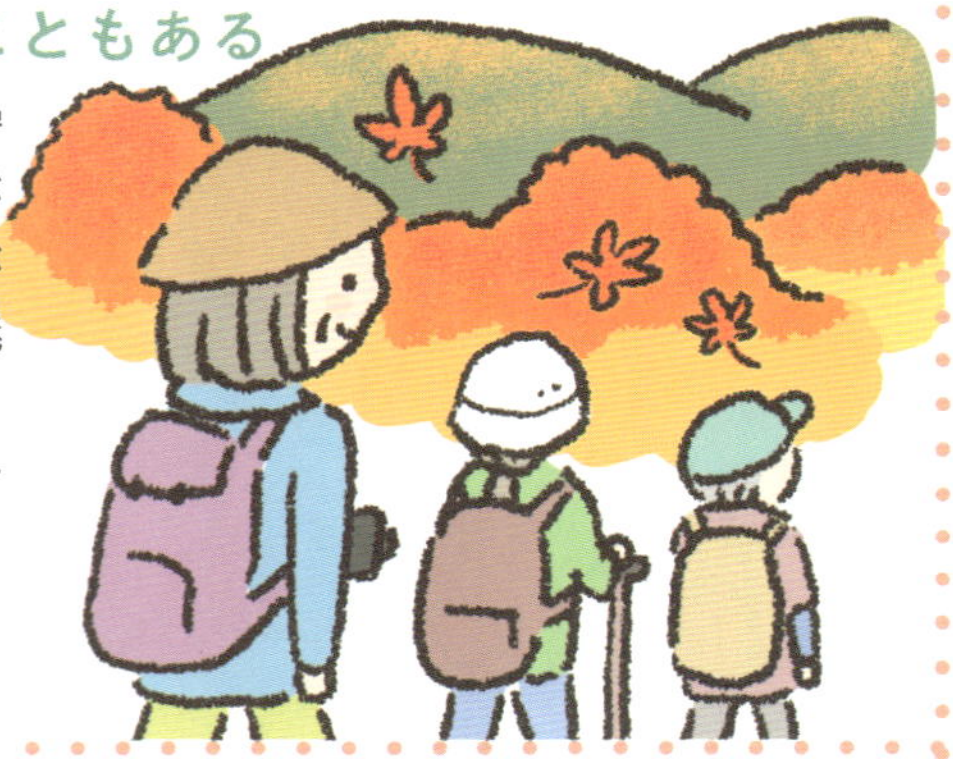

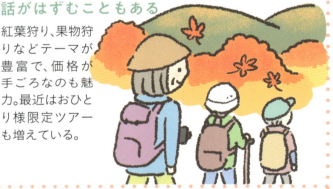

日帰り温泉

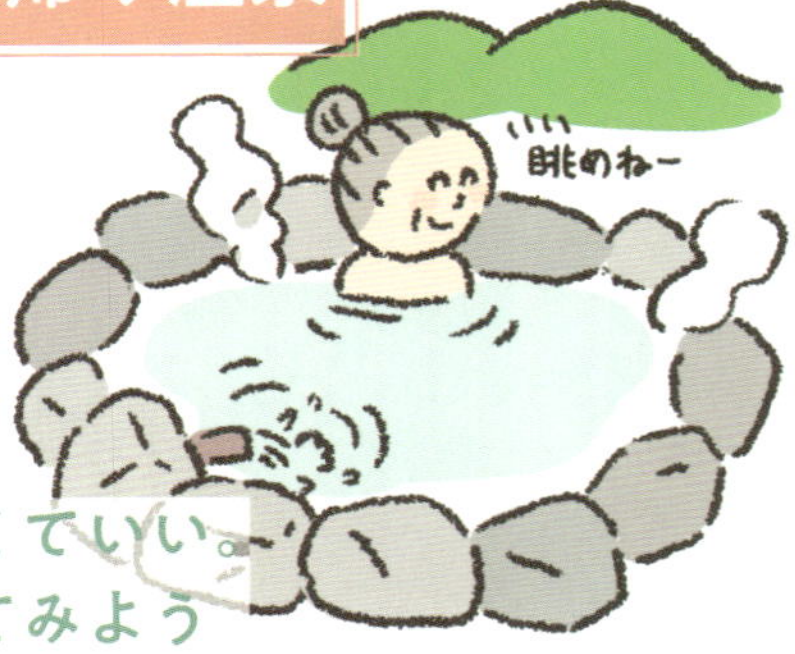

夫婦単位じゃなくていい。ふらりと出かけてみよう

有名な旅館の名湯も、1000〜2000円程度で日中に入れることが多い。露天風呂には四季を味わう楽しみもあり、心身のいい刺激に。

森林散歩

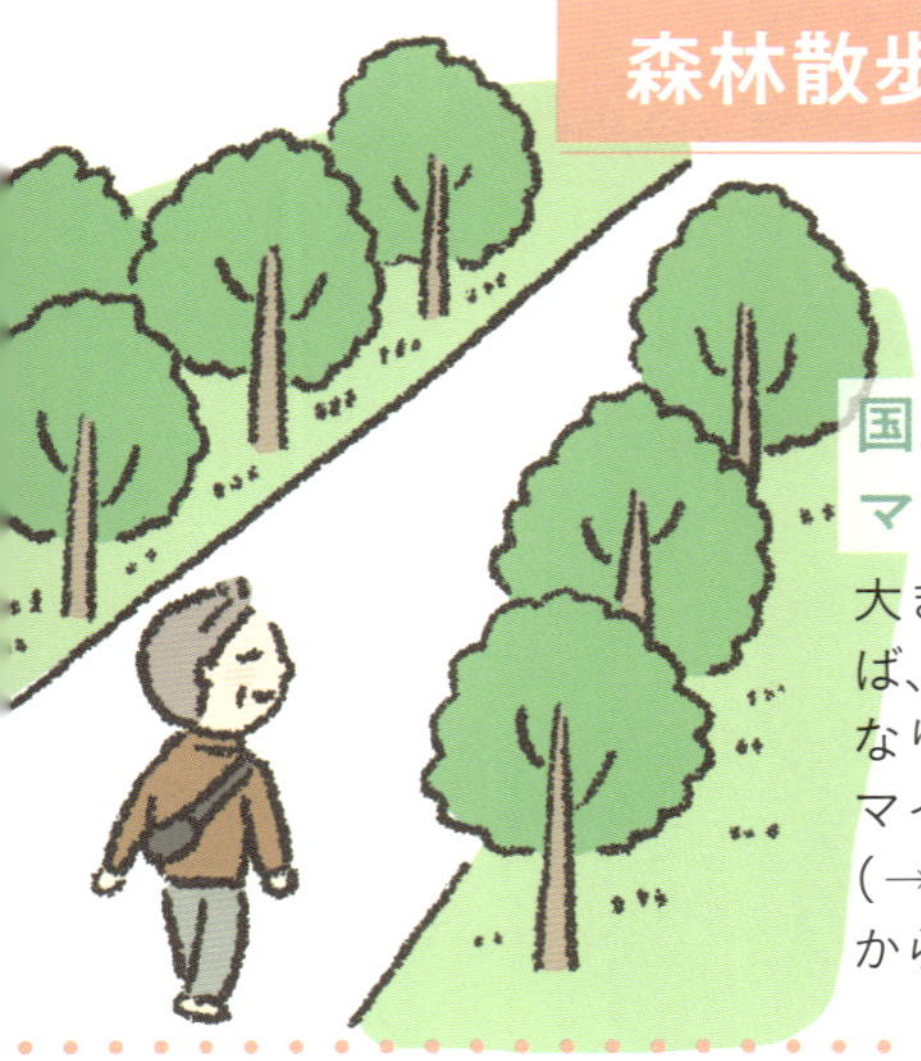

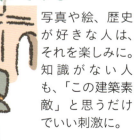

国立公園などに赴き、マインドフルに歩く

大きな国立公園を歩けば、それだけで運動になり、1日7000歩達成！マインドフルに歩けば（→P54）、日々の悩みから心が解放される。

建築めぐり

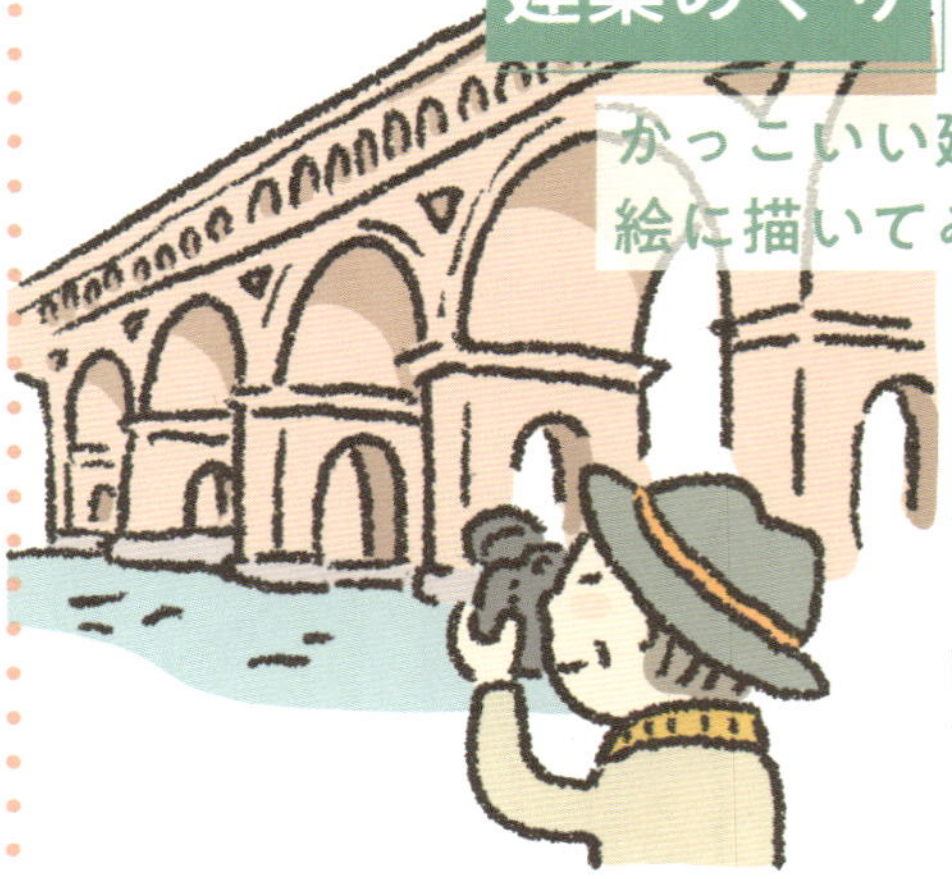

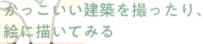

かっこいい建築を撮ったり、絵に描いてみる

写真や絵、歴史が好きな人は、それを楽しみに。知識がない人も、「この建築素敵」と思うだけでいい刺激に。

自宅で楽しむ

折り紙

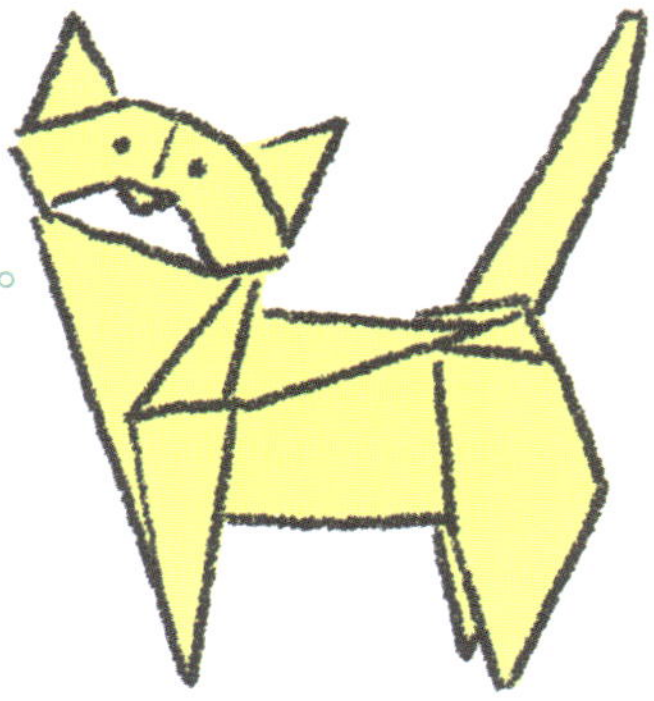

大人の折り紙が流行中。認知症予防にもなる！

簡単などうぶつ折り紙から、飾りたくなる素敵な立体作品まであり、年代を問わず人気。手先の作業は認知症予防にもなる。

絵日記

その日見た素敵なものを絵に描いて残す

認知症予防にも勧められている方法。言葉や絵で残したくなるできごと、光景を日常で探すことも、いい刺激に。

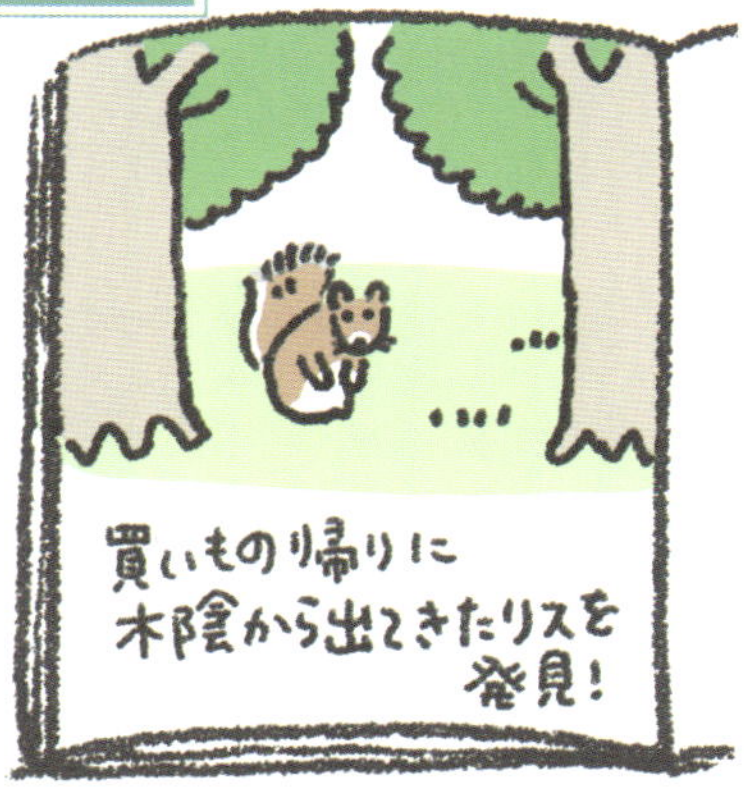
買いもの帰りに
木陰から出てきたリスを
発見！

コーヒー

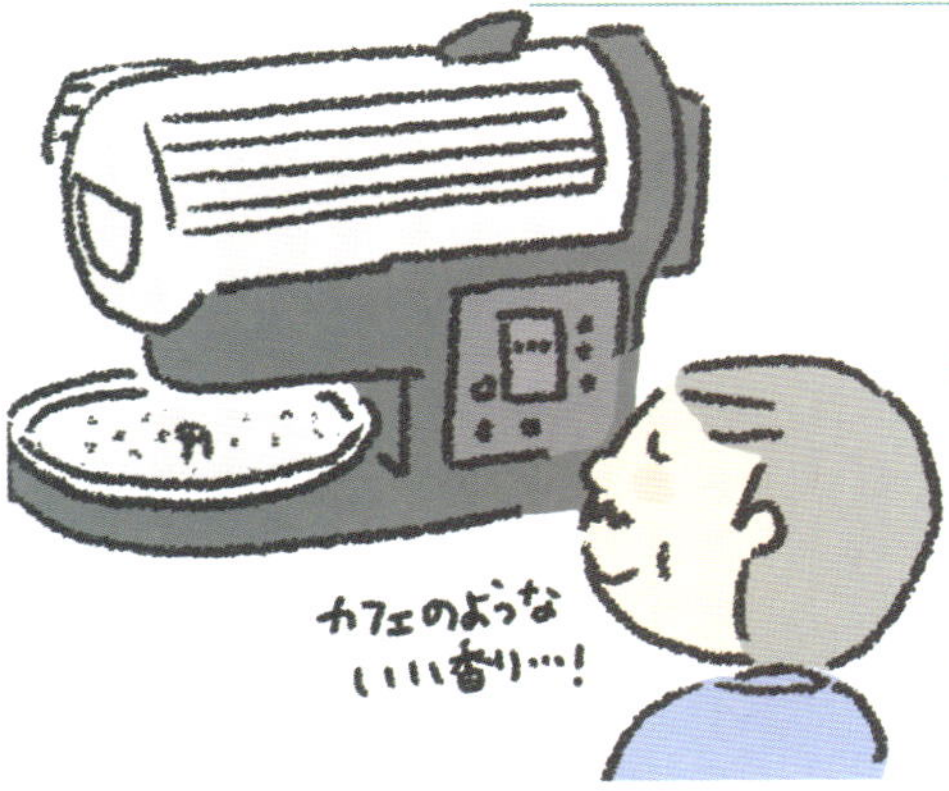
カフェのような
いい香り…！

プロレベルのコーヒーを家庭で淹《い》れる

焙煎から豆選び、淹れかたまで、1つ1つに理論があり、奥深い。小型焙煎機を使うと、家中がいい香りに！

DIY

かわいい
水色に
しよう

毎日過ごす室内を自分らしく彩る

毎日を過ごす空間は、心にも大きく影響。「どうせ人も来ないし」などと考えず、自分を楽しませるために実践。

たこパー

食卓にも、楽しみと変化を取り入れよう

たこやきパーティの略。非日常的な料理やメニューに挑戦すると、1人でも新鮮な気分になれる。具で変化をつけるのも楽しい。

外はカリッ
中はフワッ！

ミシン

好きな生地で自分好みの服もつくれる

好みの生地と型紙を探すのも楽しい。流行りに関係なく、自分らしいファッションを楽しめる。

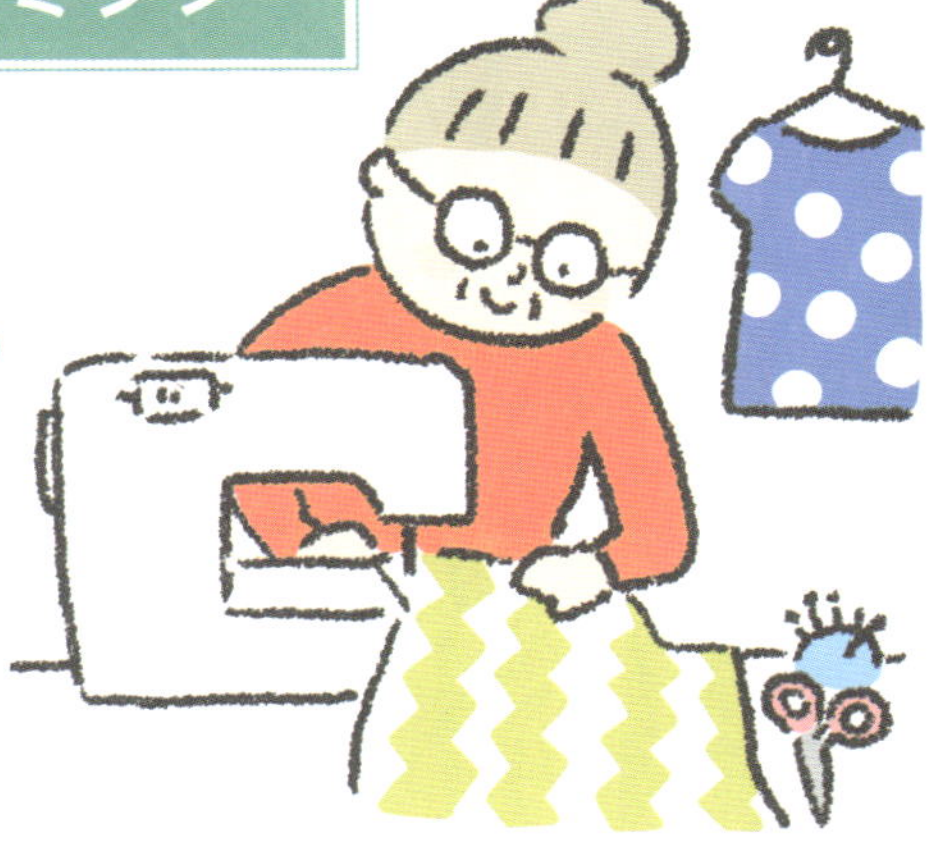

Lesson20

毎日のメイク、月２の床屋で気持ちが明るくなる！

「もう歳だし、どうせ人にも会わないし」と、身だしなみをおろそかにしていませんか？
普段から身だしなみを気にしていれば、それだけで心身を健康に保てます。

さっそくやってみよう！

人に会う予定のない日も、軽いメイクを習慣に

Point

ばっちりメイクじゃなくていい。〝いい感じ〟の自分をめざして

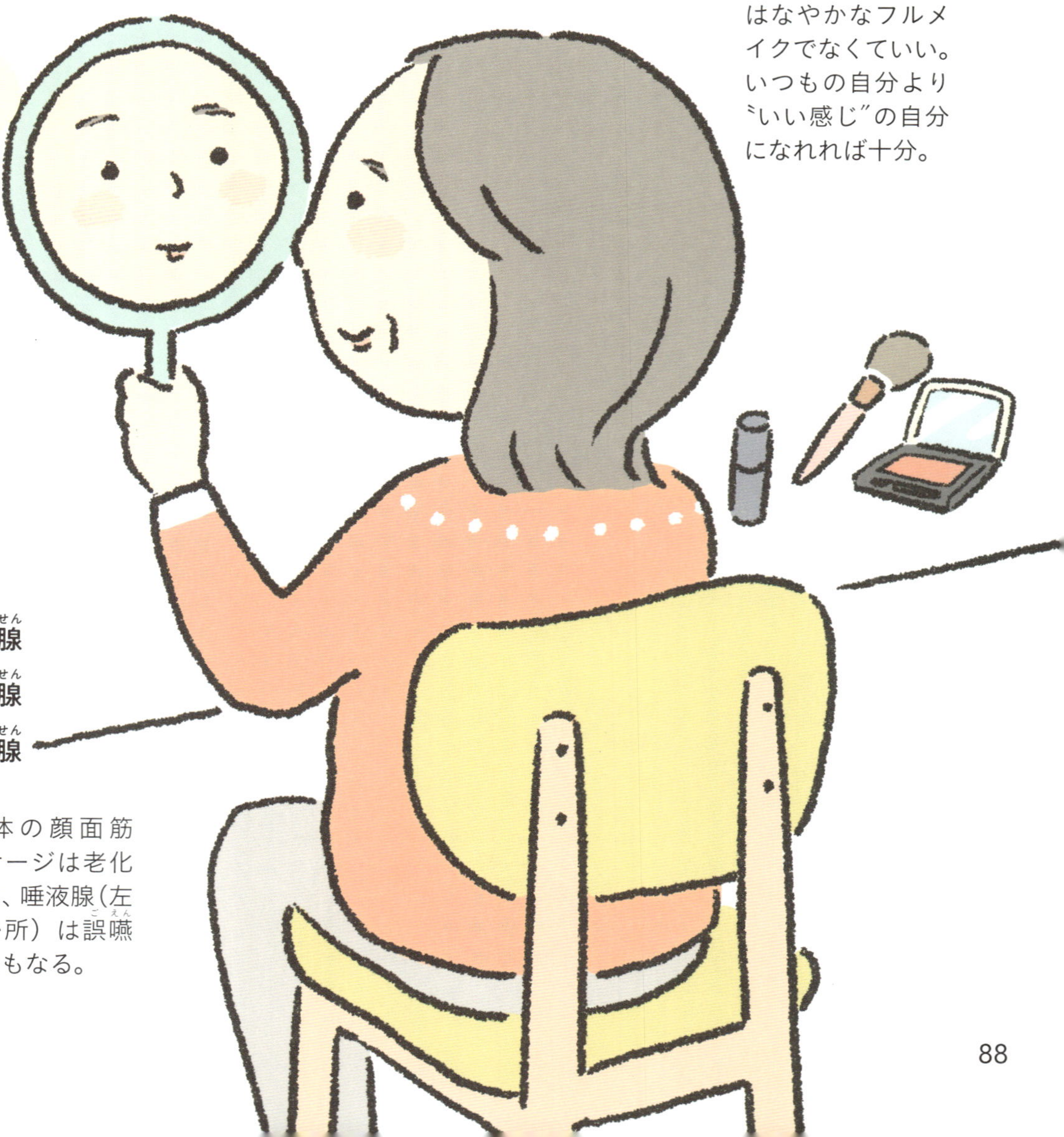

はなやかなフルメイクでなくていい。いつもの自分より〝いい感じ〟の自分になれれば十分。

顔面筋や唾液腺のマッサージもしよう

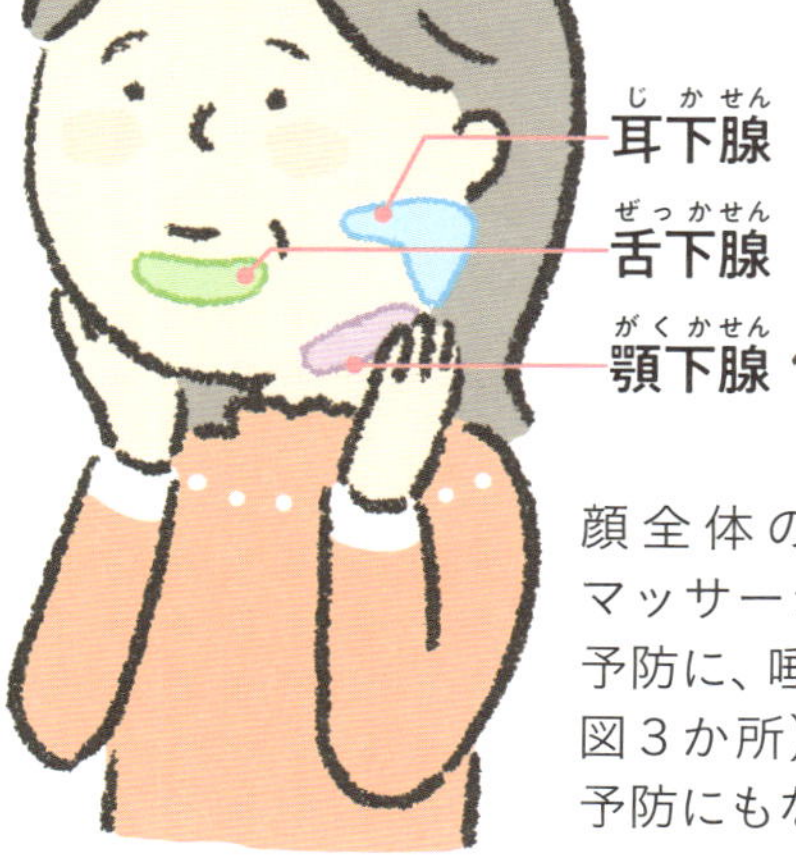

顔全体の顔面筋マッサージは老化予防に、唾液腺（左図３か所）は誤嚥《ごえん》予防にもなる。

歳をとった自分を受け入れ、好きでいられるように

シニアになり、自宅で過ごす日が増えると、「メイクはいいや」という気にもなります。もともと素肌で過ごすことが好きだった人は、そのままでかまいません。けれど人に会わないことや、歳をとったことを理由にメイクをやめているなら、それはもったいないこと。メイクは気分を高揚させるうえ、自己評価を高めるという心理的効果があります。「せっかくメイクをしたから、少しおしゃれしたい」「ひさしぶりに人に会おうかな」という気持ちにもなり、生活全体にはりあいが出てきます。

男性も、身だしなみを気にする人のほうがうつになりにくく、QOL（生活の質）が高いとわかっています。「月2回は床屋に行く」「安くてもいいので新しい服を買う」など、少し意識を高めてみて。人からほめられることも、心の栄養になります。

身だしなみ&おしゃれ意識が、心身を健康にする

うつ気分との関係

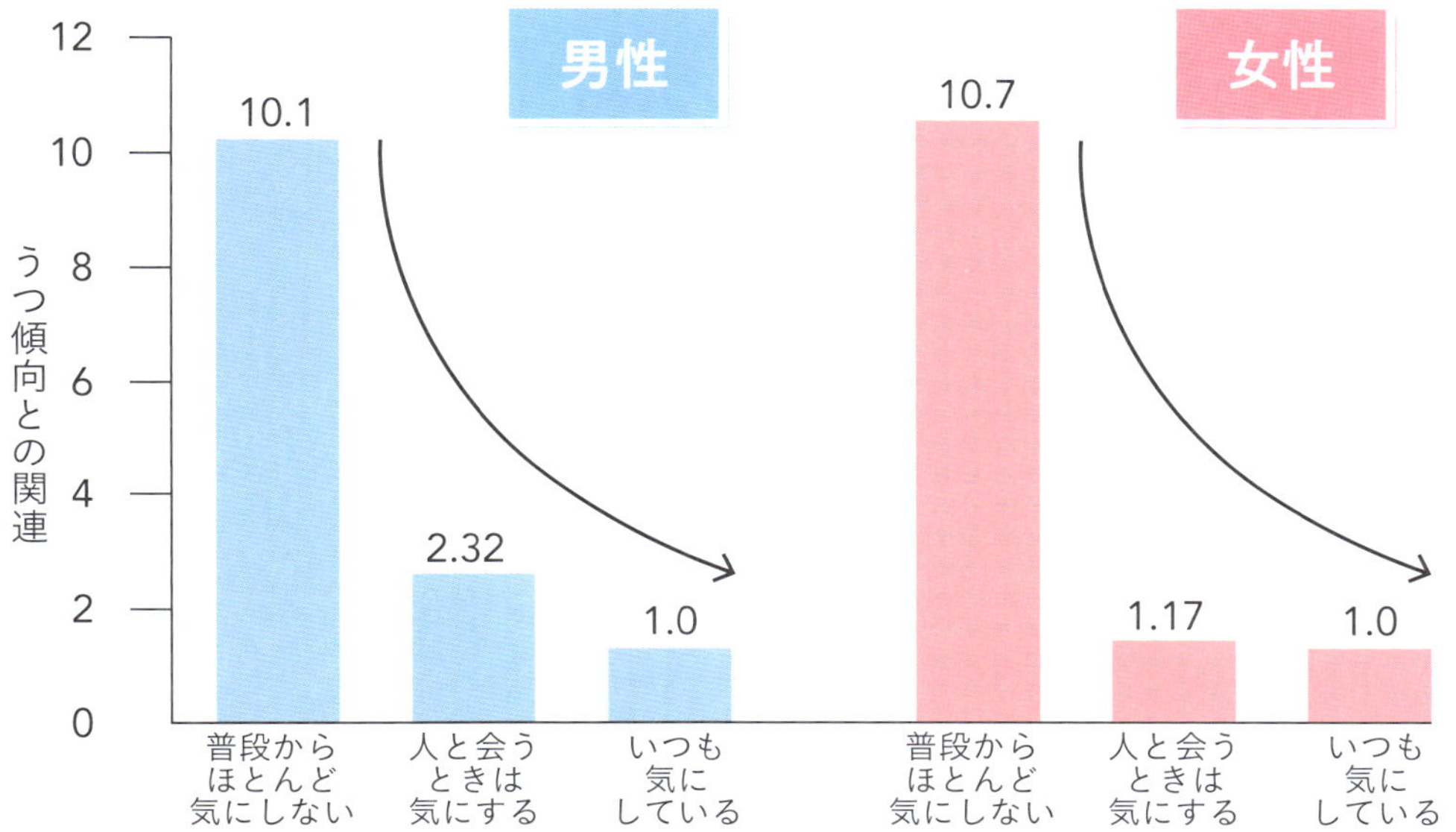

男性
女性
うつ傾向との関連
12
10
8
6
4
2
0
10.1
2.32
1.0
10.7
1.17
1.0
普段からほとんど気にしない
人と会うときは気にする
いつも気にしている

65歳以上の男女787名への調査。男女とも、身だしなみをいつも気にする人は、うつになりにくい。

QOL（生活の質）との関係

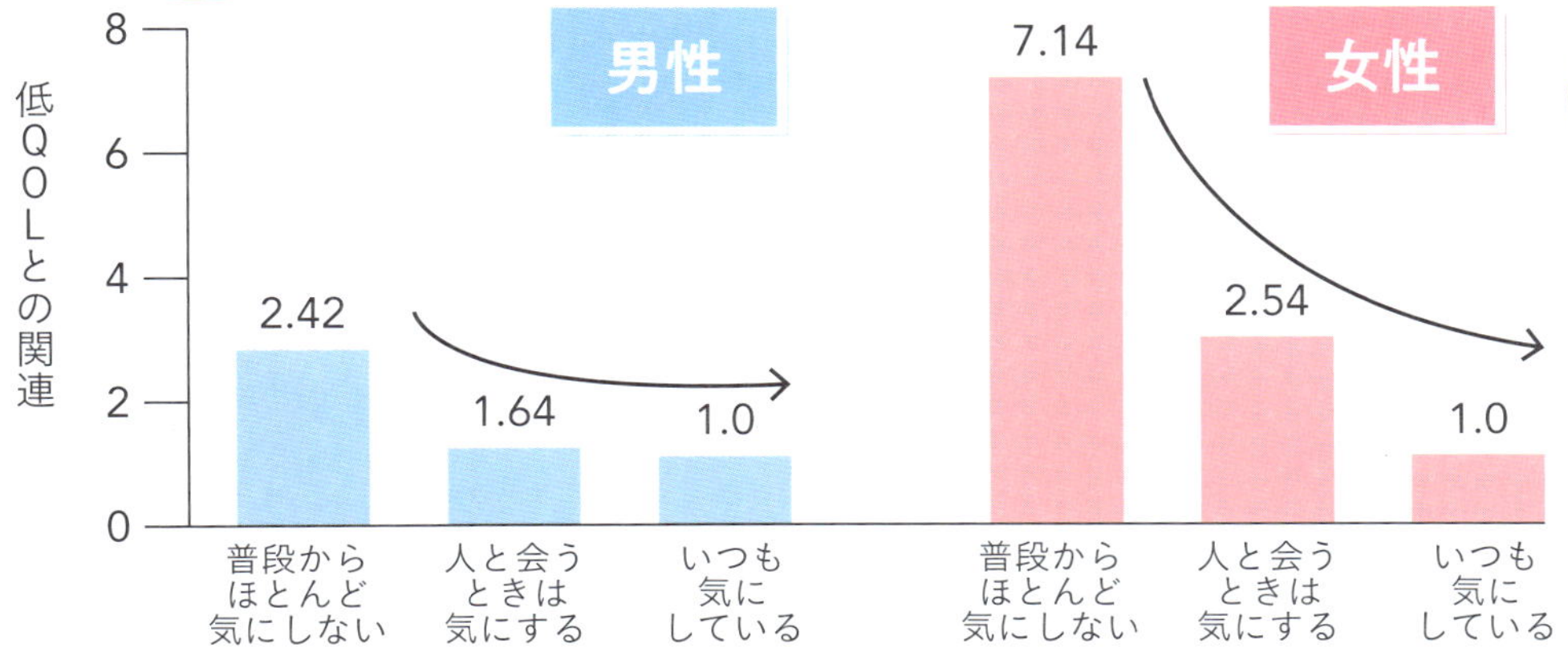

男性
女性
低QOLとの関連
8
6
4
2
0
2.42
1.64
1.0
7.14
2.54
1.0
普段からほとんど気にしない
人と会うときは気にする
いつも気にしている

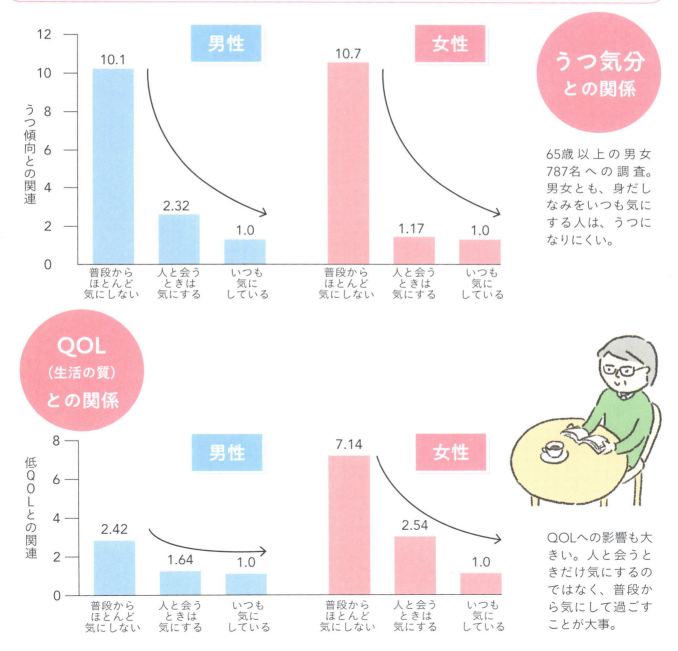

QOLへの影響も大きい。人と会うときだけ気にするのではなく、普段から気にして過ごすことが大事。

（「厚生労働省科学研究費補助金〔長寿科学総合研究事業〕分担研究報告書：地域在住高齢者における身だしなみへの意識とうつ・QOLの関連」飯島勝矢・黒田亜希・田中友規，2013より作成）

Lesson21

毎日のラジオ習慣で知的好奇心を忘れずに

新しいことに興味をもったり、文化や社会に関心をもつ人は、シニアになっても心身が衰えません。手軽な習慣としては、毎日のラジオ聴取がおすすめです！

好奇心は健康の源。うつや認知症を防ぐ！

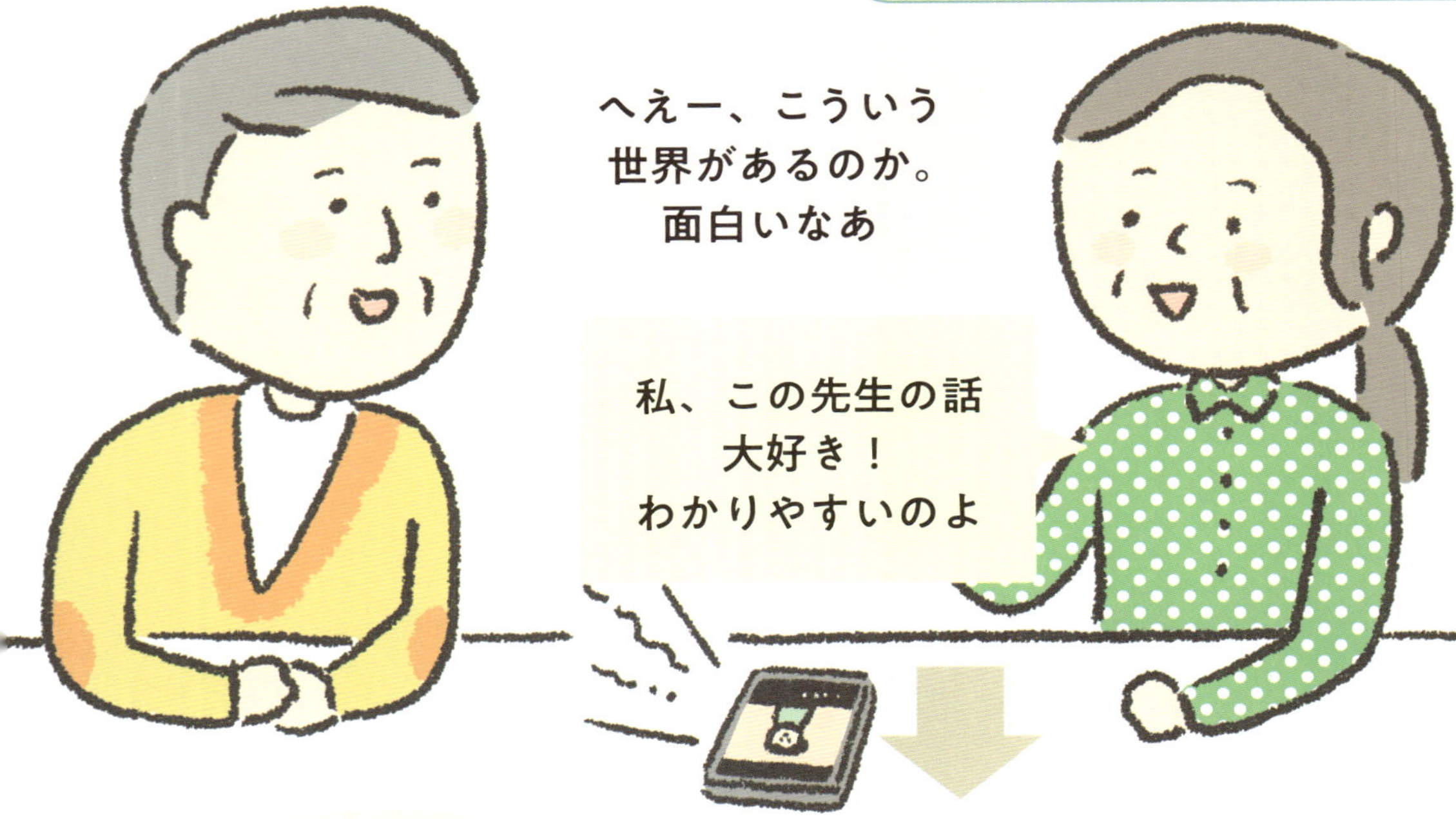
へえー、こういう世界があるのか。面白いなあ
私、この先生の話大好き！わかりやすいのよ

知的刺激に簡単にふれるには、ラジオがおすすめ。聞いた内容を人と話すのもいい刺激に。

うつ病の予防

好奇心の強い人のほうがストレスからの回復力が高い。

認知症の予防

認知機能低下を遅らせることができ、記憶力も保てる。

記憶力＆学習能力up

知的刺激にふれ続けると、記憶力も学習能力も高まる。

病気を防いで長生き

高血圧や糖尿病のリスクを下げる。死亡率も低い傾向に。

問題解決力up

より柔軟な問題解決ができ、健康情報の収集力も高まる。

幸福感up

新しいことに興味をもつ人は幸福感も生活満足度も高い。

スマホ上手になれば シニア期はもっと楽しい！

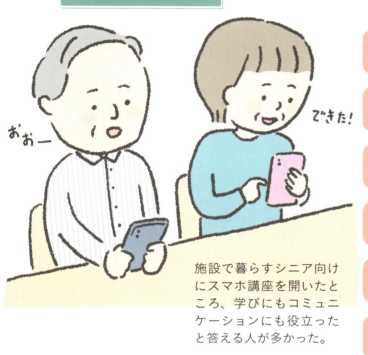

スマホ教室参加者

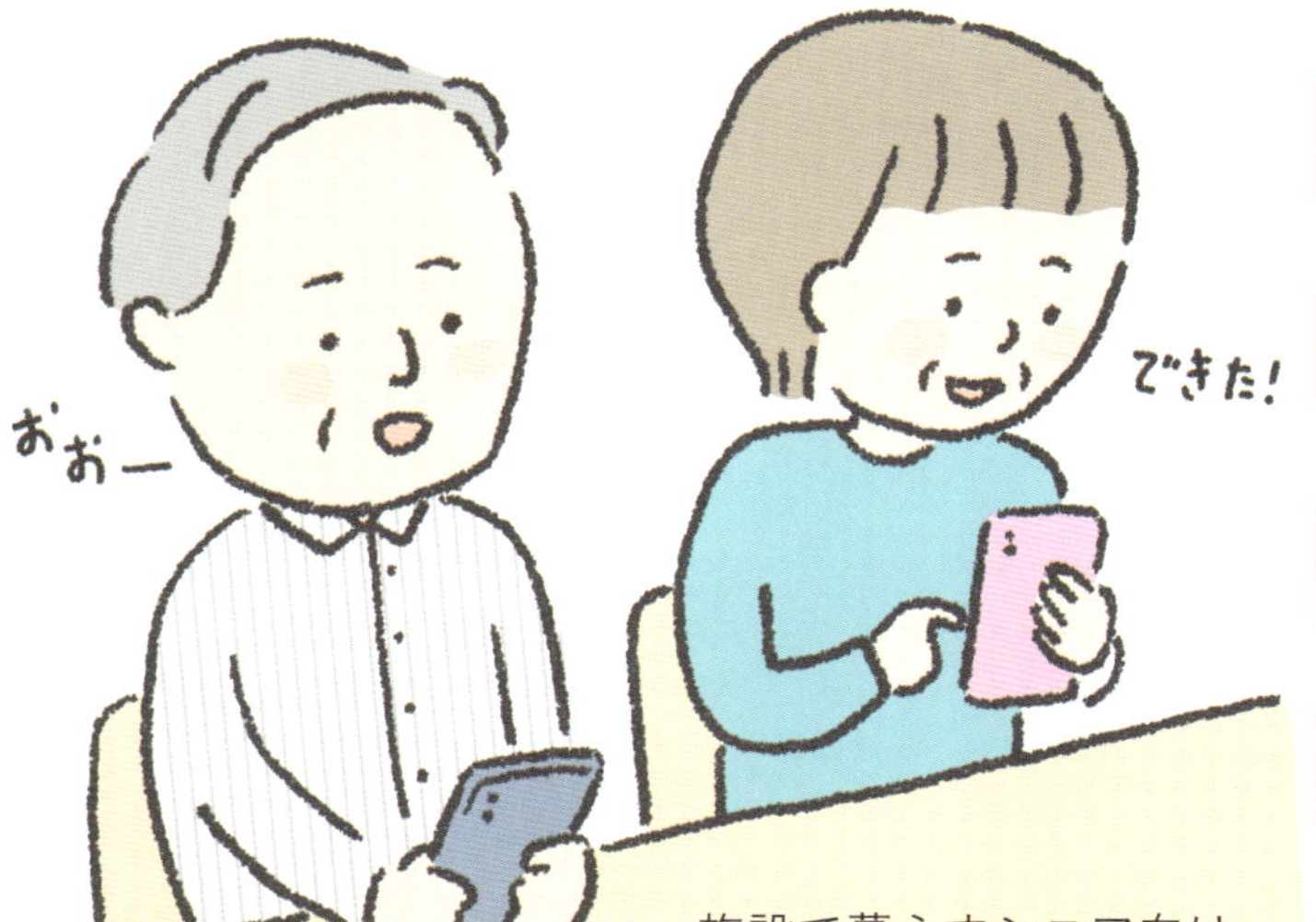

施設で暮らすシニア向けにスマホ講座を開いたところ、学びにもコミュニケーションにも役立ったと答える人が多かった。

スマホのいいところ

1	情報収集	満足度★★★★☆
2	写真・動画撮影	満足度★★★★☆
3	趣味・遊び	満足度★★★★☆
4	学び	満足度★★★★☆
5	コミュニケーション	満足度★★★★☆
6	外出	満足度★★★★☆

（「高齢期におけるスマホ活用の効果に関する実証研究　最終報告」三浦 研，公益財団法人 ニッセイ聖隷健康福祉財団，2024より作成）

おすすめの番組＆配信サービス

ラジオ深夜便

毎日放送されるNHKの深夜ラジオ。大学の先生、作家、音楽家などの豪華ゲストを毎日招き、話を深めるスタイル。

らじる★らじる

生きかた、音楽、歴史など、幅広い教養が得られるNHKラジオ。リアルタイムで聞けなくても、後で好きなときに聞ける。

家事をしているときや就寝時にもおすすめ

知的好奇心は、生きるうえでの活力となるもの。日々の楽しさや幸福感を高め、うつを予防します。記憶力が保たれ、認知症予防になるといううれしい効果も。認知症予防には人生の目的も重要で、「よりよい人間でありたい」などの目的があると、人生経験に意味を見出せますし、目的に沿って行動でき、認知症になりにくいのです。それを支えるのもやはり知的好奇心です。

とはいえ、高齢になると読書がつらいという声も聞かれます。そこでおすすめなのがラジオ。とくにNHKのラジオは幅広い教養を身につけるのにぴったりです。いまはスマホで好きなときに聞けるので、スマホ教室に参加し、操作法を覚えましょう。

日中はもちろん、就寝時に小さい音量でかけるのもおすすめです。動画と違って睡眠の妨げにならず、心地よく眠れます。

Lesson22

動きをシュッとスマートに。介護されない身体をつくる

自立した生活を送れている人は、それを維持し、健康寿命を延ばすことを目標に。
人前に出てスマートに動くことを心がけると、身体機能を保てます。

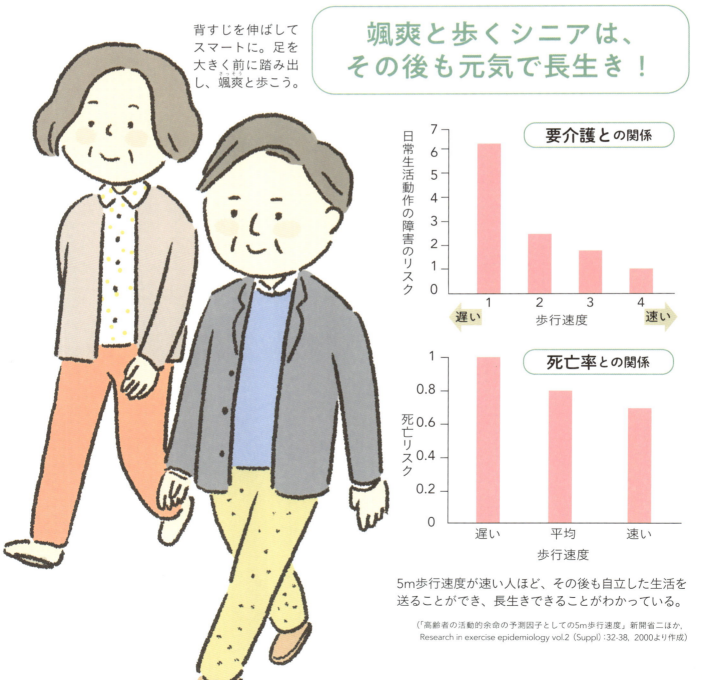

背すじを伸ばしてスマートに。足を大きく前に踏み出し、颯爽《さっそう》と歩こう。

颯爽と歩くシニアは、その後も元気で長生き！

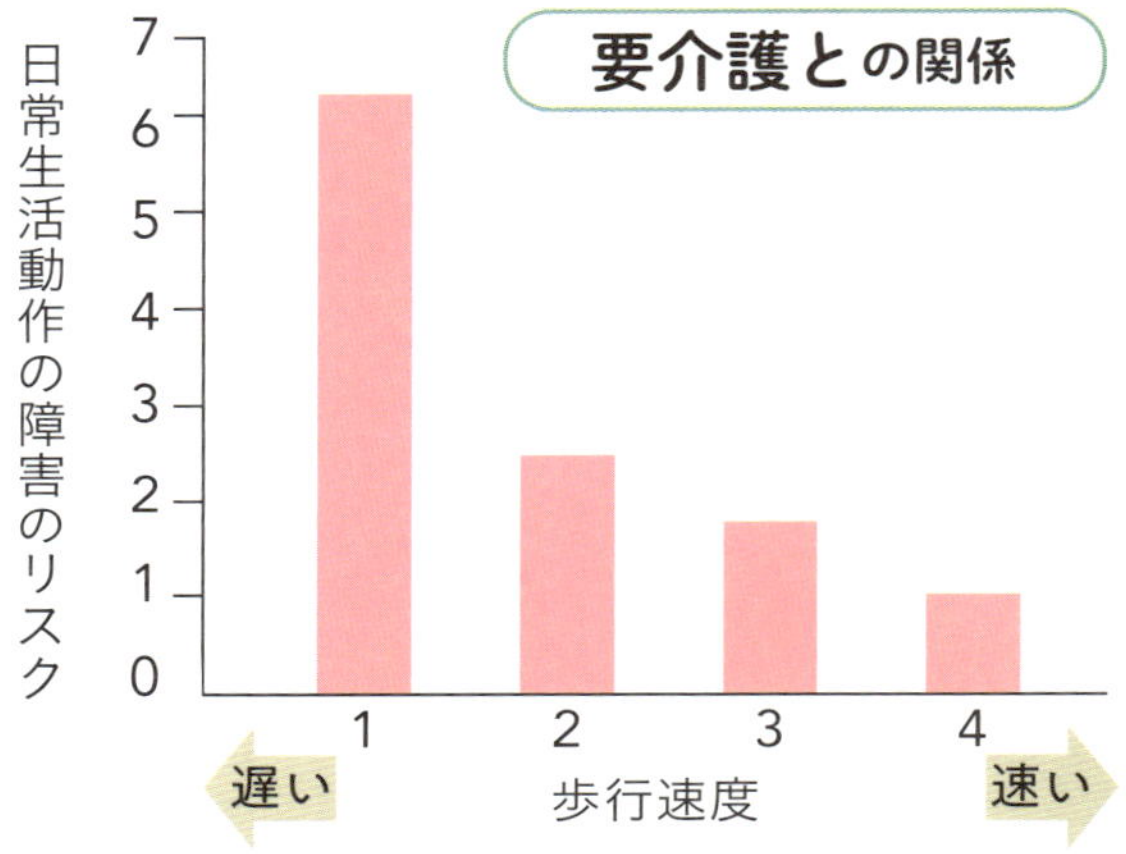

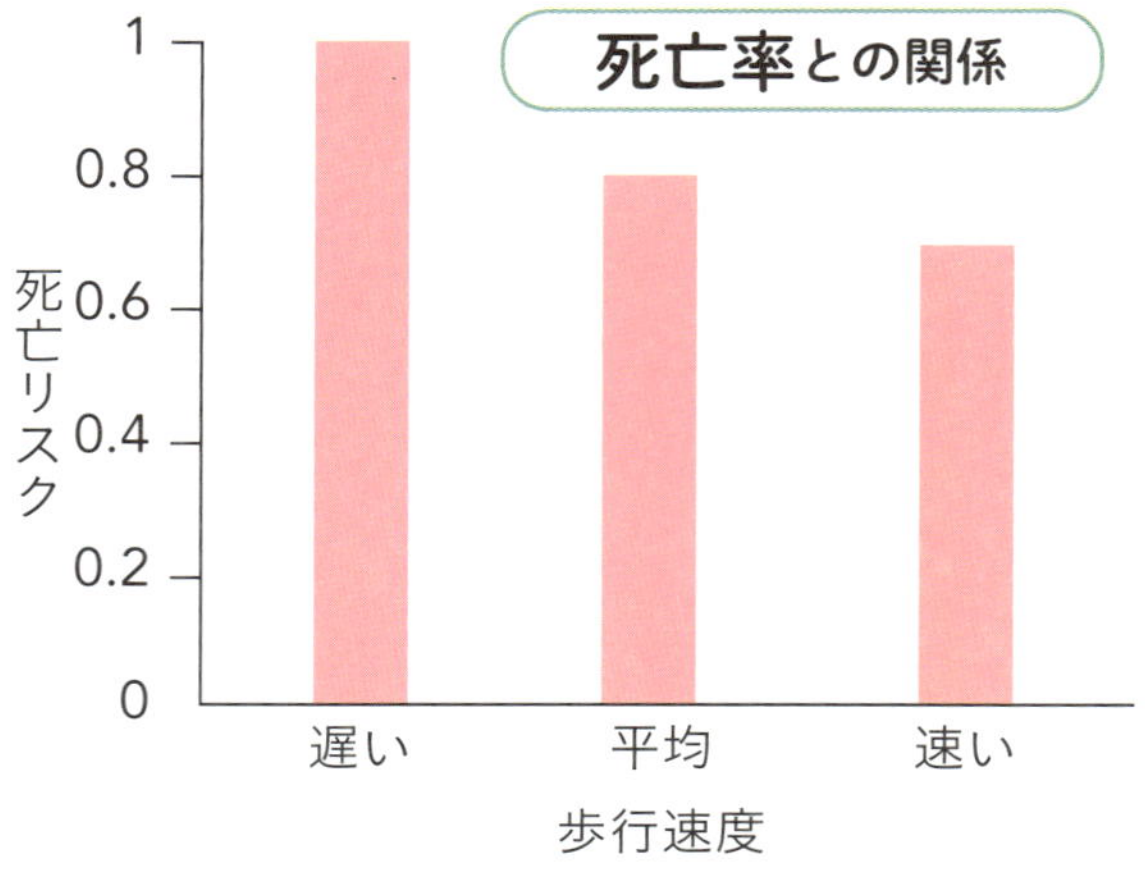

5m歩行速度が速い人ほど、その後も自立した生活を送ることができ、長生きできることがわかっている。

(「高齢者の活動的余命の予測因子としての5m歩行速度」新開省二ほか, Research in exercise epidemiology vol.2 (Suppl) :32-38, 2000より作成)

貝谷流・老けない身体の使いかた

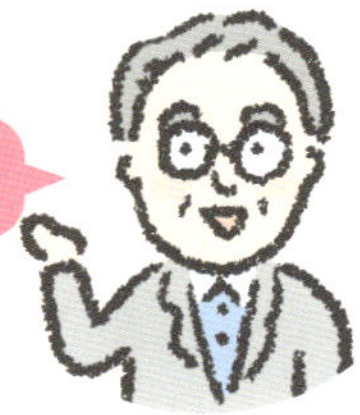

ラジオ体操

地域の早朝ラジオ体操に毎日参加。あえていちばん前に出て、きびきびと完璧に体操してみせる。

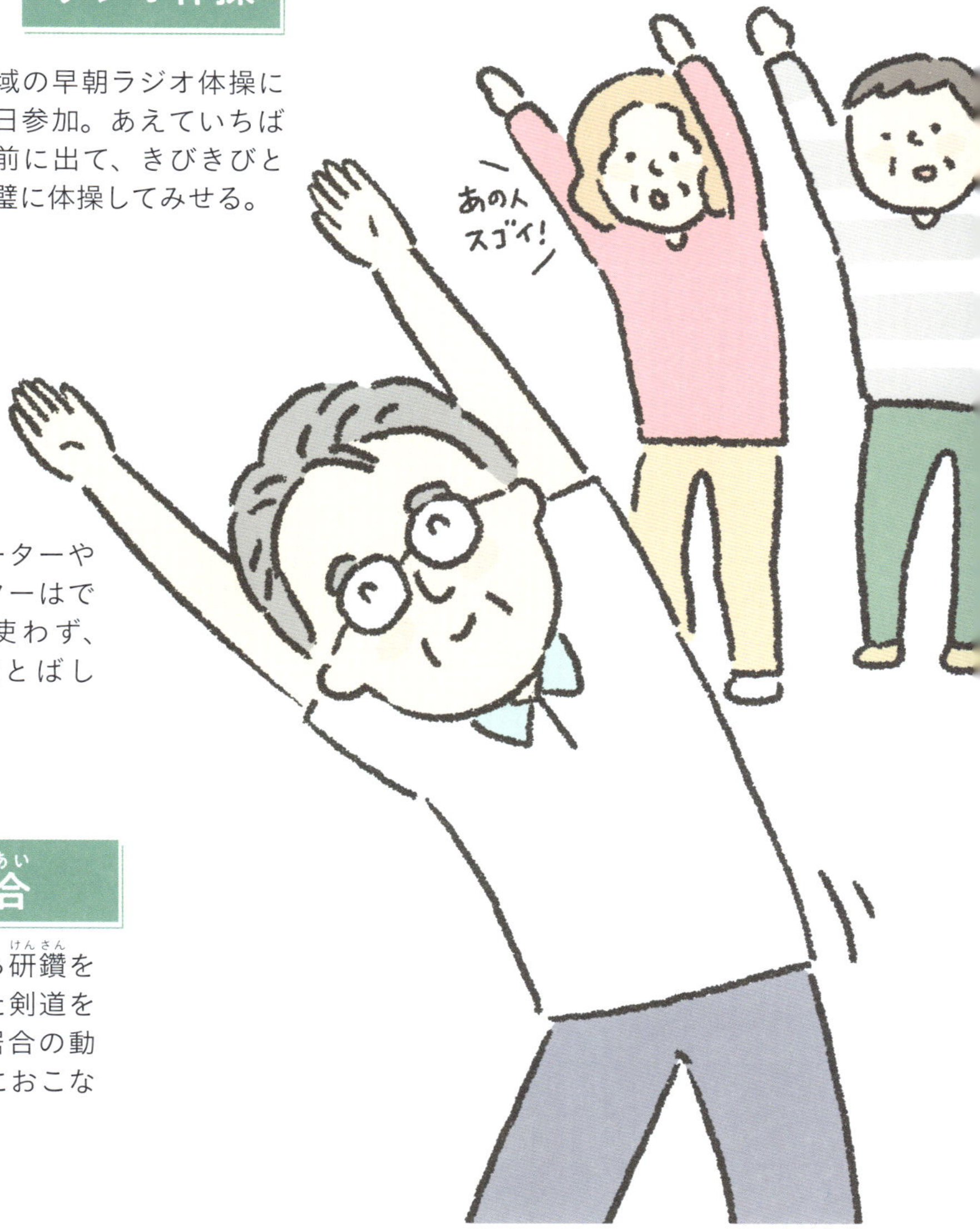

階段1段とばし

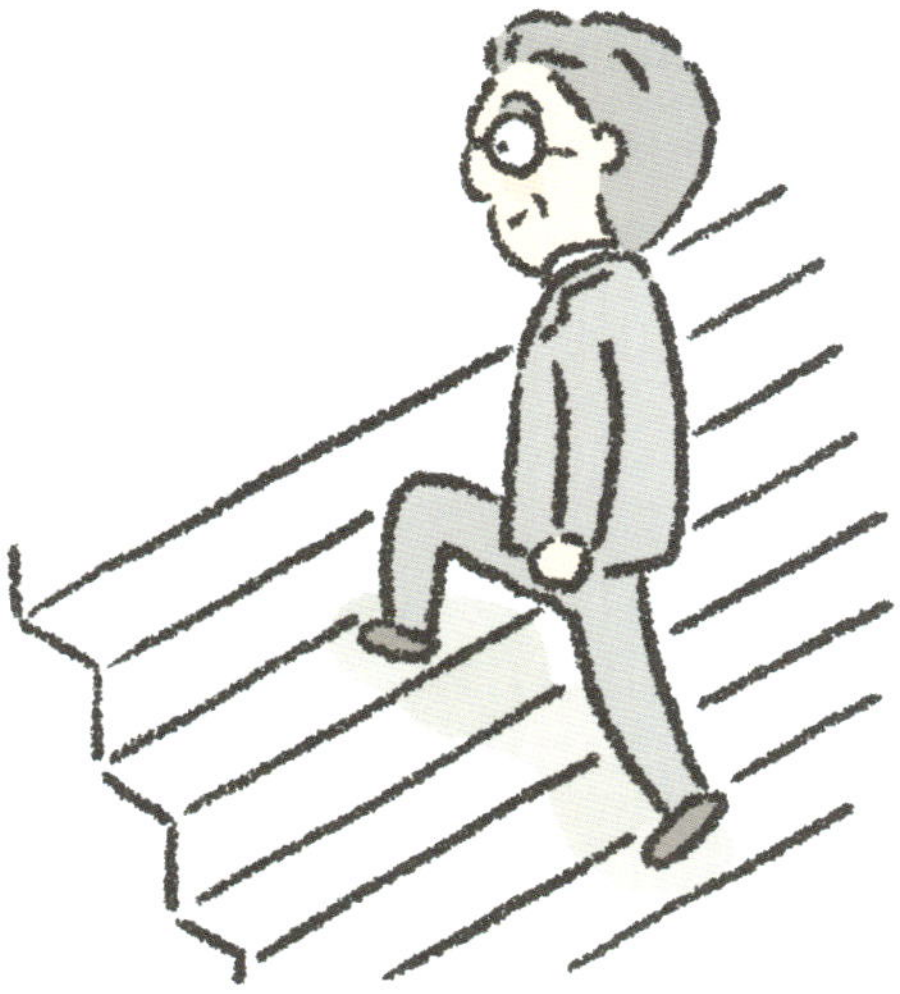

エスカレーターやエレベーターはできるだけ使わず、階段も1段とばしで颯爽と！

居合《いあい》

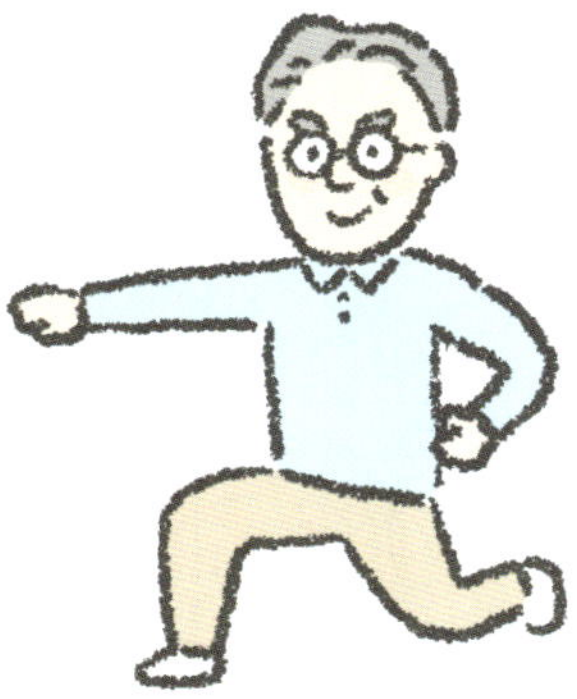

少年期から研鑽《けんさん》を積んできた剣道をいかし、居合の動作も俊敏《しゅんびん》におこなう。

よく動き、速く歩く。これが心身の若さの秘訣！

身体の不調が増え、思うように動けなくなるほど、気分もふさぎます。心の健康のためには、身体の健康を保つセルフケアも欠かせません。いまの時点で歩行機能や日常生活動作ができている人は、それをいかに長く維持できるかを考えましょう。

まずは歩く速度。1日の歩行数も大事ですが、健康寿命のためには速さも非常に重要です。速く歩ける人は、日常生活動作の障害が起きにくく、死亡率もあきらかに低いのです。

全身を使うラジオ体操もおすすめです。本書の監修 貝谷医師も、地域のラジオ体操に日参しています。意識しているのは、誰よりも俊敏《しゅんびん》に動き、それを皆に見せつけること！　人の目がないと、何をするにもつい気を抜いてしまうものです。普段から人前に出て、人よりスマートに動くことを心がけましょう。

Lesson23

土いじりは、1人でできる心のセラピー

「うちは田舎だし、気分転換に行けるカフェなんてない」という人は、ぜひ園芸を。土いじりには心を健康にする効果があり、うつ病の人にも積極的に勧められています。

さっそくやってみよう！

庭仕事をするだけで、ストレスが軽くなる！

長期的効果だけでなく、即効性もある。いやなことがあったら、すぐ庭に出て土にふれよう。

ストレスホルモンの変化

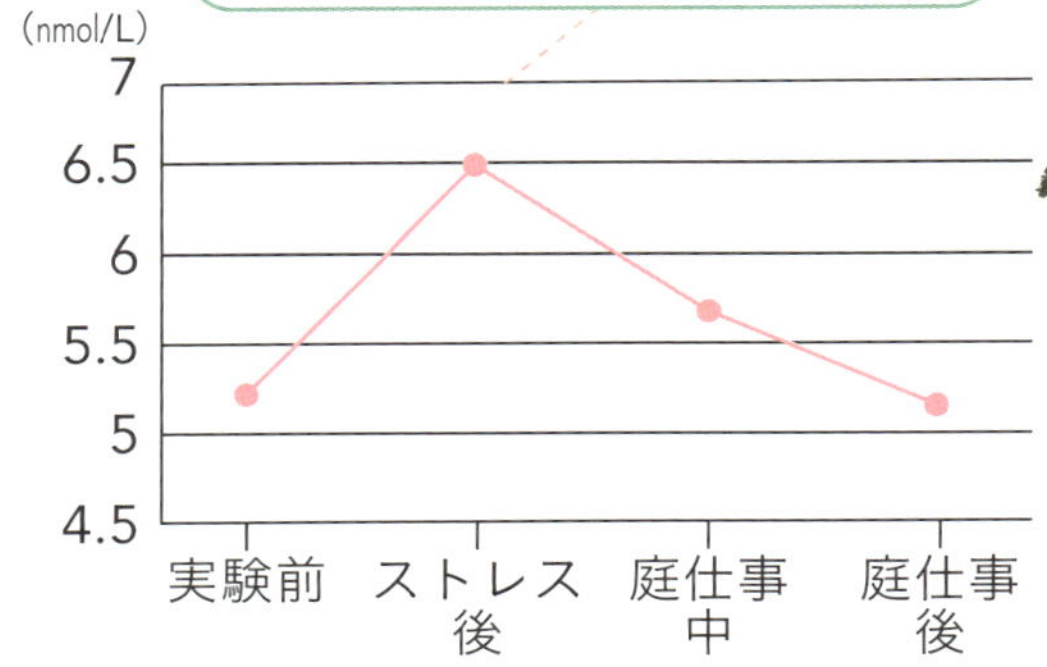

ポジティブ感情の変化

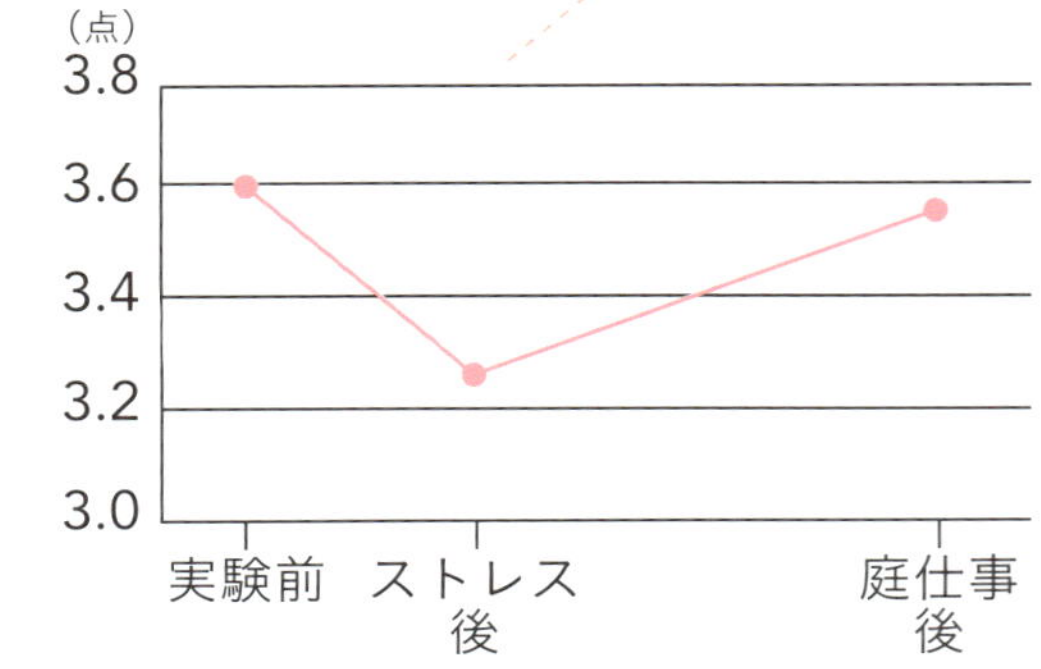

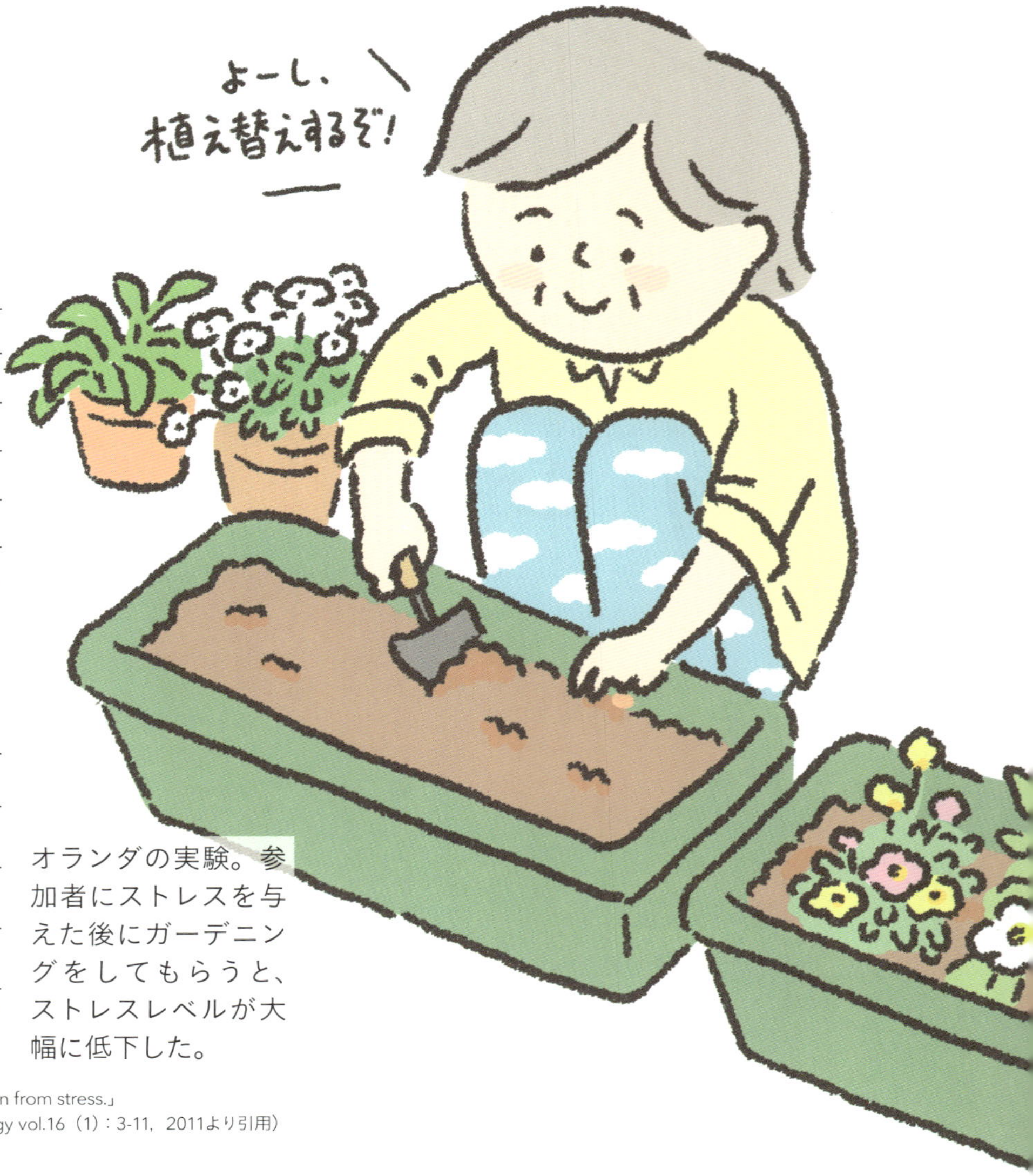

オランダの実験。参加者にストレスを与えた後にガーデニングをしてもらうと、ストレスレベルが大幅に低下した。

（「Gardening promotes neuroendocrine and affective restoration from stress.」Van Den Berg AE & Custers MHG, Journal of Health Psychology vol.16（1）：3-11，2011より引用）

福井流・ちいさな家庭菜園

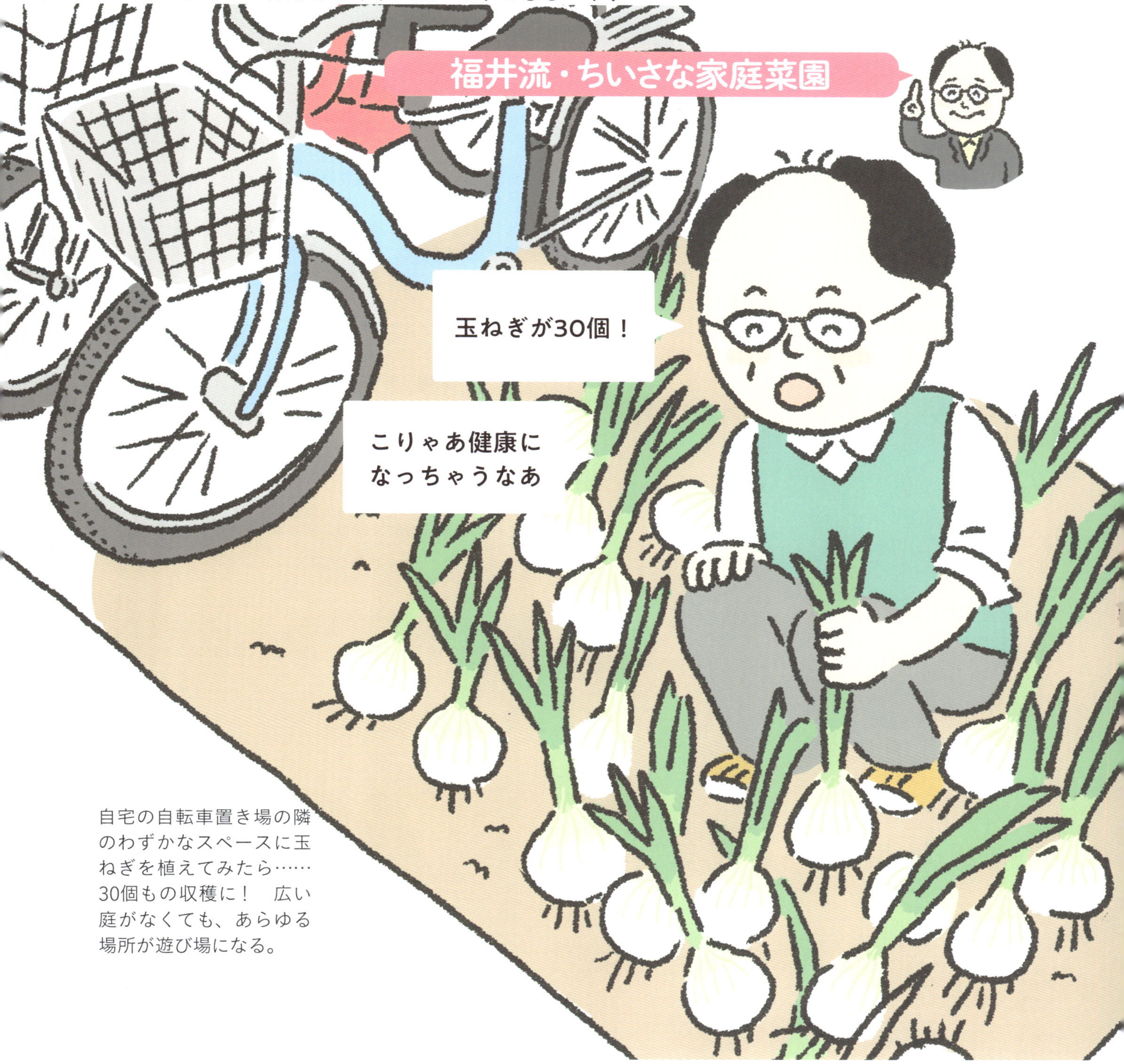
玉ねぎが30個！
こりゃあ健康に
なっちゃうなあ

自宅の自転車置き場の隣のわずかなスペースに玉ねぎを植えてみたら……30個もの収穫に！　広い庭がなくても、あらゆる場所が遊び場になる。

うつ病の人への効果も実証されている

環境と心の関係は、環境心理学や景観建築学でもさかんに調べられています。そこでわかったのは、都市生活はストレスが大きく、うつ病になりやすいこと。そして、ガーデニングにその改善効果があることです。

本場イギリスでは、国の予防的健康策として推奨されるほど。世界の大規模研究でも、最近ガーデニングをした人は、うつ症状の点数が低いという結果に。自然にふれると、頭のなかで同じ思考がくり返されにくいのです。ガーデニング習慣のある人は幸福度が高く、認知機能が保たれているという報告もあります。

環境がいい場所のほうが効果的ですが、せまい庭でも大丈夫。本書の監修 福井心理師も、約1m^2の場所で野菜を育てて楽しんでいます。かぎられた資源で楽しく遊ぶ工夫も、幸せなシニアでいるための大切な要因です。

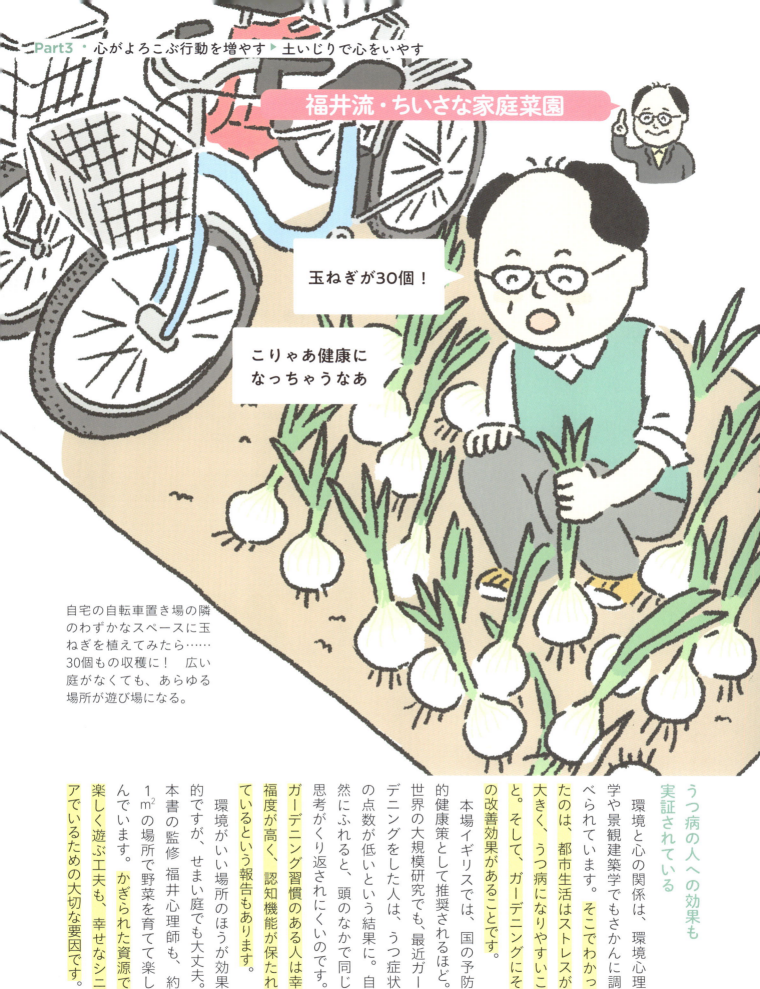

監修者

福井 至（ふくい・いたる）

東京家政大学人文学部心理カウンセリング学科、東京家政大学大学院教授。公認心理師、臨床心理士、博士（人間科学）

1982年、早稲田大学第一文学部卒業。早稲田大学大学院文学研究科博士後期課程心理学専攻単位取得後、退学。札幌大学女子短期大学部助教授、北海道浅井学園大学人間福祉学部助教授、東京家政大学文学部助教授を経て、2008年より現職。

『図説　認知行動療法ステップアップ・ガイド　治療と予防への応用』（金剛出版）、『図解　やさしくわかる認知行動療法』（ナツメ社）、『スキーマモード・セラピー　チェ・ヨンフィ（崔永熙）の統合心理療法から』（金剛出版）など、編著書・監修書・翻訳書多数。

貝谷久宣（かいや・ひさのぶ）

医療法人和楽会理事長、パニック障害研究センター所長、京都府立医科大学客員教授。医学博士

1968年、名古屋市立大学医学部卒業後、ミュンヘンのマックス・プランク精神医学研究所に留学。岐阜大学医学部助教授、自衛隊中央病院神経科部長を経て、93年、なごやメンタルクリニック開院。97年には赤坂クリニック理事長、NPO法人 不安・抑うつ臨床研究会代表に就任。現在に至る。

『気まぐれ「うつ」病―誤解される非定型うつ病』（筑摩書房）、『マインドフルネス　基礎と実践』（日本評論社）、『図解　やさしくわかる認知行動療法』（ナツメ社）など、編著書・監修書多数。

STAFF

本文イラスト　さかたともみ
本文デザイン　futte
校正　田村理恵子
編集協力　青山編集室
編集担当　横山美穂（ナツメ出版企画）

本書に関するお問い合わせは、書名・発行日・該当ページを明記の上、下記のいずれかの方法にてお送りください。お電話でのお問い合わせはお受けしておりません。

・ナツメ社webサイトの問い合わせフォーム
https://www.natsume.co.jp/contact
・FAX（03-3291-1305）
・郵送（下記、ナツメ出版企画株式会社宛て）

なお、回答までに日にちをいただく場合があります。正誤のお問い合わせ以外の書籍内容に関する解説・個別の相談は行っておりません。あらかじめご了承ください。

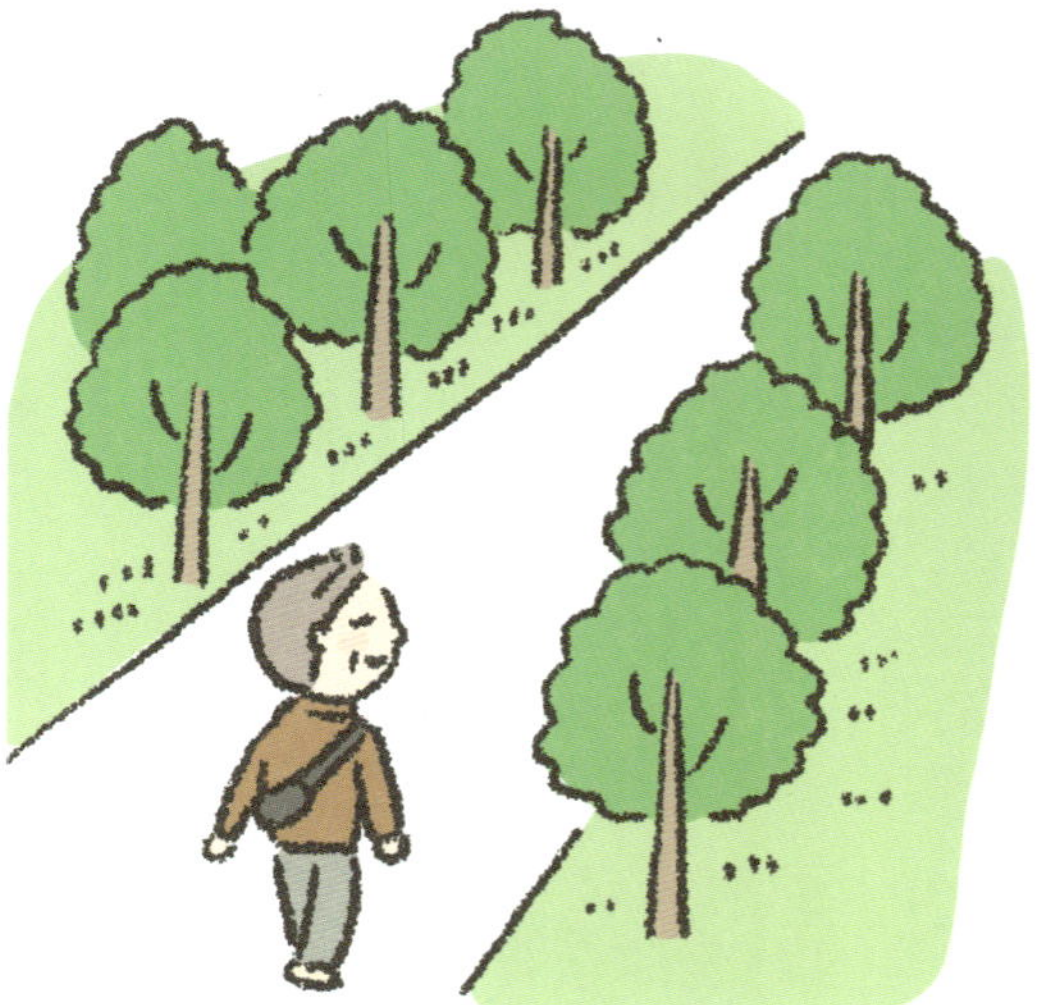

70歳《さい》からの こころが元気《げんき》になる習慣《しゅうかん》

2025年4月4日　初版発行

監修者　福《ふく》井《い》 至《いたる》
貝《かい》谷《や》久宣《ひさのぶ》

発行者　田村正隆

発行所　株式会社ナツメ社
東京都千代田区神田神保町1-52　ナツメ社ビル1F（〒101-0051）
電話 03-3291-1257（代表）　FAX 03-3291-5761
振替 00130-1-58661

制　作　ナツメ出版企画株式会社
東京都千代田区神田神保町1-52　ナツメ社ビル3F（〒101-0051）
電話 03-3295-3921（代表）

印刷所　ラン印刷社

Printed in Japan

ISBN978-4-8163-7692-4
※定価はカバーに表示してあります
※落丁・乱丁本はお取り替えします